科学出版社"十四五"普通高等教育本科规划教材

中医皮肤病学

主编　李元文

科学出版社

北　京

内 容 简 介

本书是科学出版社"十四五"普通高等教育本科规划教材之一。分上下两篇,上篇内容主要涉及皮肤的结构和功能(第二章)、中医对皮肤和皮肤病的认识(第三章、第四章)、皮肤病的中西医诊断(第五章、第六章)、皮肤病的一般治法和预防方法(第七章、第八章)。下篇是各论,详述了十五类皮肤病的病因病机、诊断、辨证要点、治疗和预防。每一章的编者都是在治疗该类皮肤病方面有着丰富经验的知名专家。教材内容紧扣前沿,将中医学传统理论、经验和当代名医临床心得有机结合,实用为主,力求使读者成为理论知识扎实、实践技能丰富、能够独当一面的皮肤科医生。此外,本教材与其他同类教材相比,增加了中医内容的比重,除一般治法外列举了常用经方、常用取类比象方药以及增加了多种外治法,并将部分案例和知识拓展以二维码形式呈现。

本教材适用于高等中医药院校中医学专业本科或临床医生使用,也可供中医爱好者参考。

图书在版编目(CIP)数据

中医皮肤病学 / 李元文主编 . 北京:科学出版社 , 2023.3
科学出版社"十四五"普通高等教育本科规划教材
ISBN 978-7-03-074177-6

Ⅰ . ①中… Ⅱ . ①李… Ⅲ . ①中医学 - 皮肤病学 - 高等学校 - 教材

Ⅳ . ① R275

中国版本图书馆CIP数据核字(2022)第235890号

责任编辑:刘 亚 / 责任校对:刘 芳
责任印制:赵 博 / 封面设计:蓝正设计

科 学 出 版 社 出版
北京东黄城根北街16号
邮政编码:100717
http://www.sciencep.com

涿州市般润文化传播有限公司印刷
科学出版社发行 各地新华书店经销
*
2023年3月第 一 版 开本:787×1092 1/16
2025年1月第三次印刷 印张:19 1/2
字数:486 000
定价:98.00元
(如有印装质量问题,我社负责调换)

编 委 会

宋　雪（北京中医药大学第三附属医院）

张　晶（北京中医药大学第三附属医院）

张丰川（北京中医药大学东方医院）

张晓杰（山东中医药大学附属医院）

陈雨佳（广州中医药大学第三附属医院）

陈明岭（成都中医药大学附属医院）

陈高飞（中山市中医院）

周　沫（北京市健宫医院）

周冬梅（北京中医医院）

胡　云（荆州市中医医院）

段行武（北京中医药大学东直门医院）

贺　友（佛山市中医院）

黄　虹（云南中医药大学第一附属医院）

崔炳南（中国中医科学院广安门医院）

梁家芬（广州中医药大学第二附属医院）

韩晓丽（北京中医药大学第三附属医院）

曾宪玉（武汉市中西医结合医院）

鲍身涛（北京中医药大学第三附属医院）

蔡玲玲（北京中医药大学东方医院）

裴　悦（广州中医药大学第二附属医院）

廖承成（云南中医药大学第一附属医院）

熊述清（广州中医药大学第二附属医院）

编写秘书　蔡玲玲

前　言

中医皮肤病学源远流长，是祖国医学宝库中璀璨的瑰宝。据史料记载，公元前14世纪殷商时期的甲骨文、金文和青铜铭文中就有关于"疥""疕""癣""疣"等皮肤病名的描述。长沙马王堆汉墓出土的《五十二病方》是我国现存最早的医方著作，其中不仅有冻疮、疣、诸虫咬伤等病名，更有葱熨治疗冻疮和以灸治疣的记载。

随着理论和实践的不断充实与发展，中医学形成了独特的理论体系。整体观念和辨证论治是其两大特点，这些特点在中医皮肤病学中有着明确的体现。如《素问·阴阳应象大论》中有"肺生皮毛"，《素问·至真要大论》中有"诸痛痒疮，皆属于心"。我们由此可知皮肤与脏腑通过经络、气血等紧密地联系在一起，脏腑和气血的盛衰可以直接或间接地反映在皮肤上。它们在生理上相互联系，病理上相互影响，正如《外科正宗》中说："内之症或不及其外，外之症则必根于其内也。"

皮肤病的种类繁多，但病因无外乎六淫、毒邪、虫咬、外力损伤、饮食所伤、七情内伤、禀赋与体质异常和瘀血、痰凝等。"证"是机体对病因作用反应状态的概括，如湿疮和瘾疹虽然病名不同，但若病因同为湿阻脾胃，则可见脘腹胀满、食纳不佳、乏力、便溏、舌体胖大有齿痕，舌苔白腻及脉缓滑等脾虚湿蕴的证候，俱可选用除湿胃苓汤治疗。异病同治、同病异治，这正是医圣所说的"观其脉证，知犯何逆，随证治之"。

党的二十大报告强调，要坚持人民至上、坚持自信自立、坚持守正创新、坚持问题导向、坚持系统观念、坚持胸怀天下。这"六个坚持"也是理论创造、实践探索的集中体现，在中医药发展中也同样有高屋建瓴的指导意义。近年来，我国大力推动中医药传承发展。"中医药学凝聚着深邃的哲学智慧和中华民族几千年的健康养生理念及其实践经验，是打开中华文明宝库的钥匙。""十四五"时期，国家将继续加强中医药文化传承与创新发展，我们组织编写本部教材，旨在传承精华、守正创新，为建设健康中国，实现中华民族伟大复兴的中国梦贡献力量。

最后致谢参与工作的北京中医药大学东方医院皮肤科硕博研究生：李雪、杭小涵、任雪雯、邓宇童、于心荟、赵欣楠、郭丽媛、王莹、王家悦、刘思含、计广、孙铭梓、吴希玲、周红梅、蒋丽媛、聂颖、田耿、刘恩知、张馨月等同学。

李元文

2022年10月

目 录

上篇 总 论

下篇 各 论

上 篇
总 论

思维导图

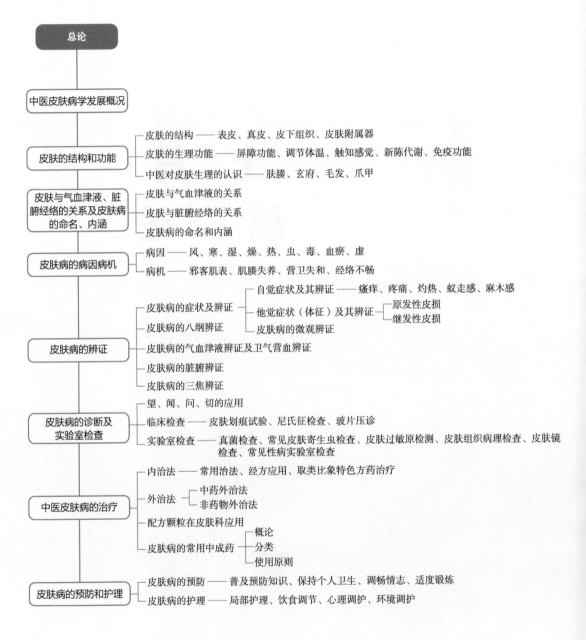

总论

中医皮肤病学发展概况

皮肤的结构和功能
— 皮肤的结构 —— 表皮、真皮、皮下组织、皮肤附属器
— 皮肤的生理功能 —— 屏障功能、调节体温、触知感觉、新陈代谢、免疫功能
— 中医对皮肤生理的认识 —— 肤腠、玄府、毛发、爪甲

皮肤与气血津液、脏腑经络的关系及皮肤病的命名、内涵
— 皮肤与气血津液的关系
— 皮肤与脏腑经络的关系
— 皮肤病的命名和内涵

皮肤病的病因病机
— 病因 —— 风、寒、湿、燥、热、虫、毒、血瘀、虚
— 病机 —— 邪客肌表、肌肤失养、营卫失和、经络不畅

皮肤病的辨证
— 皮肤病的症状及辨证
　— 自觉症状及其辨证 —— 瘙痒、疼痛、灼热、蚁走感、麻木感
　— 他觉症状（体征）及其辨证
　　— 原发性皮损
　　— 继发性皮损
　— 皮肤病的微观辨证
— 皮肤病的八纲辨证
— 皮肤病的气血津液辨证及卫气营血辨证
— 皮肤病的脏腑辨证
— 皮肤病的三焦辨证

皮肤病的诊断及实验室检查
— 望、闻、问、切的应用
— 临床检查 —— 皮肤划痕试验、尼氏征检查、玻片压诊
— 实验室检查 —— 真菌检查、常见皮肤寄生虫检查、皮肤过敏原检测、皮肤组织病理检查、皮肤镜检查、常见性病实验室检查

中医皮肤病的治疗
— 内治法 —— 常用治法、经方应用、取类比象特色方药治疗
— 外治法
　— 中药外治法
　— 非药物外治法
— 配方颗粒在皮肤科应用
— 皮肤病的常用中成药
　— 概论
　— 分类
　— 使用原则

皮肤病的预防和护理
— 皮肤病的预防 —— 普及预防知识、保持个人卫生、调畅情志、适度锻炼
— 皮肤病的护理 —— 局部护理、饮食调节、心理调护、环境调护

第一章　中医皮肤病学发展概况

中医皮肤病学是以中医学的理论和方法研究皮肤与皮肤附属器疾病的一门学科。皮肤附属器包括毛囊、毛发、皮脂腺、汗腺、指（趾）甲。中医皮肤病在传统上属于中医外科范畴，其内容多记载于历代中医文献特别是中医外科文献中。

新中国成立以后，中医药事业得到快速发展，受到党和政府的高度重视。中医药学是一个伟大的宝库，应当努力挖掘，整理提高。中医药学是中国古代科学的瑰宝，也是打开中华文明宝库的钥匙。党的关怀使中医药事业得到天时地利人和的大好时机。在此背景下，中医皮肤病学作为中医临床学科的重要组成部分，受到广泛重视，中医皮肤科已经在中医外科的基础上发展成为独立的学科，这一学科既保留了中医外科诊治皮肤病的理论与方法，同时分化出两个重要分支：中医美容及中医性病。中医皮肤科成为中医学中不可或缺的重要学科，全国各地中医医院的皮肤科逐渐从中医外科中独立分化出来。中医皮肤科也成为具有中医特色的学科。

一、秦汉及以前时期

中医药防治皮肤病有悠久的历史。公元前14世纪殷商时期的甲骨文、金文（青铜器铭文）中即有皮肤病病名的记载，如"疥""疕""癣""疣"等皮肤病的记载。这个时期古代医学的分科也初步成型，《周礼》记载：医分四科，即"疾医、疡医、食医和兽医"。疡医是主治肿疡、溃疡、金创和皮疾的医生，是中医外科医生的最早称谓。

春秋战国时期皮肤病的病名记载逐渐增加，同时有了皮肤病病因病机和方药治法等相关记录。1973年在湖南长沙马王堆汉墓出土的《五十二病方》是我国目前发现的最早的医学文献，记载了疣、身疕（疮疡）、瘃（冻疮）、白处（白驳风）等10余种皮肤病，多种治疗皮肤病的处方，以及以灸法治疣等10余种治疗方法，同时也记录了各种不同的制剂和不同的疗法如砭法、灸法、熏法、熨法。

《黄帝内经》是中医基础奠基之作，全面总结了当时的医学成就，也奠定了中医皮肤病学的理论基础。该书论述了皮肤、毛发、爪甲的生理、病理，以及与脏腑、气血的关系，对病因提出"百病之始生也，必先于皮毛""诸湿肿满，皆属于脾""诸痛痒疮，皆属于心"等理论，目前仍具有临床意义。该书中还记载了多种皮肤病的病名和病机，如"汗出见湿，乃生痤痱，高粱之变，足生大丁，受如持虚；劳汗当风，寒薄为皶，郁乃痤"。

汉代出现了我国历史上著名的外科学家华佗，以及外感内伤杂病学家张仲景。华佗医术全面，尤擅长外科，据《后汉书》记载：他最早开展麻醉术和外科手术，使用贴敷、熏法、涂药等治疗皮肤疾病。张仲景的《伤寒论》《金匮要略》创立了六经辨证的中医辨证治疗方法，总结了汉代以前治疗杂病的经验，载方富有实效，很多方药至今都在皮肤科临床应用。如桂枝汤、麻杏石甘汤等治疗瘾疹，外用黄连粉治疗浸淫疮（泛发性湿疹）；狐惑病（白塞病）用甘草泻心汤治疗等。

二、晋、隋、唐、宋、元时期

晋代葛洪的《肘后备急方》设专章介绍皮肤病,对疥癣、瘾疹、漆疮、浸淫疮、诸痒、疠疡风、白驳风等都有记录,提到的皮肤病有40余种。其中描述的"沙虱毒"是世界上最早关于恙虫病的记载。

南齐龚庆宣《刘涓子鬼遗方》是我国现存的第一部中医外科专著。其中有很多关于皮肤病的论述,如用紫草膏治疗小儿头癣,用白芷膏治疗发秃。该书记载用水银膏治疗皮肤病比其他国家早600多年,是世界上最早应用汞剂治疗皮肤病的记载。

隋代巢元方《诸病源候论》是一部论述疾病病因病机的专著。其中记载了皮肤病100多种,小儿皮肤病40余种,详细阐述了皮肤病的病因、病机、症状。值得一提的是,当时已经认识到漆疮的发病与人的禀赋(即先天体质因素)有关,"漆有毒,人有禀性畏漆,但见漆便中其毒"这一论点与现代医学关于超敏反应(变态反应)的认识完全一致,但早了1000多年。该书中对疥疮的记载,明确是疥虫致病,"皆有虫,人往往以针头挑得",而欧洲关于疥虫的报道最早见于18世纪,远远迟于我国。对于酒渣鼻的病因病机,该书提出"由饮酒,热势冲面而遇风冷之气相搏所生",目前仍具有临床意义。

唐代孙思邈《备急千金要方》《千金翼方》、王焘《外台秘要》是大型的临床医学全书,记载了大量的治疗皮肤病的方药和治疗方法,特别是有很多皮肤美容、护肤的方药。

宋元时期开始出现了中医外科专著,如陈自明《外科精要》、齐德之《外科精义》,其中记载有皮肤疾病,在治疗方法上也更加丰富。

三、明清时期

明清时期中医外科学发展很快,有很多外科专著问世,如王肯堂《证治准绳·疡医》、申斗垣《外科启玄》,特别是陈实功《外科正宗》,总结收集了历代中医诊疗皮肤病的研究成果,"列证最详,论治最精",明确提出"内之症或不及其外,外之症则必根于其内也"。汪机《外科理例》更进一步提出:"治外必本诸内,治内亦即治外。"强调外病内治,内外治结合。陈司成《霉疮秘录》成书于1632年,是我国第一部专门论述梅毒的专著。祁坤《外科大成》、吴谦《医宗金鉴·外科心法要诀》、许克昌《外科证治全书》记载的皮肤病病种广泛,从症状、病因病机、辨证论治到内外治疗方法论述详尽,是我们学习研究中医皮肤性病学的重要文献。吴尚先《理瀹骈文》是一部外治法专著,提出:"外治之理,即内治之理;外治之药,亦即内治之药,所异者法耳。"该书以中医理法方药为依据,以外治为手段,结合个人临床经验,系统总结了历代外治疗法、方药,包括敷贴法、熨法、洗法、蒸法、烟熏法、照法等,对于疾病治疗、研究具有重要参考价值。

四、近代与现代

1840年鸦片战争后,随着西方传教士进入中国,西医也随之进入。从此,我国开启中医和西医的两套医学体系,中医事业在民国时期出现了低谷期,特别是1929年2月,留学日本的医师公会会长余云岫动议废除中医,受到了广大中医从业人员的强烈抵制。随之而来的是中西医汇通学派的兴起,唐宗海、张锡纯、张山雷、丁福保、恽铁樵等就是代表性医家。张锡纯在《医学衷中参西录》中记载了治疮科方，如鸦胆子的应用非常具体："鸭蛋子[今用鸦胆子]连皮捣细，醋调，敷疗毒甚效，立能止疼。其仁捣如泥，可以点痣。"张山雷的《疡科纲要》理论清晰，辨证用药独具特色，守中医之长，参西医之精义，对近代皮肤外科发展有一定影响。

新中国成立以后，由于党和政府的重视，中医各科都得到了迅速发展，各地中医医院都设立了中医外科，诊治皮肤疾病。

1956年，国家在北京、上海、广州、成都成立最早的中医学院，中医药教育从此走进高等教育的行列。中医皮肤病学也成为中医外科学中的主干内容。

20世纪70～80年代，中医皮肤科相继从中医外科独立出来，中医院校开设了中医皮肤性病学课程。各种中医皮肤科专著也大量问世，如《赵炳南临床经验集》《朱仁康临床经验集》、金起凤和周德瑛主编的《中医皮肤病学》、欧阳恒和杨志波主编的《新编中医皮肤病学》、管汾主编的《实用中医皮肤病学》、梁剑辉主编的《常见皮肤病中医治疗简编》、赵炳南和张志礼主编的《简明中医皮肤病学》等。

2004年10月，由段逸群、杨志波和范瑞强教授发起的中华中医药学会皮肤科分会在武汉成立，标志着中医皮肤科学术发展和学科建设进入了高速发展的阶段。

目前，中医皮肤科正蓬勃发展，在医疗、教学和科研上都取得了长足进步，前景广阔。

五、中医皮肤病两个重要分支

中医皮肤病学还有两个重要分支，一为性传播疾病，二为中医美容。性病主要通过性行为的皮肤黏膜密切接触传染发病，同时需要与其他皮肤病相鉴别，因而性病的防治一直是皮肤科的重要内容。中医美容是适应人们生活水平提高后，对美的追求的必然产物。美容包括面容美、皮肤美、形体美、内在美等综合美学内容，皮肤健美是最重要的内容。

性传播疾病（sexually transmitted disease）是一组由于不洁性交引起的，以皮肤黏膜为主要侵犯对象的急、慢性传染病。我国法定的性病有8种，包括梅毒、淋病、尖锐湿疣、非淋菌性尿道炎、软下疳、生殖器疱疹、艾滋病及性病淋巴肉芽肿。除上述8种外，性病还包括阴虱、滴虫或霉菌性阴道炎等可能通过性接触而传染的疾病。历史上我国一直将皮肤病与性病联系在一起，特别是新中国成立初期，皮肤性病防治所在防治性病中有着杰出贡献。性病主要表现为皮肤疹和黏膜损害，所以性病目前仍归属于皮肤科。医院科室设置皮肤科也称为皮肤性病科。虽然性病也涉及传染科、泌尿科、妇科等学科，但皮肤性病科防治性病的地位和作用不可替代。

中医在性病防治中很长时间内发挥了主导作用。中医对性病的认识也历史悠久，如梅毒，中医称为"霉疮""广疮""时疮""棉花疮""杨梅疮"。霉疮是一种外来性疾病，它在我国的历史被普遍认为是由葡萄牙商人进入广州后，于1505年在华南一带首先出现，以后蔓延，从南至北、遍及各地。在中医文献中最早记载有"霉疮"者是公元1264年释继洪的《岭南卫生方》，其卷三末记有"治杨梅疮方"。"霉疮"病名首见于公元1522年《韩氏医通》。1632年陈司成所著《霉疮秘录》是我国第一部论述霉疮最完善的专著，该书肯定了霉疮的外来性，在治疗上除了用水银外，还主要用了丹砂、雄黄等含砷药品，为霉疮学发展做出了特殊贡献。20世纪50年代大规模治疗霉疮时，各地普遍应用了多种中医中药疗法，为我国在短期内基本消灭霉疮做出了应有的贡献。特别需要一提的是，中国医学科学院皮肤病研究所在现代名医秦伯未指导下用地黄饮子加减治疗晚期霉疮脊髓痨获得成功，进一步丰富了祖国医学领域中霉疮学的理论与实践。

淋病是主要的性传播疾病之一，中医认识也独具特点。淋病可归属于祖国医学"淋证""淋浊"毒淋"范畴。祖国医学中的淋证,指排尿不畅,点滴而下,甚或茎中作痛。"淋"首见于《素问》,如"小便赤黄甚则淋也",但此处淋主要是指尿路感染。隋代巢元方《诸病源候论》一书把淋证分为石淋、劳淋、血淋、气淋、膏淋五种,很多人认为此处膏淋已包括了一部分淋病的内容,但颇有争议,某些学者认为膏淋是指乳糜尿或前列腺炎,并不包括淋病。中医文献中首次明确记载淋病的是明代孙一奎《赤水玄珠》:"若小便将行而痛者,气之滞也;行后而痛者,气之陷也;若小便频数而痛,此名淋浊。"这里不但记录了淋病的疼痛、尿浊等主要症状,而且分析了它的病机。近代中医多将淋病称为"毒淋"或"花柳毒淋",如《医学衷中参西录》就记载有治毒淋的"毒淋汤"。总之,从淋病的主要表现看,还应归属于祖国医学"淋证""淋浊"等范畴,在对其治疗上,也应参考中医治疗淋证的方法。尖锐湿疣,中医称为"臊瘊",特指发于隐秘部位的疣状赘生物。生殖器疱疹,中医称为"阴部热疮"。

中医美容学是以传统的中医理论为指导,研究中医的美学特征、审美理论和审美意识,并运用中医传统的美容技术和方药来维护、修复和塑造人体美和容貌美的一门综合性实用性学科。

广义的中医美容,内容广博,其以整体观念、形神合一、天人相应、阴阳五行、藏象经络等中医学说为理论体系的核心,不单局限于颜面局部的美化,更注重与防疾治病、养生健美、抗老防衰、延年益寿紧密结合,运用中药、针灸、按摩、气功、食物、养生等手段补益脏腑,通调气血,扶正祛邪,综合调理,从而改善人体功能、形态与容貌,达到气质美、形体美和容颜美的和谐统一,最终实现容悦形美、延缓衰老、健康长寿的目的。

狭义的中医美容,重在研究美化、养护容颜及损美性皮肤病的预防和治疗,同时以中医医术与方药为手段,消除个体容貌上的某种缺陷或改善容貌,饰容、固齿,以维护容貌美感,达到中医所言之"驻颜""美颜""留颜""益容"的目的。

中国博大精深的文化所提供的美学思想,也使中医美容学具备美学理论的基础。中医体系中的美学内容,与中国传统的美学一样,起源于以《周易》为代表的早期哲学思想,它是建立在自然科学的基础之上,研究人体审美理论及采取中医学手段维护、修复和塑造人体美的一切中医学现象,从中医的角度去揭示人体、人与自然联系中美的本质。有着两千多年历史的中医体系,在漫长的临床实践、社会背景和文化特点的熏陶下,已经形成了自己独特的审美意识。

中医美容注重整体,将容颜与脏腑安定、经络通畅、气血紧密结合,集外用美容品、内服美容方、养生与食疗、针刺和艾灸、按摩与气功等为一体,充分体现了整体美容、防治结合的原则,深受各界人士的喜爱,上千年的临床实践结果证实了中医美容具有简、便、廉、验及效果稳定、简便易行、安全可靠的优势,必将成为未来美容法的主流,而且在保健美容和治疗损容性皮肤病方面独具特色,从而显示了它所蕴藏的特殊潜力。

思考题　　　中医学治疗皮肤病有哪些优势?

（李元文）

第二章 皮肤的结构和功能

一、皮肤的结构

中医认为皮肤是人体五体（皮、肉、筋、骨、脉）之一，覆盖人体的表面，与外界相连，是人体的外在屏障和最大的器官。成人皮肤的总面积约为1.5m²，总重量约占体重的16%。皮肤在腔孔（如口腔、眼、鼻、外阴及肛门等处）的表面向体内逐渐移行为黏膜。

人体的皮肤分为三层，即表皮、真皮、皮下组织。

（一）表皮

表皮位于皮肤的最外层，由外胚层分化而来，主要由角质形成细胞、黑素细胞及朗格汉斯细胞等组成。角质形成细胞周期性地更新、角化、脱落。黑素细胞分泌黑素颗粒，与皮肤的颜色有关。朗格汉斯细胞来源于骨髓，是免疫活性细胞。表皮分为五层，由外向内为角质层、透明层、颗粒层、棘层、基底层。

（1）角质层 是表皮最外面的一层，由5～20层致密的扁平细胞组成，此层细胞无细胞核，已无生物活性。角质层在眼睑、包皮、皮肤皱褶部位较薄，在掌跖部位最厚，起重要的保护作用。指甲是由致密的角质所组成的。

（2）透明层 位于角质层的下方，仅见于掌跖等角质层厚的部位。

（3）颗粒层 位于角质层、透明层的下方。由1～3层扁平细胞或梭形细胞组成，细胞的胞浆内含有粗大的、深嗜碱性的角质颗粒。

（4）棘层 位于颗粒层下方，由4～8层多角形细胞组成，细胞有棘刺状突起，相邻细胞的突起互相连接，形成桥粒。

（5）基底层 位于表皮最下层，由一层呈栅栏状排列的柱状基底细胞组成，黑素细胞镶嵌其中。基底细胞周期性分裂，产生新的细胞，不断向外移行，形成表皮各层细胞，最后角化脱落。

（二）真皮

真皮位于表皮下方，由中胚层分化而来。真皮浅层接近表皮的部分称为乳头层，真皮下层称为网状层。真皮主要由纤维、基质和细胞成分组成，以胶原纤维、网状纤维、弹力纤维为主，纤维之间有少量的基质和成纤维细胞、肥大细胞等细胞成分。真皮内含有丰富的血管、神经、淋巴管，以及毛发、皮脂腺、汗腺等皮肤附属器。

胶原纤维韧性大，抗拉力强，弹力纤维具有较强的弹性，两者在真皮中平行或交错排列，构成皮肤和内含组织的支架，既可抵抗外力的损伤，又使皮肤保持弹性。

（三）皮下组织

皮下组织位于真皮下方，又称皮下脂肪层或脂膜，由疏松结缔组织和脂肪小叶构成。其结缔组织纤维皆自真皮下部延续而来，脂肪小叶间有较大的血管、淋巴管、神经和皮肤附属器。

皮下脂肪层的厚度因个人的营养状况、年龄、性别及身体各部位的不同而有很大差别。对人体有储存能量，防止热量散失，保持体温，以及缓冲外界碰撞、冲击等作用。

（四）皮肤附属器

1. 毛发

毛发由毛囊中长出，其深入皮内的部分称为毛根，露出皮面的部分称为毛干。毛发分布广泛，几乎遍及全身，分为长毛、短毛、毫毛三种。毛发有生长期、退行期、休止期。头发的生长期长，平均为3年，退行期约3周，休止期约3个月。头发的生长速度受到季节、年龄等因素的影响，1个月约长1cm，夏天比冬天长得快些。性激素、甲状腺激素、糖皮质激素调节毛发的生长。精神因素和某些疾病可抑制毛发生长，使之进入休止期，导致脱发。头发主要成分是毛发角蛋白。

2. 皮脂腺

皮脂腺分布较广，除掌跖和指（趾）屈侧以外，几乎遍及全身，以头面部、胸背上部较多。皮脂腺的导管开口于毛囊上部，其分泌的皮脂经毛囊口排至皮肤表面。颊黏膜、唇红部、妇女乳晕、大小阴唇、眼睑、包皮内侧等处的皮脂腺导管直接开口于皮肤表面。皮脂起着防止水分散失，润滑毛发、皮肤的作用。

3. 汗腺

人体的汗腺分为局泌汗腺（小汗腺）和顶泌汗腺（大汗腺）。成人皮肤上的局泌汗腺有160万～400万个，除口、小阴唇、阴茎头、包皮内侧外，几乎遍及全身，尤以掌跖最多。局泌汗腺分泌的汗液较稀，占人体出汗总量的绝大部分，一天24小时人体都在不显性出汗。汗液可以补充角质层的水分散失，以保持角质层的正常含水量，使皮肤柔软、光滑、湿润。

顶泌汗腺主要分布在腋窝、乳晕、脐窝、会阴部及肛门等周围。顶泌汗腺的分泌量少，汗液中含有脂肪性物质，经局部皮肤上的细菌作用可产生臭味。顶泌汗腺的分泌受激素影响，青春期分泌旺盛。

4. 甲

甲包括指甲和趾甲，它们都是由致密而坚硬的角质所组成。甲板表面光滑，有光泽，甲板的下面是甲床，甲板的远端称为游离缘，后方隐藏在皮肤皱褶内的部分称为甲根，近甲根处半月形白色区称为甲半月。甲根下的甲床称为甲母质，是甲的生发区，若甲母质受到损害，长出来的甲板就会凹凸不平。

甲与毛发不同，在整个生命中一直不断地生长。指甲比趾甲长得快，成人指甲从甲根长到甲游离缘需要100天左右。甲的生长受很多因素的影响，长期营养不良会影响甲的生长。

在中医文献中见到的"皮毛""腠理""玄府""毛窍""爪甲"等均属于皮肤生理结构的一部分。其中腠理泛指皮肤、肌肉、脏腑的纹理及皮肤、肌肉间隙交接的部分，常分为皮腠、肌腠、粗理、小理等。它内连三焦，外接皮肤，是气血津液流通灌注之处，也是卫气疏布和汗液等渗泄的通道。玄府主要是指汗孔。爪甲依赖于肝血的濡养，察爪甲可知肝血是否充足。

二、皮肤的生理功能

（一）屏障功能

皮肤是人体的第一道防线，如同一道屏障，保护机体免受外界环境中各种有害物质的伤害，同时防止人体内的各种营养物质、电解质和水分的丢失。

1. 防止微生物侵入

在人体皮肤表面存在着许多微生物，在一定条件下它们可以成为致病菌，对人体造成危害。但是皮肤有多方面的防御能力。首先，致密的角质层对微生物有良好的屏障作用，一般在正常情况下细菌和病毒不能由皮肤进入人体。当皮肤破损，防御能力被破坏时，容易受到致病菌的感染，如患足癣的人，因脱屑、搔抓，皮肤上会有一些小的破损，若细菌乘隙侵入，可能导致丹毒、淋巴管炎的发生。其次，皮肤表面偏酸性，不利于某些微生物的生长。此外，皮肤表面皮脂中的某些游离脂肪酸对寄生菌的生长有抑制作用。如头白癣到青春期后可以自愈，是因为皮脂腺发育，分泌的皮脂增多，其中的不饱和脂肪酸抑制了真菌的繁殖。

2. 防止化学物质侵入

皮肤对化学物质的防护主要在角质层。角质层结构紧密，表面有脂膜，可以防护一些弱酸或弱碱性物质的伤害。当皮肤破损，或角质层被脱脂后，它的保护和屏障能力就降低了。如过度清洗，或某些职业人群皮肤长期浸泡、接触酸碱物质及有机溶剂，会使这一屏障作用大为减弱，导致化学物质的侵入。

3. 对物理性损伤的防护

皮肤的角质层比较干燥，是电的不良导体，对低压电流有一定的阻抗能力。皮肤潮湿时角质层含水量增加，皮肤的电阻降低，电流损伤的危险性会大大增加。皮肤内层及身体其他软组织含水量高，是电的良导体，若角质层被破坏，将严重削弱皮肤对电的防护能力。

皮肤对光线有吸收的作用。角质层主要吸收短波紫外线（波长180～280nm），棘层和基底层主要吸收长波紫外线（波长320～400nm）。黑素细胞产生的黑素颗粒能吸收紫外线。当皮肤受到日光照射，黑素细胞就会产生大量的黑素颗粒，以增强对紫外线的防护能力。

4. 对机械性损伤的防护

正常的皮肤角质层坚韧，表皮细胞排列紧密，真皮中的弹力纤维和纵横交错的胶原纤维坚韧且具有弹性，柔软的皮下脂肪能对外来的冲撞、挤压起一些缓冲作用。皮肤这三层组织共同形成一个完整的整体，具有一定的张力和弹性。在一定程度内，皮肤能耐受外界的各种机械性刺激，如摩擦、牵拉、挤压及冲撞。如皮肤长期受摩擦的部位，局部角质层会增厚，形成硬的胼胝，俗称老茧，防止皮肤被擦伤。

5. 防止体液的过度丢失

结构紧密的角质细胞和富含脂质的细胞间物质，以及皮肤表面的皮脂使水分子难以通过，可防止体液的过度丢失。如果皮肤失去角质层，水分的丢失将增加10倍或更多。烧伤患者表皮大面积破坏，使得体液和电解质大量丢失，造成严重的合并症。

（二）调节体温

皮肤在体温的调节中起重要作用。全身皮肤中分布有温度感受器，当外界温度过高或人体发热时，通过神经反射使皮肤血管扩张，流经皮肤的血流量增加，促进散热；同时汗腺分泌增加，出汗增多，达到降温的目的。相反，当外界温度过低或人体有冷的感觉时，皮肤血管收缩，汗腺分泌减少，从而减少了体温的散失。

（三）触知感觉

正常的皮肤有感觉神经和运动神经，它们的神经末梢和特殊感受器广泛地分布在表皮、真皮和皮下组织。外界刺激作用于皮肤后，通过皮肤神经传递到中枢神经系统，产生冷觉、热觉、触觉、压觉、痛觉、痒觉、麻木等，并引起相应的保护性反应，以维护身体的健康。

（四）新陈代谢

1. 吸收作用

完整的皮肤只能吸收少量的水分和微量气体，水溶性物质不易被吸收；对油脂和脂溶性物质吸收良好，如动物油、矿物和植物油、维生素A、维生素D、维生素K、性激素及大部分糖皮质激素。主要吸收途径为毛囊和皮脂腺。重金属及其盐类如汞、铅、锌、铜、镍、砷等，可能与皮脂中的脂肪酸结合，变成脂溶性物质而被皮肤吸收。

2. 分泌与排泄

皮肤通过分泌汗液，排泄水和部分无机盐类，可部分代替肾脏功能。皮脂腺分泌皮脂，有润滑皮肤的作用，其中的游离脂肪酸对某些病原微生物的生长起到抑制作用。

3. 代谢作用

皮肤的表皮细胞有合成糖原的能力，能有效地进行糖的分解代谢。皮肤内的葡萄糖含量约为血糖浓度的2/3。糖尿病患者皮肤含糖量增加，有利于细菌和真菌的繁殖，所以容易发生皮肤感染，如疖肿、毛囊炎、手足癣等。

蛋白质是组成皮肤细胞、结缔组织纤维和基质的主要成分，包括角蛋白、胶原蛋白、弹力蛋白及黏蛋白。蛋白质的不断合成、降解维持了皮肤的稳定完整，以及毛发、指甲的生长。若长期营养不良，身体缺乏蛋白质，则皮肤伤口难以愈合。

皮肤能够合成和降解脂肪。皮肤的脂类包括皮下组织的脂肪和表皮脂质。儿童皮肤表面的皮脂主要来自表皮细胞，成人皮肤表面的脂类主要来自皮脂腺的分泌。角质层中分布的脂质是防止水分丢失的屏障，7-脱氢胆固醇经紫外线照射后可转变为维生素D_3。

皮肤是电解质的主要储藏库之一，它们大部分储藏在皮下组织。氯和钠是细胞间液的主要电解质，也是皮肤中含量最高的无机盐，可维持水的渗透压和酸碱平衡。钾主要存在于细胞内，是调节细胞内渗透压和酸碱平衡的重要电解质。镁是位于细胞内的阳离子，可激活某些酶，并具有抑制兴奋的作用。钙主要存在于细胞及骨骼内，与细胞膜的通透性和细胞间的黏着性有关。铜在皮肤内的含量虽然很少，但它是组成酪氨酸酶的成分，在黑色素代谢中起重要作用。

（五）免疫功能

皮肤是重要的免疫器官。皮肤不仅是许多免疫反应的靶组织，同时又主动参与机体的免疫反应。

皮肤免疫细胞在表皮内数量最多，它能表达主要组织相容性复合物（MHC）-Ⅱ类抗原，合成和分泌多种具有生物学活性的细胞因子，如白细胞介素（IL）、干扰素（IFN）、肿瘤坏死因子（TNF）等，以及吞噬及粗加工抗原物质，参与皮肤免疫反应。

表皮朗格汉斯细胞是皮肤内主要的抗原呈递细胞，对启动皮肤免疫反应起着重要的作用。朗格汉斯细胞合成分泌许多细胞因子，调控T淋巴细胞的增殖和迁移。此外，它还参与免疫调节、免疫监视、免疫耐受、皮肤移植物排斥反应和接触性超敏反应。

皮肤内的淋巴细胞主要是T淋巴细胞。T淋巴细胞具有亲表皮特性，可在血液循环和皮肤之间进行交换，传递各种信息，介导免疫反应。

此外，皮肤中的血管内皮细胞、肥大细胞、巨噬细胞也都参与皮肤免疫反应。真皮成纤维细胞参与维持皮肤免疫系统的自稳状态。

三、中医对皮肤生理的认识

中医理论认为肺主皮毛，皮毛的生理功能与肺气有密切的关系，肺主气，司呼吸，朝百脉，主宣发肃降，皮肤对应有协同作用。皮肤在中医文献中称为"肤腠"。皮肤为十二皮部之所，为十二经脉在体表的反应。《素问·皮部论》曰："皮者，脉之部也""凡十二经络脉者，皮之部也"，可见皮肤与经络气血相通。皮肤亦是"卫气"散发之处，卫者有"护卫""保卫"之义。卫气是行于脉外之气。卫气与营气相对而言，属于阳，故又称"卫阳"。"盖阳气为卫，卫气者，所以温分肉，充皮毛，肥腠理，司开合，此皆卫外而为固也"。可见在中医理论的认识中，皮肤对抵御外邪、循行气血具有重要作用。

（1）**肤腠**　肤为皮肤，是人体的表面。腠为皮肤和肌肉之纹理。《杂病源流犀烛》曰："皮也者，所以包含肌肉，防卫筋骨者也。"可见古人对皮的概念甚至包含肌肉，在功能上作为人体墙垣，防御外邪侵入。肤腠进一步划分可分为"皮肤"和"腠理"。腠理是渗泄液体，流通和聚合元气的场所，与三焦相通。

（2）**玄府**　玄府即汗孔，出自《素问·调经论》。以其细微幽玄不可见，或汗液色玄，从孔而出故名。在中医文献中，玄府也称为元府、鬼门等。《素问·水热穴论》曰："肾汗出逢于风，内不得入于脏腑，外不得越于皮肤，客于玄府……所谓玄府者，汗空也。"王冰注："汗液色玄，从空而出，以汗聚于里，故谓之玄府。府，聚也。"此外，玄府除汗孔外，还有心窍之说。

（3）**毛发**　毛是统称，是指一身之毛及眉须髭髯、前后二阴之毛。发专指生于头部之毛。古文献中具体含义归纳其要如下。发，拔也、拔擢而出也；眉，媚也，妩媚者也；须，秀也，物成乃秀；髯，然也，随口摇动；髭，姿也，姿容之美也。综观上述命名，既概括了毛发的仪表功能，又反映了从仪表的外征探知机体的成熟程度。此外，还有生长在大趾爪甲二节的毛，称为"丛毛"；胸前部位的毛，称为"胸毛"；腋窝部位的毛，称为"腋毛"；腹部耻骨部位的毛，称为"毛际"；胫前部位的毛，称为"胫毛"等。

总体上讲，毛发的生化之源，主要与冲、任二脉有关，诚如《杂病源流犀烛》所说："冲为血海，任脉为阴脉之海，……血气盛则充肤热肉，血独盛则渗皮肤，生毫毛。然则毛发之生，皆由二脉之盛也，明矣。"然从经络与脏腑的盛衰而言，《医学入门》云"肾华于发，精气上升，则发润而黑"。

（4）**爪甲**　爪之本义作"叉"，手足甲也，医学上谓之爪甲。古籍谓：肝之合，筋也；其荣，爪也。这是因为爪是筋之余，是肝经血气有余的缘故。《医学阶梯》谓：多食酸，则筋急而爪枯；肝气有余则爪润，肝气涸竭则爪枯。爪甲只有受到肝血的营养才能发挥其劳动、保护作用。

金代刘完素拓展了玄府理论："然玄府者，无物不有，人之脏腑、皮毛、肌肉、筋膜、骨髓、爪牙，至于世之万物，尽皆有之，乃气出入升降之道路门户也。"玄府与皮肤生理病理有何联系？玄府理论是否可以指导皮肤病的中医诊疗？

（李元文）

第三章 皮肤与气血津液、脏腑经络的关系及皮肤病的命名、内涵

一、皮肤与气血津液的关系

气血津液是构成人体和维持人体生命活动的基本物质。气血津液也是人体各个器官包括皮肤进行生理活动的物质基础。《难经·八难》"气者，人之根本也"，《难经·二十二难》"血主濡之"，可见气血对生命的重要性。

人体之气来源于先天之精气、后天水谷精微之气及吸入之清气，具有气化、防御、推动及温煦之功效。皮肤的营养代谢及保护肌体，抵御外邪的功能主要靠卫气实现。血的濡养作用和津液的润泽作用使皮肤光泽红润、细腻饱满；反过来，气血不足，津液亏虚，皮肤萎黄不泽，失去弹性。

皮肤作为人体最外层器官和最大的器官，参与了人体新陈代谢及免疫反应等生理活动，为气血津液正常输布和运行发挥了重要作用。

二、皮肤与脏腑经络的关系

中医认为人体是一个有机整体，皮肤和脏腑通过经络相互联系。《素问·五脏生成》曰："心之合脉也，其荣色也，其主肾也；肺之合皮也，其荣毛也，其主心也；肝之合筋也，其荣爪也，其主肺也；脾之合肉也，其荣唇也，其主肝也；肾之合骨也，其荣发也，其主脾也。"五脏与肌肤、毛发、爪甲关系密切。脏腑的精气充养着体表器官，皮肤像一面镜子，可以看到五脏功能正常与否。

心主血脉，其华在面。人体面部的气血最为丰富，气血的盛衰可以通过面部皮肤的颜色和光泽显现于外。

肺主气，主皮毛，其华在毛。肺气宣发，将体内的精微物质布散于体表，温养肌肤，润泽皮肤毛发，调解汗孔开阖，防御外邪入侵。

脾主运化，主肌肉四肢，其华在唇。脾气运化水谷精微，化生气血，充养肌肉四肢。

肝主疏泄，主藏血，其华在爪。肝血充足，气机调畅，血脉通畅，则爪甲坚韧红润光泽。

肾藏精主骨，其华在发。发为血之余，肾精能生血，精血充足，毛发得以荣养则正常生长、乌黑发亮。

经络运行全身气血，内连脏腑，外络肢体、皮肤，沟通表里上下，调节平衡人体各部分的功能。经络循行分布于皮肤的部位，称为皮部。《素问·皮部论》曰："皮有分部""皮者，脉之部

也"。如面部、面颊的皮肤属足阳明胃经，头两侧、耳部前后的皮肤属足少阳胆经，胁肋部的皮肤属足厥阴肝经、足少阳胆经，上肢伸侧、下肢外侧的皮肤属三阳经，上肢屈侧、下肢内侧的皮肤属三阴经。不同部位皮肤的变化，可以反映相应脏腑、经络的病变。

三、皮肤病的命名和内涵

中医皮肤病病名繁多，古今医家根据不同的疾病认识角度，抓住某一特点进行疾病的描述，从而形成一病多名现象。随着对疾病认识的不断深入，亦有一名多病的现象出现，但其均有一定的规律可循。所以，通过对这些疾病命名方法及常用基本术语的深入理解，有利于对皮肤病病因病机、临床表现等特征的整体把握，方便学习与应用。

（一）皮肤病的命名方式

中医皮肤病的命名主要依据其发病部位、疾病形态特征、发病原因、病位深浅及与脏腑经络的关系等。

（1）**以发病部位命名**　如面游风、发际疮、旋耳疮、四弯风、肾囊风、脚湿气、乳头风、脐疮、跖疣等。

（2）**以病变深浅命名**　"疮者皮外也，疡者皮内也"，故凡较深的皮肤疾患，包括痈、疽、疔等都属"疡"类；而"疮"则为浅表皮肤病的名称，如蛇串疮、疥疮、天疱疮等。

（3）**以脏腑命名**　如肺风粉刺、肝斑等。

（4）**以病因命名**　根据疾病发生的病因命名，如奶癣、漆疮、冻疮、日晒疮、汗斑、中药毒等。

（5）**以形态命名**　如鹅掌风、松皮癣、猫眼疮、蛇皮癣、翻花疮、杨梅疮、蟹足肿、鼠乳、瓜藤缠等。

（6）**以疾病特征命名**　如干癣、热疮、痒风、黄水疮、麻风疮等都是根据其干、热、痒、流黄水及局部麻木不仁等特征而命名的。

（7）**以颜色命名**　如白驳风、紫癜风、赤游丹、黧黑斑、丹毒、黑痣等。

（8）**以特殊气味命名**　如腋臭称狐臭、脚湿气又称臭田螺等。

（9）**以发病季节命名**　有些皮肤病与季节变化有一定的关系，如桃花癣是因发生在春季桃花开的时候而命名；暑天发生的疖又称暑疖；寒冷季节易发生猫眼疮，又称雁疮。

（10）**以病程长短命名**　如千日疮等。

（二）皮肤病专用术语释义

在阅读有关皮肤病的中医学著作时，常常会遇到一些专用术语，为了便于学习和领会其中的内涵，将其释义介绍如下。

（1）**风**　其一，指致病的因素，由风引起的皮肤病，如麻风、四弯风、白屑风等；其二，也指皮损的特征，像风一样善行而数变，如面游风、赤白游风。

（2）**疥**　其一，指由疥虫引起的疥疮；其二，指剧烈瘙痒性皮肤病，如马疥、水疥等。

（3）**疮**　广义是指皮肤病的统称；狭义是指浅表性容易出现破溃、开口、结痂等损害的皮肤病，如黄水疮、漆疮、白秃疮。

（4）**癣**　凡皮肤增厚伴有鳞屑或有渗液的皮肤病，统称为癣，因而癣的含义甚广，既包括由真菌引起的各种癣病，如圆癣、阴癣、鹅掌风、脚湿气等，也包括牛皮癣、顽癣等多种原因引起的顽固性瘙痒性皮肤病。

（5）疳　凡黏膜部发生浅表溃疡，呈凹形、有腐肉而脓液不多的称为疳，如发于口腔的称口疳、发于阴茎头黏膜部的称下疳。

（6）疔　《说文解字》中指头疡；后代医家用指疾病的顽固性，如同匕首一样插在人身上难以拔除；现在多指白疕皮损之点状出血现象，如同匕首所刺之状。

（7）毒　是指对人体损伤较大，导致机体阴阳平衡失调，气血逆乱的致病因素。历代文献中以毒命名的疾病很多，包括范围较广，通常是指有传染性的疾病，如时毒；或火毒症状明显、发病迅速的一类疾病，如丹毒；或某些疾病尚难以定出确切病名者，如无名肿毒等。

（8）斑　《丹溪心法》云"斑乃有色点而无头粒者是也"，指出了斑的含义。故皮肤的色素改变称为斑，如雀斑、汗斑、黧黑斑等。

（9）疹　《丹溪心法》云"疹为浮小而有头粒者"，指出了疹的特点。凡皮肤间起丘疹皆可称为疹，如麻疹、风疹等。

（10）痦　指皮肤上发生的粟粒疹，俗称痱子，如白痦等。

（11）痘　指皮肤上起小水疱，内含浆液，疱后结痂者，如水痘等；也特指天花，又名痘疮或天疮。

（12）疣　是指皮肤上的良性赘生物，表面呈不光滑毛刺状，突出皮表者。

气血津液是皮肤生长代谢的物质基础，也是中医学的生理病理基础。皮肤病皮损特点与气血津液的病理变化有无对应关系？气血津液辨证是否可以作为皮肤病的特色辨证体系？

（李元文）

第四章 皮肤病的病因病机

第一节 病　因

皮肤病的病因有外因、内因之分。外因包括六淫（风、寒、暑、湿、燥、火），疫疠之气，虫、毒等；内因包括七情内伤、饮食劳倦、先天禀赋与体质异常。病机主要有气血失和，脏腑功能失调，而生风、蕴湿、蕴毒、化热、化燥、致虚、致瘀血、致痰凝等。病因与病机密切相关，不能截然分开。如风，既是外界致病因素中的六淫之首，又是皮肤病发病过程中重要的病机变化之一；又如血瘀痰凝，既是一种病理产物，又是一种导致疾病的原因。总之，皮肤病的主要致病因素可概括为风、寒、湿、燥、热、虫、毒、血瘀、虚等。

一、风

风为六淫之首、百病之长。风邪是引发皮肤病的重要因素。许多皮肤病的发病与风有关，以风命名的皮肤病也相当多。

1. 风邪的形成与特性

风有外风、内风之分。

外风应从广义去理解。中医学认识的外风不单指自然界的风，还包括符合风邪致病特点的其他物质，如空气中的花粉、尘螨、某些气味、真菌孢子等。内风多与肝有关，肝主风，主藏血，如营血不足，血不养肝，或热毒伤阴，或水不涵木，则肝风内生。另外，还有血热生风、血虚化燥生风等。

风邪为阳邪，其性轻扬开泄，有升发、向上、向外的特点；风性善行而数变，风性燥烈，动摇不定，常夹其他邪气致病。外风侵袭，或内生之风，搏于肌肤，外不得疏，内不得息，致使营卫不和，气血运行失常，肌肤失养而发生瘾疹（荨麻疹）、风瘙痒（皮肤瘙痒症）、牛皮癣（神经性皮炎）等皮肤病。

2. 风邪所致皮肤病的特点

1）发病迅速，骤起骤消，游走不定，泛发全身或发于身体上部。

2）疹无定形，常见风团、丘疹、斑疹、抓痕、鳞屑、苔藓样变，多伴有瘙痒、恶风。

3）常与热、湿、寒邪夹杂致病。

风热：皮损色淡红，压之褪色，遇热受风加重。

风寒：皮损色白，遇寒受风加重。

风湿：多为皮色丘疹、丘疱疹，瘙痒剧烈。

二、寒

1. 寒邪的形成与特性

寒有内寒、外寒之分。

外寒指自然界之寒冷之气，为冬之主气，故冬季多寒病。内寒指阳气虚弱，寒从内生。外寒与内寒可互相联系，互相影响，如阳虚内寒者易感外寒，外寒入侵，常损阳气，从而加重内寒。皮肤病以外寒致病者居多。

寒为阴邪，易伤阳气；寒性凝滞收引，易阻经络。寒邪袭表，毛窍收缩，腠理闭塞，卫气不得宣泄，以致营卫不和；寒邪侵袭经脉，或阳气虚弱，不达四肢，气血运行不畅，以致气血凝滞，肢端发凉紫绀，疼痛麻木，肌肤肿硬，而发生寒冷性瘾疹（荨麻疹）、冻疮、皮痹（硬皮病）、四肢厥冷（雷诺病）等皮肤病。

2. 寒邪所致皮肤病的特点

1）恶寒，肢冷，屈伸不利，疼痛麻木。

2）皮疹色淡或青紫，可见风团、斑疹、皲裂、浮肿、硬结、溃疡等。

3）寒邪常与风、湿邪相合为病。

三、湿

1. 湿邪的形成与特性

湿有内湿、外湿之分。

外湿指自然界之湿气，四季中以长夏湿气最盛，故长夏多湿病。感受外湿除与季节有关外，还与工作性质、生活环境有关，如涉水淋雨、久居湿地、汗水渍衣等都可能成为湿邪侵袭人体的条件。

内湿多因过食膏粱厚味、贪食生冷或过度饮酒，以致损伤脾阳，脾失健运，湿浊内生；或情志抑郁，肝失疏泄，脾失健运，水湿内生。

湿为阴邪，易伤阳气；湿性重浊向下，湿性黏腻，留滞难去；湿邪郁久化热。湿邪蕴阻肌肤，郁久化热，或浸淫四窜，或阻滞气机，可致多种有水疱、渗液的皮肤病，如湿疮（湿疹）、天疱疮、脚湿气（足癣）等。

2. 湿邪所致皮肤病的特点

1）皮损反复发作，缠绵难愈。

2）多发于身体下部，严重者浸淫遍体。

3）皮肤水肿，有水疱、丘疱疹、糜烂、渗液、瘙痒。

4）伴倦怠，胸闷，纳呆，下肢沉重，舌苔腻。

5）常与风、寒、热邪合而为病。

四、燥

1. 燥邪的形成与特性

燥有内燥、外燥之分。

外燥指自然界过于干燥的邪气，人体感受外界燥邪而发病，属外燥证，因多见于秋令，故又称秋燥。机体津血亏损可致内燥。此外，外邪蕴久可伤阴化燥，血虚亦可化燥。

燥胜则干，燥邪易伤肺，易伤阴耗津。燥邪伤阴耗津，致使皮肤毛发失于濡养；或燥邪伤肺，肺失宣发布散津液，则出现干燥、瘙痒性皮肤病，如老年性风瘙痒（皮肤瘙痒症）、皲裂疮（手足皲裂）、毛发干枯等。风、湿、热邪蕴久，伤阴耗血，化燥生风，或病久血虚，化燥生风，可致慢性湿疮（湿疹）、白疕（银屑病）、鹅掌风（手癣）等皮肤病。

2. 燥邪所致皮肤病的特点

1）常发生于气候干燥的秋冬季，以老年人、女性多见。

2）皮肤干燥、粗糙、枯皱、皲裂、肥厚、脱屑、苔藓样变、瘙痒，毛发干枯不荣。

3）内燥多病程长，伴阴血不足之证，见口燥、咽干、鼻干、小便短赤、舌干少津或光红裂纹。

五、热

1. 热邪的形成与特性

热与火同类，常互称，仅程度不同。火为热之甚，热为火之渐，热甚则化火化毒。热有内热（内火）、外热（外火）之分。

外热指感受外界的温热之邪，或因感受风、寒、暑、湿、燥邪入里化热、化火而成。过食辛辣炙煿、情志失调等可引起脏腑功能失调而生内热、内火，如心火、肝火、肺热、肝胆实热、脾胃实热等。

热与火同类，常互称，仅程度不同，火为热之甚，热为火之渐，热甚则化火化毒。所以有"五气皆能化火"与"五志皆能化火"之说。火热为阳邪，其性上炎，易伤阴津，易生风动血；热微则痒，热甚则痛，热盛则肉腐。《黄帝内经》云："诸痛痒疮，皆属于心。"心属火，主血脉，心火偏盛则血热，血热熏灼肌肤则生疮疡。故刘完素又加了一个字，"诸痛痒疮，皆属于心火"。热盛化火化毒，腐肉成脓，迫血妄行，火热之邪耗伤津液，可致多种皮肤病，如黄水疮（脓疱疮）、丹毒、疖肿、药毒（药疹）、白疕（银屑病）进行期、红皮病、酒渣鼻、粉刺（痤疮）等。

2. 火热之邪致皮肤病的特点

1）发病急速，蔓延也快，多发生在人体上部。

2）皮损颜色鲜红、肿胀、灼热，可发生血疱、脓疱、糜烂、溃疡、紫癜、出血等。

3）自觉瘙痒，或疼痛。

4）全身症状明显，身热，口渴喜饮，尿黄赤，大便秘结，舌红，苔黄，脉数。

六、虫

1. 虫邪的种类与特性

中医学认识的虫邪是广义的，除昆虫、寄生虫外，还包括真菌、虫毒过敏等。

昆虫类：如蚊子、臭虫、跳蚤、蜱、蠓虫、螨虫、蜂、蝎、蜈蚣、刺毛虫、桑毛虫、松毛虫、隐翅虫等。

寄生虫类：如疥虫、虱、蛲虫、蛔虫、钩虫、绦虫、血吸虫等。

虫毒类：为肉眼看不见的毒虫，如滴虫、尾蚴及真菌等。

湿热蕴积易生虫，虫动则痒，有的虫邪可相互传染，如疥虫、虱、真菌。

虫邪可由直接叮咬，毒汁、毒刺侵入皮肤而引起皮肤病，如恶虫叮咬引起的虫咬皮炎、蜂蝎蜇伤等；或接触其毒毛致病，如毛虫皮炎、隐翅虫皮炎；或寄生于人体而致病，如疥疮、虱病、蠕形螨病、蛲虫病等。

2. 虫邪所致皮肤病的特点

1）奇痒难忍，痒如虫行，夜间尤甚；严重的甚至会灼热、疼痛。

2）患处可见红肿、丘疹、水疱、风团，搔抓后渗出、糜烂、结痂。

3）易传染蔓延。

4）严重者出现畏寒、发热、头痛、恶心、呕吐、腹痛、腹泻等全身中毒症状。

七、毒

1. 毒邪的概念与特性

毒邪是对人体有明显伤害，比六淫邪气伤害更强烈的致病因素。邪盛谓之毒。毒邪包括疫毒、药毒、食毒、虫毒、漆毒、光毒、热毒、风毒、湿毒等，一般起病急、病情重的多责之于毒邪。毒邪可直接感受，如疫毒、光毒、漆毒、风毒；或直接食入体内，如药毒、食毒；或由六淫、内生的其他邪气蕴结化生而成，如热毒、火毒、湿毒。

2. 毒邪所致皮肤病的特点

1）发病前常有服药、食发物、接触某些易致敏的物质、暴晒、皮肤破损感染、虫咬等诱发因素；部分患者为禀赋不耐的体质。

2）来势暴急，发展迅速，全身症状重，祛除诱因、经过治疗去病也快。

3）皮损多形态，以热毒夹湿为多见，可见皮损红肿、水疱、大疱、脓疱、糜烂、紫癜等，灼热瘙痒，或痒痛兼作。

4）毒邪易陷营血，侵犯脏腑，引起严重的全身症状，甚至危及生命。

八、血　瘀

气滞、气虚、寒凝、热邪煎熬、外伤等均可造成血行失常，血脉瘀滞，而形成血瘀；或因血脉受伤而形成血瘀。血瘀是发病过程中形成的一种病理变化，一旦发生又成为新的致病因素，如血脉瘀阻，血行不畅，不通则痛；或血脉瘀阻，血不归经；或瘀血不去、新血不生等。

很多皮肤病，特别是慢性皮肤病的发展过程中，由于各种原因引起血脉不通，而出现血瘀证候，如蛇串疮（带状疱疹）后遗神经痛、斑块状白疕（银屑病）、酒渣鼻鼻赘期、瓜藤缠（结节性红斑）、红蝴蝶疮（红斑狼疮）等。另外，皮肤位于人体表面，全靠血脉通畅得以荣养，若血瘀气滞，气血失和，皮肤、毛发、爪甲失于濡养可导致多种皮肤病，如黧黑斑（黄褐斑）、白驳风（白癜风）、油风（斑秃）等。

九、虚

虚是指人体气血津液和阴阳虚损的病理过程。虚也是引起很多皮肤病的主要原因之一，最常见的是阴血亏虚和肝肾不足。

（一）阴血亏虚

1. 阴血亏虚的概念和性质

阴血亏虚是多种慢性皮肤病的致病因素。皮肤病日久耗伤气血津液，多产生阴虚血燥的病理反应。久病阴血耗伤，或脏腑功能失调，气血生化不足均可导致血虚。血虚生风化燥则肌肤、毛发、爪甲失于濡养，可引起牛皮癣（神经性皮炎）、慢性湿疮（湿疹）、风瘙痒（皮肤瘙痒症）、皲裂疮（手足皲裂）等皮肤病。

2. 阴血亏虚所致皮肤病的特点

阴血亏虚所致皮肤病病程长，皮肤干燥、粗糙、脱屑、皲裂、瘙痒或干痛；毛发干枯脱落，爪甲发脆不平、无光泽；舌质淡，脉细。

（二）肝肾不足

1. 肝肾不足的概念和性质

脏腑功能失调是皮肤病的重要病因病机，其中以肝肾不足在皮肤病中多见。肝藏血，开窍于目，在体为筋，其荣在爪，其色属青；肾藏精，为生殖发育之源，开窍于耳，其荣在发，其色黑。肝肾不足，精血亏虚，可致毛发、爪甲、色素异常等多种皮肤病。

2. 肝肾不足所致皮肤病的特点

肝肾不足所致皮肤病呈慢性过程，皮损干燥、粗糙、脱屑；脱发，白发，皮肤色素沉着或色素脱失，指甲、关节病变；常伴有头晕、眼花、耳鸣、腰膝酸软等症状。

（李元文）

第二节　病　机

病机是疾病发生、发展、变化和转归的机制。人体正气和病邪斗争会出现一系列病情演变的病理变化。这个邪正交争的过程就是病机演变的过程。一般来讲邪正相争、阴阳失调、气血失和及脏腑功能紊乱是疾病发展的基本病机。但就皮肤病而言，病邪多从体表、肌腠进入，因此，邪客肌表，肌腠失养，营卫失和及经络不畅是皮肤疾病的主要病机。

《素问·评热病论》指出："邪之所凑，其气必虚。"《灵枢·百病始生》亦指出："风雨寒热，不得虚，邪不能独伤人，卒然逢疾风暴雨而不病者，盖无虚。"皮肤肌腠发病，人体卫气不足，营卫失和，内因"虚"是主要的原因。营卫之气循行于肌腠之间、脉里脉外，是抵御外邪的主要"正气"。《灵枢·邪客》云："营气者，泌其津液，注之于脉，化以为血，以荣四末，内注五脏六腑。"《灵枢·本脏》云："卫气者，所以温分肉，充皮肤，肥腠理，司开阖者也。"两者各司其职而又相互协调，营卫和则正气奋起抗邪，五脏六腑各安其位；营卫失和则外邪入侵，百病始生，治疗则宜从调和营卫入手。

一、邪客肌表

邪包括外感六淫之邪、毒邪、虫邪、疫疠之邪，以及脏腑功能失调所产生的病理产物，如痰饮、瘀血、内生五邪等。邪客于肌表，或化热、化湿、化火、化毒，故产生潮红、肿胀、红斑、紫斑、瘀斑、丘疹、水疱、脓疱、糜烂、渗出；或化燥生风，出现皮肤干燥、瘙痒；或邪气不去，蕴结不散致反复发作，缠绵不愈；或气滞血瘀，经络阻隔，致出现皮损色暗、色紫，自觉疼痛、麻木等。

二、肌腠失养

五脏正常运动是保证气血生化的基础。"肺主皮毛"，肺输布精气，充养皮肤，宣发卫气，外达皮肤；脾为后天之本、气血生化之源，脾主肌肉、统血，参与津液的生成和输布；肝藏血，主疏泄，在体合筋；肾为先天之本，主骨、藏精、生髓，发为肾之余；心主神明，主血脉，其华在面。

体表皮肤肌腠红润光泽，健康御邪，全赖五脏之滋养、六腑之通泄。若脏腑功能失调，或气血不足，或经络失疏，或邪羁肌腠皮肤，均能使肌腠皮肤失养，出现肌腠皮肤干燥、粗糙、鳞屑、萎缩、皮色异常，自觉瘙痒等。

三、营卫失和

营卫之气是温煦营养体表、肌腠的主要物质，营行脉内、卫行脉外，两者各司其职，相互协调，并能抵御外来邪气侵入体表、肌腠。当营卫失和，易出现自汗、恶风之表虚之证，邪气易侵犯肌表出现皮肤疾病，进一步引起气血失和，常发为白驳风（白癜风）等。

四、经络不畅

经络系统包括十二正经、奇经八脉、十五络脉、十二经别、十二经筋、十二皮部。经络系统起到网络周身、联通表里、运行气血、协调阴阳、传导感应、调整虚实的作用。经络在体表各有其循行及归属部位，若情志内伤，肝郁气滞、肺失肃降、脾失运化、肾之阴阳亏虚等脏腑功能失调，可致气血逆乱，血瘀痰凝；或外伤跌扑或外邪侵袭，均能致体表经络失疏，所属肌腠皮肤失常，从而导致皮肤病的发生。故《素问·调经论》曰："五脏之道，皆出于经隧，以行气血；血气不和，百病乃变化而生，是故守经隧焉。"说明经络失疏是皮肤病发病的病机之一。

思考题　《素问·通评虚实论》中有云"邪气盛则实，精气夺则虚"。在皮肤病的诊疗过程中，应该如何准确地辨别"虚实"？在皮肤病急性期是否也存在虚证？

（李元文）

第五章　皮肤病的辨证

第一节　皮肤病的症状及辨证

皮肤病的症状包括自觉症状和他觉症状。

一、自觉症状及其辨证

皮肤病的自觉症状最主要的是瘙痒，其次还有疼痛、灼热感、蚁走感、麻木感。

1. 瘙痒

瘙痒是一种可诱发搔抓和摩擦的不愉快的皮肤感觉。瘙痒是皮肤病最常见的、患者最痛苦的自觉症状。除皮肤病外，很多全身性疾病也可出现皮肤瘙痒的症状，如糖尿病、肾衰竭、某些肝胆疾病、甲状腺功能亢进症、恶性淋巴瘤及血液病等。中医辨证分虚实，实则风、湿、热、虫之邪客于肌肤，引起皮肤气血失和而成。风、湿、热、虫可以单独致病，但常常是相互结合致病，如风湿、风热、风湿热等。虚则常见于血虚风燥，肌肤失去濡养而发病。

（1）风胜　阵发性瘙痒，时作时休，痒无定处；或遍身作痒，抓破出血、结痂而不湿烂。

（2）湿胜　瘙痒缠绵难解，抓破糜烂、渗液，多见于人体下部及皱褶部位。

（3）热胜　皮损红肿，灼热瘙痒，遇热加重，抓破渗血，甚则糜烂、渗液或化脓、结痂。

（4）虫痒　奇痒难忍，状如虫行皮中，部位常固定，遇热或夜间加重，浸淫蔓延，或可传染。

（5）血虚血燥痒　多为阵发性瘙痒，常昼轻夜重，皮肤干燥脱屑，日久皮肤粗糙肥厚。

2. 疼痛

中医学认为，疼痛是由多种因素导致的气血不通，经络阻滞的表现。临床中寒、热、虚、实等均可引起疼痛。

（1）寒痛　痛而畏寒，肤温低，皮肤苍白青紫，疼痛遇寒加重，得暖则减。

（2）热痛　皮肤红肿疼痛，遇热加重，得冷则减。

（3）虚痛　痛势和缓，喜温喜按，病程长，没有明显胀闷感。

（4）实痛　痛势急剧，胀闷疼痛，拒按喜冷。

（5）气滞痛　痛无定处，阵发性疼痛，或抽痛、窜痛，可随喜怒发生改变。

（6）血瘀痛　痛有定处，常见肿块、瘀斑、结节疼痛等，病变日久，亦可见瘀斑等。

3. 灼热感

灼热感为热邪或火邪炽盛，炙灼肌肤所致。灼热感可单独出现，亦可合并疼痛、瘙痒等。

4. 蚁走感、麻木感

蚁走感与瘙痒感相似，但程度较轻，由虫淫或气血不和所致。

麻木感常见于一些特殊的皮肤病如麻风，一些慢性皮肤病后期也偶见之。一般认为麻木为血虚；或湿痰败血阻滞经络，经脉失养；或气血凝滞，经络不通所致。

二、他觉症状（体征）及其辨证

凡在皮肤上客观存在的，能看到、摸到、检查到的异常变化称他觉症状或客观症状。这种皮肤的异常变化称为皮肤损害，简称皮损或皮疹。皮损分为原发性皮损和继发性皮损两类。

1. 原发性皮损

原发性皮损是皮肤病变直接产生的皮损，又称为原发疹，包括斑疹、丘疹、风团、疱疹、脓疱、结节、囊肿。

（1）斑疹　是皮肤局限性的明显的色素变化，既不高起，也不凹下，抚之不碍手。较大的斑疹称为斑片。

红斑压之褪色，多为炎症性红斑；淡红斑辨证属风热，鲜红斑属血热。压之不褪色，多为出血性红斑（瘀点、瘀斑）；色红属血热，暗红属血瘀。红斑稀疏为热轻，密集为热重；深红、紫红为热毒炽盛。

白斑分为色素减退性白斑和色素脱失性白斑，辨证属气血凝滞，气血失和，或血虚风盛。

褐色斑分为黄褐色斑或黑褐色斑，辨证多属肝肾不足，或气滞血瘀。

（2）丘疹　为突出于皮肤表面的实质性损害，形如小山丘，直径小于1cm。丘疹相互融合扩大称为斑块，介于斑疹与丘疹之间的稍隆起的皮损称为斑丘疹，丘疹顶端有小水疱称为丘疱疹。淡红色丘疹辨证属风热；鲜红色丘疹属血热；暗红色丘疹，压之不褪色辨证属血瘀；淡褐色丘疹属风湿或脾虚湿蕴。

（3）风团　为皮肤暂时性、局限性的水肿，呈扁平隆起，大小不一，形状不等，常骤起骤消，消退后不留痕迹。风团色红辨证属风热；色淡白属风寒或血虚受风。

（4）疱疹　是高于皮面、内有空腔、含有液体的局限性损害，含浆液的是水疱，含血液的是血疱，直径大于1cm称为大疱。可孤立或群集分布，周围可有红晕。疱壁可紧绷或松弛，疱壁破溃后形成糜烂。正常皮肤上的水疱辨证属湿；红斑基础上的水疱属湿热；大疱、糜烂属热毒；血疱属血热或血瘀。

（5）脓疱　是局限性高于皮面的空腔，内含脓液。脓疱多发于红斑上或周围有红晕，辨证属热毒。

（6）结节　为界限清楚的实质性损害，或高于皮面，或陷于皮下，直径0.5cm以上。结节色红，多发于下肢，辨证属湿热血瘀；结节暗红属气滞血瘀；皮色或褐色的结节属痰湿凝结。

（7）囊肿　为含有液体或黏稠物及细胞成分的囊样皮损。呈球形或卵圆形，触之有囊性感，大小不等。常见皮脂腺囊肿。辨证多属痰湿。

2. 继发性皮损

继发性皮损是由原发性皮损演变而来，或由于治疗、搔抓继发而来的皮肤损害，又称为继发疹，包括鳞屑、糜烂、溃疡、浸渍、结痂、抓痕、皲裂、苔藓样变、瘢痕、色素沉着、萎缩。

（1）鳞屑　为表皮已脱落或即将脱落的角质层细胞形成的鳞片状碎屑。细碎而薄的称为糠秕状脱屑，厚而堆积的称为云母状或蛎壳状鳞屑。红斑上的鳞屑辨证属热盛生风；干燥性鳞屑属热后阴伤或血虚、血燥；油腻性的鳞屑或痂屑属湿热。

（2）**糜烂** 是局限性表皮缺损，露出的红色潮湿面，愈后不留瘢痕。由疱疹破裂，或浸渍处表皮脱落，或抠掉痂皮，或摩擦导致表皮破损而引起。糜烂辨证属湿热；糜烂面有脓液多属热毒。

（3）**溃疡** 是局限性表皮层以下的皮肤缺损形成的疮面，皮肤缺损深达真皮、皮下组织，愈后留有瘢痕。溃疡疮面红活，脓稠色黄，腐肉易脱，周围红肿辨证属热毒；溃疡疮面色泽灰暗，脓液清稀，腐肉不易脱落，疮面难收难敛，不知痛痒，属气血虚弱；溃疡疮面肉芽水肿为湿盛。

（4）**浸渍** 因皮肤角质层吸收较多水分导致表皮变软变白，摩擦后表皮易脱落而露出糜烂面。常见于足趾缝等皮肤皱褶部位，或由皮肤长时间潮湿浸水所致。浸渍辨证属湿；浸渍糜烂属湿热。

（5）**结痂** 由皮肤创面渗液、脓液或渗血干燥后形成，内混有脱落的表皮细胞、细菌、灰尘等。浆痂辨证属湿热；脓痂属热毒未清；血痂属血热或血燥。

（6）**抓痕** 为搔抓引起的皮肤线状损害，常与血痂伴发。抓痕多由瘙痒引起，因此导致瘙痒的许多因素，如风盛、血热、虫毒、血虚风燥等均可引起抓痕。

（7）**皲裂** 为皮肤弹性减低或消失后，在外力作用下产生的线状裂缝。多发生在皮肤纹理处，伴疼痛出血、皮肤干燥、角化。皲裂辨证多属血虚风燥所致。

（8）**苔藓样变** 为局限性皮肤增厚、粗糙，皮沟加深、增宽，形如皮革或树皮状的损害，外形像苔藓故名。多由反复搔抓、摩擦引起。苔藓样变辨证多属血虚风盛。

（9）**瘢痕** 是外伤后或溃疡愈合后形成的新生结缔组织，表面光滑，无正常皮肤纹理及附属器。增生性瘢痕高于皮肤表面，色红，质硬，有痒痛感，为局部气血凝滞不散所致。萎缩性瘢痕低于皮肤表面，色白，柔软，一般无自觉症状，为局部气血失和，皮肤失于濡养所致。

（10）**色素沉着** 为原发皮损消退后局部皮肤色素增多。继发性色素沉着辨证多属局部气滞血瘀，气血失和。

（11）**萎缩** 为表皮变薄，或真皮结缔组织、皮下组织减少。表皮萎缩表现为皮肤变薄，半透明，正常皮沟变浅或消失，呈羊皮纸样；真皮萎缩表现为局部皮肤凹陷，毛发可能变细消失，当真皮萎缩而表皮不萎缩时，仅有局限性皮肤凹陷等改变，而表皮纹理及颜色均正常；皮下组织萎缩表现为局部明显的凹陷。萎缩辨证多属气血亏虚，或脾肾不足，或气血瘀滞，皮肤失于濡养所致。

三、皮肤病的微观辨证

微观辨证是指在中医理论的指导下，借助现代科技手段检测机体的相关指标，从细胞、分子、基因等微观层面认识机体的结构、功能和代谢特点，更加完整、准确地辨析证候要素，阐明证的物质基础。简单来说，是用微观指标来认识与辨别证型。微观辨证既根植于以"四诊"为基础的传统宏观辨证，又吸取了现代医学的发展成就，是对中医辨证体系的深化和拓展。

皮肤病学是一门以皮损形态学为基础的学科，临床诊疗中最重要的环节即在于对皮损的观察。中医皮肤科临证时常遵循局部皮损辨证与整体辨证相参的原则，既往主要采用宏观辨证模式，受限于感官直觉的诊察，在面对纷繁复杂的皮损表现时容易出现模糊化、主观化的认识，或者皮损不明显时陷入无证可辨的情况，给辨治带来一定的困难和盲目性。而随着科学技术的发展，免疫学、皮肤病理、皮肤影像等检查手段方兴未艾，可以弥补肉眼观察之不足，从皮损中挖掘更多的细节和信息。结合取类比象的中医思维去认识和运用这些指标进行微观辨证，能够为宏观辨证作有益的补充，提高辨证的精准性。如银屑病临床表现复杂多变，但依据其组织病理中存在表皮微脓肿，真皮毛细血管扩张、充血，红细胞外溢的主要表现，提示热、毒、瘀是本病的基本病机，治疗时需注意清热、解毒、化瘀之法的使用。

（李元文）

第二节　皮肤病的八纲辨证

运用阴阳、表里、寒热、虚实八纲辨证的方法归纳皮肤病辨证如下。

急性皮肤病，发病急骤，进展迅速，皮损表现为潮红、肿胀、灼热、红色风团、丘疹、水疱、脓疱、渗出、糜烂、结痂等，痒痛较剧；全身症状有发热、烦躁、口干、口渴、大便干结、小便短赤；脉浮、洪、滑、数、有力，舌质或舌尖红，苔白、黄或黄腻等，多属阳证、热证、实证。

慢性皮肤病，发病缓慢，病程日久，皮损表现为肥厚粗糙、苔藓样变、色素沉着或色素减退、萎缩、皲裂、鳞屑等，或有脱发、指（趾）甲变化，自觉症状轻微；全身症状有形寒肢冷、不思饮食、便溏、尿清；脉沉、缓、细、涩、迟，舌质淡胖，舌边有齿痕，舌苔白滑、白腻等，或有舌面瘀斑，舌下静脉瘀黑等，多属阴证、寒证、虚证。

皮肤病虽位于体表，但只有部分属于表证，如瘾疹（荨麻疹）、风疹、风热疮（玫瑰糠疹）等。很多皮肤病的根源在于机体脏腑功能失调，气血运行失常，应属于里证，如白疕（银屑病）、湿疮（湿疹）等。

需要指出的是，皮肤病原因复杂，病机演变也比较复杂，由表及里、由里及表、由寒转热、由热转寒、寒热错杂、本虚标实、虚实交杂之证亦常见。

（李元文）

第三节　皮肤病的气血津液辨证及卫气营血辨证

一、气血津液辨证

气血津液是构成人体和维持人体生命活动的基本物质。气血津液的产生及其作用的发挥须依赖脏腑正常的功能活动，而脏腑功能的维持，须依靠气的推动、血的濡养、津液的滋润来协助。当脏腑功能失常时，必然会引起气血津液的病变，而气血津液的病变也必然导致脏腑功能的失常。两者在生理上相互依存，相互促进，在病理条件下则相互影响。故气血津液辨证与脏腑辨证相互结合，互为补充，对于皮肤科杂病的诊治尤为适用。

（一）气血辨证

若气血生成不足或消耗过多，则表现为气虚、血虚，或气血两虚；外感六淫、内伤七情、饮食所伤、劳逸过度等，均可导致气血运行失常，而产生气滞、血瘀等证；邪入血分而致血热、血燥证。

（1）气虚　是脏腑功能活动衰退的表现。五脏皆有气虚，但又以肺、脾、肾为主。气虚与某些慢性皮肤病关系密切。如肺气虚，卫外不固可引起慢性瘾疹（荨麻疹）；肺脾气虚，风热毒邪侵袭，可导致面部热疮（单纯疱疹）反复发作；气虚统摄无权，血不归经，外溢肌肤而致葡萄疫（过敏性紫癜）病程迁延。

（2）气滞　气机不畅，停滞不行，可致气滞血瘀，不通则痛。局部胀痛、胸闷，常因情绪不良而加重，因太息、嗳气或矢气而减轻。皮肤可见色素沉着、色素减退、皮损肥厚、蛇串疮（带状疱疹）等。

（3）血虚　血虚失于濡养，可出现面色苍白无华或萎黄，唇色爪甲淡白，头昏眼花，心悸失眠，手足发麻，月经量少色淡，皮肤干燥脱屑、萎缩，或头发干枯脱落、白发，指甲薄脆变形等。症状在月经期或产后加重。

（4）血瘀　是皮肤病的重要病因及病理变化。详述见第四章。

（5）血热　可由外感热邪，内传营血，或由脏腑内热，燔灼营血而成。症状详见第五章"卫气营血辨证"血分证。

（6）血燥　可由血虚生风化燥，亦可由血热伤阴化燥而致。症见口咽干燥，大便干结，皮肤干燥、鳞屑、皮损肥厚、皲裂等。

（二）津液辨证

津液的病证主要有津液亏虚与水液停滞两大类别。津液的生成、输布和排泄，是在各个脏腑功能正常，协调配合下完成的。其中肺气的宣发肃降、通调水道，脾气的运化水湿，肾气的气化行水功能起着主导作用。

（1）津液亏虚　体内津液不足，则脏器、孔窍失于濡润，可出现咽干唇燥，口渴，干咳声嘶，鼻干目涩，皮肤干燥有鳞屑，毛发枯槁，小便短赤，大便干硬等症。如皮肤屏障损伤类疾病皮损部位干燥有鳞屑，或热病后期皮肤脱屑等。

（2）水液停滞　水液的输布和排泄障碍，会变生湿浊、痰饮等内邪。内湿外泛，蕴阻肌肤则皮肤水肿、水疱、渗出、糜烂；痰湿凝结于皮里膜外，可产生皮下结节、囊肿，如囊性粉刺（痤疮）、脂膜炎、皮下肿瘤等。

二、卫气营血辨证

卫气营血辨证是外感温热病的辨证纲领，概括了温邪侵袭人体后由浅入深的病理变化、病变各个阶段的证候特点及治疗大法。卫气营血辨证在皮肤病的诊疗中亦有很高的实用价值，对一般因火热引起的红斑性皮肤病、伴有发热等全身症状明显的感染性皮肤病常采用卫气营血辨证。

（一）卫气分证

风热之邪侵犯肌肤，症见发热，微恶风寒，舌边尖红，脉浮数；常伴头痛，鼻塞，打喷嚏，口干微渴，咳嗽，咽喉肿痛等。皮肤损害可见风团、淡红斑、斑丘疹等，自觉瘙痒。某些感染性皮肤病初期、某些过敏性皮肤病可出现卫分证，如风疹、水痘、风热疮（玫瑰糠疹）、瘾疹（荨麻疹）等。卫分证常用辛凉解表、疏风清热法治疗。

温热之邪入里，正盛邪实，阳热亢盛，症见身热，不恶寒，反恶热，心烦，口渴，汗出，尿赤，舌红苔黄，脉数；皮肤损害可见红肿斑片、灼热、红色风团、丘疹、水疱、脓疱、糜烂、结痂等，皮损局部红肿疼痛，皮温升高，部分可见脓头或脓疱。很多皮肤病急性期可出现气分证，如发疹性疾患（风疹、麻疹）等。某些药毒（药物性皮炎）、日晒疮（日光性皮炎）、漆疮（接触性皮炎）、湿疮（湿疹）、黄水疮（脓疱疮）等也可以出现气分热证。气分证常用清热解毒、清热泻火、清热利湿等法治疗。

（二）营血分证

温热之邪深入营血分，耗伤阴液，心神被扰，症见身热夜甚，口不甚渴或不渴，心烦不寐，甚者谵语，舌红绛，脉细数；皮肤损害可见鲜红色斑片、斑丘疹、鳞屑，或见大疱、脓疱、表皮松解，皮损广泛。营分和血分常合并称为营血。其中营为血之气，也称为营气，偏于血中之清者，营分有热常入心包，甚至出现神志问题。某些重症皮肤病可出现营分证，如重症药毒（药物性皮炎）、红皮病、脓疱性白疕（银屑病）、重症猫眼疮（多形性红斑）、系统性红蝴蝶疮（红斑狼疮）、肌痹（皮肌炎）等。营分证常用清营透热、清热养阴等法治疗。

温热之邪深入血分，血热炽盛而迫血妄行、耗伤阴血、生风动风，症见身热夜甚，烦躁不安，甚或狂躁、衄血、便血等出血症状，舌深绛，脉弦细数；或兼抽搐、五心烦热、口干咽燥。皮肤损害可见鲜红色或紫红色斑疹、紫癜、血疱等。某些重症皮肤病、红斑性皮肤病、紫癜性皮肤病可出现血分证，如白疕（银屑病）、红皮病、葡萄疫（过敏性紫癜）、重症药毒（药物性皮炎）、重症猫眼疮（多形性红斑）、系统性红蝴蝶疮（红斑狼疮）等。血分证常用凉血清热、凉血解毒救阴等法治疗。

（李元文）

第四节　皮肤病的脏腑辨证

皮肤通过经络与脏腑相连，无论是生理还是病理上，皮肤与脏腑的关系都十分密切。脏腑辨证是利用四诊的方法及八纲辨证的原则，结合脏腑经络的理论进行辨证，判断病变的脏腑和所属证候。

一、心与小肠

心属火，《黄帝内经》云"诸痛痒疮，皆属于心"。疮疡痛痒属火热、热毒证候，均与心火有关。心火炽盛，随气血外发肌肤，可出现红斑、疮疡、脓疱、糜烂、紫癜、灼热痒痛等。心火上炎则面赤、口舌生疮。心火下移小肠则小便赤数涩痛。心主神志，瘙痒性皮肤病常伴心烦失眠，与心神不宁有关。

二、肺与大肠

肺主一身之气，司理卫气，主皮毛。肺气亏虚，卫外不固，腠理疏松则自汗畏风，易感冒，皮肤发生风团，瘙痒。肺气卫外功能异常，营卫失和，外邪侵袭肌肤，易发生过敏性皮肤病，如瘾疹（荨麻疹）、湿疮（湿疹）等。《素问·经脉别论》云"肺朝百脉"，主宣发肃降。若肺不能有效地将气血津液输于皮毛，则皮肤干燥、有鳞屑、毛发枯槁，同时可伴口干、鼻燥。肺开窍于鼻，肺之热邪出肺窍散布于鼻面部，可发生粉刺（痤疮）、酒渣鼻、热疮（单纯疱疹）；若肠热腑实，大便秘结，肺气肃降不能，气机传导失常，则肺热诸症状加重。

三、脾 与 胃

脾主运化，主肌肉及四肢，《素问·至真要大论》云"诸湿肿满，皆属于脾"。脾失健运，则湿浊内生，湿郁化热，湿热外泛肌肤，出现丘疱疹、水疱、渗出、糜烂、结痂等皮损。脾虚生痰浊，痰瘀互结，发于肌肤，可发生皮肤结节、囊肿、痰核。脾胃功能紊乱，则气血化生乏源，肌肤失于濡养，可发生皮肤角化、萎缩，肢软，乏力，肌肉肿胀等症状。脾开窍于口，脾胃湿浊外泛口周，可发生口周皮炎、唇炎、热疮（单纯疱疹）等。脾主统血，脾气虚不能统摄血液，皮肤可出现紫癜、瘀斑等。足阳明胃经多气多血，上行面部，若胃热亢盛，循经上熏，气血壅滞，可发生粉刺（痤疮）、酒渣鼻、热疮（单纯疱疹）等皮肤病。

四、肝 与 胆

《素问·至真要大论》云"诸风掉眩，皆属于肝。"肝血不足，血虚生风；或肝阳上亢，肝风内动；风动则痒，故很多瘙痒性皮肤病与肝风有关。肝主藏血，主筋，其华在爪，开窍于目。肝血不足，失于濡养，而爪甲变形、纵裂或失去光泽，肢体麻木，双目干涩。肝失疏泄，肝气郁滞，气滞血瘀可发生皮肤苔藓样变、肌肤甲错、色素沉着、色素脱失、脱发等症状。肝胆湿热外发肌肤，则胁肋部、头两侧、外阴等循行部位可发生红斑、丘疹、水疱、瘙痒、疼痛等。

五、肾 与 膀 胱

肾藏精，为先天之本，先天性遗传性皮肤病多与肾关系密切。肾阴肾阳为元阴元阳，对于维护人体阴阳平衡有重要作用，这种平衡机制失调，则免疫监视机制障碍，机体自稳功能失调，可发生红蝴蝶疮（红斑狼疮）、肌痹（皮肌炎）、皮痹（硬皮病）等自身免疫性结缔组织病。肾之精血不足，失于濡养，可发生毛发的病变和色素异常性皮肤病，如白发、脱发、黧黑斑（黄褐斑、黑变病）、白驳风（白癜风）。肾主水主生殖，开窍于二阴，与泌尿生殖关系密切。性病淫毒易耗伤肾阴，致火毒变生，蚀灼阴茎，或溃腐成脓，或反复发作疱疹。

应该指出，脏腑之间是相互联系和相互影响的，在许多疾病中，其脏腑病理变化，往往是数脏数腑相兼致病，如面部、鼻部的皮肤病，如粉刺（痤疮）、酒渣鼻玫瑰痤疮、热疮（单纯疱疹），与肺胃蕴热，胃肠湿热等有关；系统性红斑狼疮后期，可出现脾肾阳虚证候；黧黑斑（黄褐斑）与肝脾肾三脏关系密切。

（李元文）

第五节　皮肤病的三焦辨证

清代温病学家吴鞠通根据《黄帝内经》有关三焦部位的概念，结合温病发生、发展变化的一般规律，以及病变累及三焦所属脏腑的不同表现，以上焦、中焦、下焦为纲，以温病病名为目，将六经、脏腑及卫气营血辨证理论贯穿其中，重点论述三焦脏腑在温病过程中的病机变化，并以此概括证候类型，按脏腑进行定位、诊断和治疗，创立了三焦辨证这一温病辨证纲领。三焦辨证与卫气营血辨证同为温病辨证方法，卫气营血辨证反映由表入里的发展过程，而三焦辨证则体现了温病从上而下的传变规律，两者既有联系，又有区别，临床运用则可更全面地指导温病的辨证论治。另外，三焦辨证除运用于温病的辨证外，对内伤杂病也有一定的指导意义。

三焦辨证所包括的各脏腑病理变化，不仅是温病发展过程中三类不同证候的概括，而且标明了温病发展过程的不同阶段及三焦所属脏腑的传变规律。一般而言，温病初起，邪袭上焦，首先犯肺，故上焦证候多为温病的初期阶段。手太阴肺的病变不愈，可进一步传入中焦，为顺传；也可由肺而传入心包，为逆传。中焦病证，处于温病的中期，为邪正剧争的极期，中焦病不愈，则可传入下焦。所以就三焦辨证而言，温病发展的一般规律是始于上焦，终于下焦。

皮肤病的三焦辨证多用于急性发热性出疹性疾病或传染性疾病，如风疹、麻疹、水痘、手足口病等。但其他一些属于温热性疾病如丹毒、瘾疹（血管炎性荨麻疹）、红蝴蝶疮（红斑狼疮）、红皮病性或脓疱性白疕（银屑病）等也可结合卫气营血辨证与三焦辨证共同治疗。

《伤寒论》《金匮要略》中存在关于皮肤问题的相关论述，且经过验证，经方治疗皮肤病具有确切疗效。故张仲景所创六经辨证体系是否可以应用于皮肤病的临床辨证？

（李元文）

第六章　皮肤病的诊断及实验室检查

第一节　望、闻、问、切的应用

一、望　　诊

1. 望神态

就皮肤病而言，新病及病位浅者神态变化不大；久病及病传入里，伤及脏腑气血者，则表现为无神或失神之象，如疔疮走黄、疽毒内陷、严重的药疹、天疱疮及系统性红蝴蝶疮等。

2. 望皮肤

望皮肤是皮肤病的主要诊断方法，要求患者在自然光下，或光线明亮的环境下充分暴露皮损部位。对皮损分布较广和诊断不明确的皮肤病应检查全身皮肤，以及毛发、指（趾）甲、黏膜。观察并记录发病部位、局部表现。对皮疹发生的部位、性质、分布与排列、数目、大小、颜色、形状、边缘、表面等做详细的记录。

（1）部位　皮肤病常有一定的好发部位，注意发病部位往往有助于诊断。如扁瘊（扁平疣）好发于面部、手背；牛皮癣（神经性皮炎）好发于颈部、肘部。必要时绘图表明。

（2）性质（图6-1）　原发性皮损有斑疹（图6-1a）、丘疹（图6-1b）、疱疹（图6-1c）、脓疱（图6-1d）、结节、风团（图6-1e）、囊肿；继发性皮损有鳞屑（图6-1f）、糜烂、溃疡（图6-1g）、浸渍、结痂、抓痕、皲裂、苔藓样变、色素沉着、瘢痕、萎缩（图6-1h）等。

（3）分布与排列　有全身性、局限性、对称性、单侧性、伸侧、屈侧、密集、散在、散发（皮损面积小于体表总面积的50%）、泛发（皮损面积大于体表总面积的50%）、不规则等。如湿疮（湿疹）多对称发生，可局限于耳周（旋耳疮）、手部（疡疮）、阴囊（肾囊风），又常泛发全身（浸淫疮）。蛇串疮（带状疱疹）为单侧发病，数群水疱呈带状排列。

（4）数目　皮损单发、多发，或记录具体数目。

（5）大小　常以实物形容，如针尖、针头、粟粒、绿豆、指甲、钱币、手掌等，或以毫米、厘米表达直径、横径长度。

（6）颜色　有淡红、黄红、红色、紫红、暗红、黄色、白色、黑色、浅褐色、深褐色及正常皮色等。

（7）形状　有圆形、椭圆形、环形、球形、半球形、梭形、蝶形、多角形、点滴状、地图状、条状、带状、网状、盘状、蛎壳状、疣状、乳头状、菜花状及不规则等。

（8）边缘　清楚或不清楚、是否隆起等。

（9）表面　光滑或粗糙、高起或凹陷、干燥或湿润、蜡样光泽、有无脐窝、有无分泌物等。

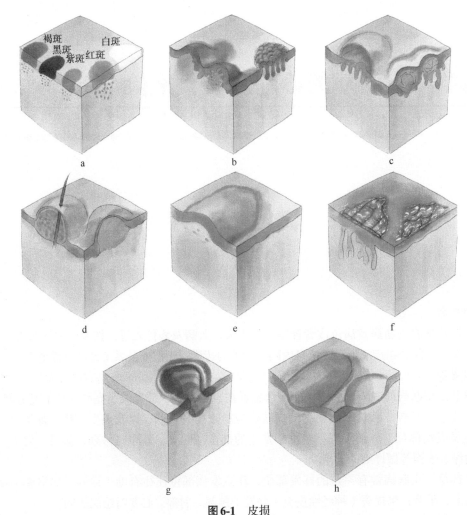

图6-1　皮损

a. 斑疹；b. 丘疹；c. 疱疹；d. 脓疱；e. 风团；f. 鳞屑；g. 溃疡；h. 萎缩

3. 望黏膜

有些皮肤病有黏膜损害。如麻疹在颊黏膜可见科氏斑（Koplik spot）；扁平苔藓在口腔黏膜有网纹状白斑 [威克姆纹（Wickham striae）]；狐惑病（白塞病）在口腔、外阴黏膜有溃疡；猫眼疮（多形红斑）、天疱疮等都可出现黏膜损害，临床要注意检查。

4. 望毛发

引起毛发改变的原因有很多，常见的有折断、稀疏、脱落、多毛、少毛。如白秃疮（头白癣）可引起断发、秃发；油风（斑秃）是成片的脱发；蛀发癣（脂溢性脱发）为前发际及头顶秃发；瘤型麻风眉毛稀少或脱落。或出现毛发色素异常，如白发、灰发、棕色发、红发等，如白癜风发生在头皮局部会出现一片白发。头部白疕（银屑病）红斑鳞屑处的头发常呈束状等。

5. 望甲

甲为筋之余，受肝血濡养。肝气条达，藏血充足，则指（趾）甲光滑润泽有韧性。某些甲病的发生一般由肝血不足、外受真菌等感染或甲营养不良等引起。真菌感染可使甲板增厚、破坏蛀空；银屑病甲表面为顶针样凹陷；扁平苔藓甲受累可引起甲板增厚或变薄，出现甲纵嵴、纵沟；慢性心肺疾病可引起杵状甲；缺铁性贫血可引起反甲。甲下亦可发生肿瘤如甲下黑色素瘤、甲下角化棘皮瘤、血管球瘤等。

6. 望舌

舌与脏腑、经络关系密切。舌的肌肉为脾胃所主，舌的血脉为心所主，足三阴经等联络舌本。可以说舌是脏腑的外候器官，人体脏腑、气血、津液的虚实，疾病的深浅轻重，都有可能客观地反映于舌象。故望舌是望诊的重要组成部分，皮肤病除皮损辨证外，舌象常常是辨证的重要依据。

一般认为舌尖属心肺，舌中属脾胃，舌边属肝胆，舌根属肾。

望舌主要是观察舌质与舌苔。正常舌质一般是淡红而润，不胖不瘦，活动自如，舌苔薄白，不滑不燥。

舌质红主热证，红而起刺为热盛，红而干燥为热盛而津液不足；舌尖红为心火上炎，舌边红为肝胆热盛；舌红绛为邪热入营血；舌红无苔或舌裂苔剥为阴虚火旺。

舌青紫或有瘀斑主气血瘀滞。舌质淡白主阳虚、气血两虚。舌干枯、有裂纹，甚至有芒刺，为津液亏耗或热盛伤阴。舌胖嫩而边缘有齿痕为脾气虚或阳气虚，水湿内停。望舌下静脉知其血脉循行情况，舌下静脉紫黑迂曲扩张为血脉循行不畅，气血瘀阻之象。

白苔主寒证、表证；黄苔主热证、里证。苔薄白而干常见于风热表证；苔薄黄提示热邪较轻，多见于风热表证或风寒化热入里初期。腻苔主湿浊、痰饮、食积；白腻多为寒湿，黄腻为湿热。舌质红、苔黄腻为湿热俱重；舌质红、苔黄燥为胃肠燥热。苔灰黑而滑润见于阳虚寒湿；苔灰黑而干裂多属热极津枯。花剥苔或无苔为胃气、胃阴损伤；舌红苔少或花剥多为阴虚。

二、闻 诊

在皮肤疾患中，闻诊主要通过嗅气味来协助诊断和辨证。某些皮肤病具有特殊的臭味，如肥疮（头黄癣）的黄癣痂有鼠尿样臭味，足癣常有腐臭味，腋臭则有狐臊臭味等。

口气臭秽多属胃热；口气酸臭多属食积；大便酸臭多为肠中积热；小便臊臭黄浊多为下焦湿热。一般来说，臭味浓厚的多实多热，反之多虚多寒。

三、问 诊

问诊一般遵循"十问歌"。在皮肤病问诊中要特别注意询问病史，包括现病史、过去史、过敏史、家族史等。现病史包括病程、初发时的情况、病情发展变化的情况、诱发与加重的因素、治疗经过、疗效如何及现在症状等。此外，皮肤病问诊要询问瘙痒情况，包括瘙痒程度、瘙痒发生的部位和时间、是否影响睡眠等。对于过敏性疾病要详细询问患者的特殊饮食、接触物、环境等。女性患者要询问经带胎产情况。

四、切 诊

1. 切脉

脉象在皮肤病的辨证中有一定参考价值。如风证常见浮脉、弦脉；湿证常见滑脉、濡脉、缓脉、细脉；热证常见数脉，数而有力为实热，数而无力为虚热；风热证脉多浮而带数，风寒证脉多浮而紧或缓；气血虚弱证脉常沉细弱；阴虚内热证脉常细数；气滞疼痛多见弦脉；气滞血瘀证脉多弦涩。急性皮肤病脉多滑数、弦滑、浮数；慢性皮肤病脉多沉缓、沉细或细弱。

2. 按肌肤

（1）触按皮损　用手触按皮损局部，以辨其表面温度高或低，压之是否褪色，柔软或坚硬，有无压痛，与周围组织是否粘连，有无皮下结节、肿物，固定还是活动等。

如红斑按之褪色者为炎症性；按之不褪色者为出血性；肢端青紫、触之发凉者属寒证；皮肤按之凹陷者为水肿；疖肿按之中软、有波动感为脓已成；按触皮肤麻木不仁，甚无知觉者可能为麻风。

（2）触摸浅表淋巴结　有无肿大、压痛、粘连。

（李元文）

第二节　临床检查

一、皮肤划痕试验

用尖圆头钝器以适当压力划压皮肤后，若划处有索条状风团出现，即为皮肤划痕试验阳性。反应过程为三联征：①划后3～15秒，在划过处出现红色线条，可能由真皮肥大细胞释放组胺，引起毛细血管扩张所致。②16～45秒后，在红色线条两侧出现红晕，此为神经轴索反应，引起的小动脉扩张所致。麻风皮损处不发生这种反应。③划后1～3分钟，划过处出现水肿性隆起、苍白色风团状线条，可能因组胺、激肽等引起水肿所致。皮肤划痕试验阳性见于皮肤划痕症和某些瘾疹（荨麻疹）患者。

二、尼氏征检查

尼氏征又称棘层松解征，是某些皮肤病发生棘层松解性水疱时的触诊表现，适用于大疱性皮肤病。尼氏征阳性表现为：①用手指推压水疱，水疱向外扩大；②手指轻压疱顶，疱液可向四周移动；③稍用力在外观正常的皮肤上摩擦，表皮即剥离；④牵扯已破损的水疱壁时，可见水疱以外的外观正常皮肤一同剥离。尼氏征阳性可见于天疱疮、药毒（药疹）大疱性表皮松解型。

三、玻片压诊

用玻片按压红斑至少15秒后，颜色消退为充血性红斑，颜色不消退为出血性红斑、紫癜、色素斑。寻常狼疮结节、面部播散性粟粒状狼疮结节玻片压诊时呈现特有的苹果酱色，有诊断价值。

第三节　实验室检查

一、真菌检查

（一）标本采集

浅部真菌的标本有皮屑、甲屑、毛发和痂等，取材时应选择未经治疗或病灶边缘的新损害。

深部真菌的标本可根据情况取痰、尿液、粪便、脓液、口腔或阴道分泌物、血液、各种穿刺液和活检组织，采集时应注意无菌操作。

（二）检查方法

1. 直接镜检

直接镜检迅速简便，镜检阳性提示有真菌感染，除少数特殊菌种外，一般不能确定真菌菌种。镜检阴性不能除外真菌存在，可能因取材原因出现假阴性。

（1）直接涂片 为最简单而重要的诊断方法。取标本置于载玻片上，加一滴10% KOH溶液，盖上盖玻片，放置片刻或微加热（即在火焰上快速通过2～3次，以加速溶解角质），轻压盖玻片使标本透明，吸取周围溢液后，置于镜下观察。检查时应遮去强光，先在低倍镜下检查有无菌丝和孢子，然后再用高倍镜观察菌丝和孢子的特征。

（2）涂片染色 能更好地显示真菌的形态和结构。如瑞特染色适用于组织胞浆菌；革兰染色适用于白念珠菌、孢子丝菌等。

2. 真菌培养

真菌培养可提高真菌检出率，并能鉴定菌种。将标本接种于葡萄糖蛋白胨琼脂培养基上，置于室温或37℃培养，必要时可行玻片小培养协助鉴定。

真菌生长速度较慢，一般浅部真菌超过2周或深部真菌超过4周仍无生长，可报告阴性。菌种鉴定常根据菌落的形态及显微镜下形态判断，对某些真菌，有时需配合其他鉴别培养基、生化反应或分子生物学方法确定菌种。

二、常见皮肤寄生虫检查

1. 毛囊虫（蠕形螨）检查

毛囊虫多寄生于鼻、眼睑、前额及颧颊等皮脂腺比较发达的部位，其成虫体细长呈蠕虫状。

（1）检查方法 选取鼻沟、颊部及颧部等皮损区，用刮刀或手挤压，将挤出物置于载玻片上，滴一滴生理盐水，盖上盖玻片并轻轻压平，置于显微镜下观察。

（2）临床意义 检出毛囊虫的临床意义尚不明确，可能与酒渣鼻样皮疹或脂溢性皮炎等有一定关系。

2. 人疥螨检查

人疥螨常寄居于表皮角质层的隧道末端和水疱中，在隧道中并有虫卵。

（1）检查方法 选择指缝、手腕的屈侧等处未经搔抓的丘疱疹、水疱或隧道，用消毒针头挑出隧道盲端灰白色小点置于载玻片上，或用蘸上矿物油的消毒手术刀轻刮皮损6～7次，取附着物移至载玻片上，滴一滴生理盐水后镜检。如虫体被针挑破，则可见到虫体的残肢。挑拨隧道，有时可查见虫卵。

（2）临床意义 如发现人疥螨或虫卵，即可确诊疥疮。

3. 人阴虱检查

人阴虱主要在外阴有毛部位寄生。其形态分为头、胸和腹3个部分。

（1）检查方法 用剪刀剪下可疑附有阴虱或虫卵的阴毛，或用镊子夹下阴毛根部的黑点，用75%乙醇或5%～10%甲醛溶液固定后置于载玻片上，滴一滴10% KOH溶液，在显微镜下观察。

（2）临床意义 检出阴虱或虫卵，即可确诊阴虱病。

三、皮肤过敏原检测

（一）斑贴试验

皮肤接触某些化学物质后，经过一定的时间可以被致敏，一旦再接触相同物质就可能发生局部炎性反应。斑贴试验即是根据上述原理，将受试物配置成适当浓度的试剂，贴于皮肤，一定时间后观察机体是否对其产生过敏反应的一种方法。

1. 适应证

斑贴试验主要用于测定迟发型超敏反应性皮肤病，如漆疮（接触性皮炎）、手部湿疮（手部湿疹）、某些职业性皮肤病、化妆品皮炎等。

2. 检查方法

将受试物置于 $1cm^2$ 大小的 4 层纱布上，敷贴在后背或前臂屈面正常皮肤上，盖上 $2cm^2$ 不通气的玻璃纸或蜡纸，然后用较大一点的胶布固定。本试验可同时做几个以至几十个不同试验物，每两个之间的距离应至少有 4cm，必须同时设对照组。目前，国内已普遍采用预制的标准化斑贴试剂和斑试器，操作简便，观察标记清楚。

敷贴后 48 小时取下受试物，间隔 30 分钟作首次观察，视情况可在敷贴后 72 小时或 96 小时作第二次观察，综合两次结果判断最后结果。必要时可在第 7 天继续观察，注意有无迟发反应。

3. 结果判定

受试部位无反应为阴性（－）；有淡红斑为可疑反应（±）；轻度红斑、浸润及少量丘疹为弱阳性反应（＋）；水肿性红斑、丘疹或水疱为强阳性反应（＋＋）；显著红肿或浸润、聚合性水疱或大疱为极强阳性反应（＋＋＋）；对照有皮损或激惹反应为刺激性反应（IR）。

4. 临床意义

1）阳性反应：表示患者对受试物过敏。判读时需注意过敏性反应与刺激反应的鉴别。原发刺激性反应将受试物除去后，皮肤反应会减弱，而超敏反应除去受试物后，皮肤反应往往可增强。

2）假阳性：可能是由于原发性刺激或其他因素，一旦移去被试物，反应多很快消退。

3）阴性反应：表示患者对被试物不敏感。

4）假阴性：可能与试剂浓度低、受试物与皮肤接触时间短、服用药物、操作技术不当等有关。

5. 注意事项

1）不宜在皮肤病急性发作期做试验。

2）配制的受试物（包括对照试验所用）应做到质地纯净，浓度精确。配制的受试物浓度对正常人应不引起反应，一般由低到高，以免引起强烈反应，增加患者不必要的痛苦。不可用高浓度的原发性刺激物作斑贴试验。

3）受试前 2 周和受试期间应避免使用糖皮质激素或免疫抑制剂，受试前 3 天和受试期间避免使用抗组胺药，以免出现假阴性。

4）受试期间注意不要淋浴、搔抓贴敷部位，勿做剧烈运动，减少出汗，避免暴露于阳光下。

5）若试验处皮肤反应强烈，尤其是当出现疼痛或烧灼感时，应及时去掉受试物，用清水洗净。受试期间发生全身过敏反应如荨麻疹、哮喘等或局部红斑、瘙痒等炎症反应过重时，应及时到医院就诊。

（二）皮肤点刺试验

皮肤点刺试验是将少量高度纯化的致敏原液体直接刺入皮肤，观察机体对其反应的一种方法。

此法操作简便、快速灵敏、痛苦小，是临床常用的过敏原体内检测方法。现有过敏原试剂主要分为食入类和吸入类，包含生活和临床中最常见的过敏原物质。

1. 适应证

皮肤点刺试验主要用于测试速发型超敏反应性皮肤病，如瘾疹（荨麻疹）、四弯风（特应性皮炎）、药毒（药物性皮炎）等。

2. 检查方法

一般选择前臂屈侧为受试部位，局部清洁消毒。消毒后待2分钟使皮肤血流恢复正常，每隔至少2cm做一个标记，将过敏原测试液、阳性对照液和阴性对照液依次滴在标记处，用点刺针垂直通过该液刺破皮肤（不出血），5~10分钟拭去试液，20~30分钟读取结果。

3. 结果判定

皮肤反应强度与阳性对照相似为阳性（+++），较强为（++++），较弱则相应标为（++）或（+）；与阴性对照相似为（-）。

4. 注意事项

1）宜在病情稳定期进行；有过敏性休克史者禁用；妊娠期应尽量避免检查。

2）皮肤划痕症患者可出现假阳性结果，不宜做此试验。

3）受试前3天应停用抗组胺药。

4）应设生理盐水组和组胺液组分别作阴性对照与阳性对照。

5）结果为阴性时，应继续观察3~4天，必要时3~4周后重复试验。

6）应做好抢救准备，以应对可能发生的过敏性休克。

（三）特异性 IgE 检查

特异性IgE检查适应证与皮肤点刺试验类同，特别适用于曾有过敏性休克史者。此法将变应原粗分为食物类及吸入类，测定总IgE及分类IgE。若分类IgE升高，则进行小的分类测定，然后再测单一的特异性IgE，确定变应原。检查结果应密切结合患者病史进行判断。

四、皮肤组织病理检查

（一）检查目的

1. 确定诊断

1）皮肤肿瘤：必须通过病理检查确定诊断。

2）感染性皮肤病：一些病毒性疾病有一定的特异性改变，深部真菌病、麻风等可找到病原微生物，或通过进一步的特殊染色发现微生物。

3）代谢性疾病：皮肤淀粉样变性等可找到特异的物质，或通过特殊染色明确诊断。

2. 鉴别诊断

大疱性皮肤病、肉芽肿性皮肤病、结缔组织病、角化性皮肤病、某些红斑性皮肤病等，其病理改变具有一定的特点，可与类似疾病进行区分，达到鉴别诊断目的。

3. 指导治疗

1）对于皮肤恶性肿瘤如黑素瘤、皮肤淋巴瘤等，需通过病理分期、分级以指导治疗。

2）一些临床及病理均不具有特异性的皮肤病，通过病理可找到一些有意义的诊断线索，或在诊断不能明确的情况下，依据病理改变制订治疗方案。

（二）检查方法

1. 损害的选择

1）选择未经治疗的成熟损害。由于早期损害常缺乏特异性，而晚期损害常见于恢复期或变性的变化，因此，对一般病变，应选择充分发育的成熟损害，才能更好地获得准确的病理诊断。

2）水疱性、脓疱性及含有病原体的损害应选择早期损害，以避免继发性改变。

3）环状损害应选择活动边缘部分，如切取中央不活动部分，病变可能已趋向消退而找不出真正典型的病变。

4）取材要够深。浸润性皮损切取标本应包括皮下组织，不少皮肤病的典型病变在真皮深层或皮下组织中，取材过浅，往往不能做出诊断。

5）切取标本时应包括一部分正常组织，以便与病变组织对照。

2. 操作方法

尽量避免在腋窝或腹股沟等皱襞部位、关节及面部取材。如需在面部取材，尽量选耳后、发际边缘或颔下，使形成的瘢痕不易察见，如在毛发部位，应先剃毛。

清洁、消毒局部皮肤，然后以2%盐酸利多卡因局部麻醉。手术切取法适用于各种要求及大小的皮肤标本，应注意切缘锐利整齐，切口方向尽量与皮纹一致，足够深、足够大，尽量夹持切下组织的两端，以避免挤压组织影响观察。环钻法只适用于较小损害，或病变局限于表浅处，或手术切取有困难者。

3. 标本的处理

活体组织块应立即放入10%甲醛溶液内固定。如需做免疫荧光和免疫组织化学染色，活体组织应立即冰冻。

4. 注意事项

1）皮肤病理诊断需密切结合临床。医师在取材之前应对拟取材皮损进行临床摄影，同时对全身各部位皮损均应进行摄影记录，并详细填写病理申请单。

2）嘱患者取材部位避免接触水，尽量减少出汗。如有出血或感染，应给予紧急处理，或到医院就诊。

（三）皮肤组织病理学常用术语

皮肤组织病理变化按其层次可分为表皮病变、真皮病变和皮下组织病变等。

1. 表皮常见病理变化

（1）**角化过度**　是由病理性改变所造成的角质层增厚，可以是相对的，也可以是绝对的。见于扁平苔藓、掌跖角化病、鱼鳞病等。

（2）**角化不全**　角质层内仍有残留的细胞核，常伴颗粒层变薄或消失。见于银屑病、玫瑰糠疹、汗孔角化病等。

（3）**角化不良**　个别角质形成细胞未到达角质层即显示过早角化。见于毛囊角化病、病毒感染、鳞状细胞癌等。

（4）**颗粒层增厚**　指颗粒层变厚，因细胞增生和（或）肥大所致。见于慢性单纯性苔藓、扁平苔藓等。

（5）**棘层肥厚**　指表皮棘细胞层增厚，常伴有表皮突延长或增宽，一般由棘层细胞数目增多所致。见于银屑病、慢性皮炎等。

（6）**疣状增生**　指角化过度、颗粒层增厚、棘层肥厚和乳头瘤样增生四种病变同时存在，表皮宛如山峰林立。见于寻常疣、疣状痣等。

（7）乳头瘤样增生 指真皮乳头体不规则地向上增生，往往表皮本身也出现不规则增生，使表皮呈不规则的波浪状。见于黑棘皮病、皮脂腺痣等。

（8）假上皮瘤样增生 指棘层高度或显著不规则肥厚、表皮突不规则延伸，可达汗腺水平以下，其间可有炎性细胞。常见于慢性肉芽肿性疾病（如寻常狼疮）、慢性溃疡的边缘。

（9）细胞内水肿 主要指棘层细胞内发生水肿，细胞体积增大，细胞质变淡，可呈气球状变性和网状变性。见于病毒性皮肤病、接触性皮炎等。

（10）细胞间水肿 细胞间液体增多，细胞间隙增宽，细胞间桥拉长而清晰可见，甚似海绵，故又名海绵形成。见于皮炎湿疹等。

（11）棘层松解 指表皮或上皮细胞间失去粘连，呈松解状态，致表皮内裂隙或水疱。见于天疱疮等。

（12）基底细胞液化变性 指基底细胞空泡化、崩解，甚者基底层消失，表皮与真皮交界模糊，常伴真皮内噬黑素细胞浸润。基底细胞及黑素细胞损伤后黑素脱落被巨噬细胞吞噬，或游离于真皮上部称色素失禁。可见于扁平苔藓等。

（13）Kogoj微脓肿和Munro微脓肿 在颗粒层或棘层上部海绵形成的基础上中性粒细胞聚集成的多房性脓疱，称Kogoj微脓肿；角质层内聚集的中性粒细胞形成的微脓肿，称Munro微脓肿。见于脓疱性银屑病等。

（14）Pautrier微脓肿 指表皮内或外毛根鞘淋巴样细胞聚集形成的细胞巢。见于原发性皮肤T细胞淋巴瘤等。

2.真皮及皮下组织常见病理变化

（1）纤维蛋白样变性 指结缔组织因病变而呈现明亮、嗜伊红、均质性改变，显示出纤维蛋白的染色反应。见于红斑狼疮、变应性血管炎等。

（2）嗜碱性变性 指真皮上部结缔组织失去正常的嗜伊红性，呈无结构、颗粒状或小片状嗜碱性变化，明显时可表现为不规则排列的嗜碱性卷曲纤维，与表皮之间隔以境界带。见于日光性角化病等。

（3）黏液变性 指胶原纤维基质中黏多糖增多，胶原纤维束间的黏液物质沉积而使间隙增宽，有时HE染色时呈浅蓝色。见于胫前黏液水肿等。

（4）弹力纤维变性 指弹力纤维断裂、破碎、聚集成团或粗细不匀呈卷曲状，量减少甚至溶解消失。见于弹力纤维假黄瘤等。

（5）肉芽肿 指各种原因所致的慢性增殖性改变，病变局部形成以组织细胞为主的结节状病灶，病变中可含有组织细胞（上皮样细胞、巨噬细胞）、多核巨细胞、淋巴细胞、浆细胞、中性粒细胞等。见于结节病、结核、麻风、梅毒和各种深部真菌病等。

（6）脂膜炎 指由于炎症反应而引起皮下脂肪组织不同程度的炎症浸润、水肿、液化或变性坏死。可分为间隔性与小叶性两类。

（7）增生性萎缩 指皮下脂肪组织由于炎细胞浸润而使脂肪细胞发生变性、萎缩，甚至消失，脂肪组织被浸润细胞或纤维化的组织所代替，以致皮下组织的体积未见减小，有时反而增加。可见于结节性红斑等。

五、皮肤镜检查

皮肤镜是一种能放大数十倍至数百倍观察皮肤表面及其下颜色和微细结构的无创性辅助诊

断仪器，近年来以其便捷、易学、无创、价廉的特点得到了广泛应用，被誉为"皮肤科医生的听诊器"。

1. 图像颜色特征

在皮肤镜下，黑色素在不同皮肤深度层次会呈现出不同的颜色：在表皮浅层为黑色，表皮下层为棕褐色，真皮乳头层为灰色或灰蓝色，真皮网状层为蓝色。此外，血管数量增多或扩张则显示红色，组织退化或瘢痕区域呈白色。

2. 图像形态特征

皮肤镜观察到的形象主要由表皮的结构与增殖细胞产生色素、沉着物质分布而形成，基本形状有线、块、点、环、伪足等。血管的形态可有线状、团块状、点状、盘绕状（肾小球样）、发夹状、逗号样、分支样等。

3. 皮肤镜模式

由上述不同颜色和不同形状组成的特殊图像，对皮肤病诊断和鉴别诊断有重要的意义。为确保描述皮损形态和皮肤镜下结构时用语的一致性，需使用专业术语。

对于皮损的大体观或整体特征，采用皮损形态模式来描述，如网状模式、球状模式、均质模式、星爆状模式、平行模式、鹅卵石模式、腔隙模式等。描述皮损局部观或皮肤镜下结构特点的术语有色素网、点和球、条纹、蓝白结构、粉刺样开口、虫蚀状边缘、伪足等。

六、常见性病实验室检查

（一）梅毒螺旋体检查

1. 暗视野显微镜检查

检查者戴手套，取病灶组织渗出物、淋巴结穿刺液或组织研磨液，置于载玻片上，盖上盖玻片，用暗视野显微镜观察。梅毒螺旋体菌体细长，两端尖直，在暗视野显微镜下折光性强，沿纵轴旋转伴轻度前后运动。镜检阳性结合临床表现、性接触史可确诊。

2. 快速血浆反应素环状卡片试验（RPR）

（1）原理　为非梅毒螺旋体抗原血清试验。在梅毒螺旋体破坏组织的过程中，被损伤组织释放出一种心磷脂，可刺激机体产生心磷脂抗体。这种抗体又称反应素，可用免疫学方法检测。

（2）操作方法　①卡片定性试验：取50μl待检血清加入卡片的圆圈内并涂匀，用专用滴管加入摇匀的抗原一滴，将卡片旋转8分钟后立即观察结果，出现黑色凝聚颗粒和絮片为阳性；②卡片定量试验：用等量生理盐水在小试管内作6个稀释度，即1：1、1：2、1：4、1：8、1：16、1：32，每个稀释度取50μl血清加入卡片圆圈中，按定性法测定。

（3）临床意义　本试验敏感度高而特异度低，可作为梅毒的诊断筛选试验。

结果为阳性时，结合病史、临床表现，可做出初步诊断。定量试验是观察疗效、判断复发及再感染的手段。

假阴性常见于一期梅毒硬下疳出现后的2～3周、感染梅毒后立即治疗、晚期梅毒或二期梅毒的"前带现象"。前带现象是指在血清学试验中，抗原与抗体呈适当比例时，可出现可见的结合反应，若抗体过多，则不能与抗原适当地结合，反而抑制了可见反应的出现。此现象可见于梅毒血清学试验，导致假阴性结果，对血清进行适当稀释后，可出现阳性结果。假阳性常见于自身免疫性疾病、麻风、莱姆病、海洛因成瘾者、少数孕妇及老人。

3. 梅毒螺旋体抗原血清试验

梅毒螺旋体抗原血清试验是指用梅毒螺旋体抗原来检测血清中梅毒螺旋体的特异性抗体，包括梅毒螺旋体颗粒凝集试验（TPPA）、梅毒螺旋体血凝试验（TPHA）和荧光密螺旋体抗体吸收试验（FTA-ABS）等。其中FTA-ABS试验和TPHA试验敏感度、特异度更高，一般用来做证实试验。由于FTA-ABS试验抗原制备复杂，费用昂贵，目前临床主要应用TPHA和TPPA这两种试验方法。

临床意义：梅毒螺旋体抗原血清试验为特异性诊断试验，敏感度和特异度均高。由于这类试验检测的是梅毒螺旋体IgG抗体，常呈持久阳性，因此不能用于观察、判断疗效和再感染。

（二）淋球菌检查

1. 方法

（1）**标本采集** 取患处的分泌物进行镜检或培养。取材部位是否准确是提高检验质量的关键因素。淋球菌主要侵犯泌尿生殖道的柱状上皮细胞，通过黏附、侵入和增殖出现炎症，因此，做淋球菌检查应从柱状上皮部位取材。男性患者应用含无菌生理盐水的棉拭子插入尿道内2～4cm处，轻轻转动取出分泌物；女性患者先用无菌的脱脂棉擦去阴道内黏液，再用棉拭子插入宫颈口1～2cm处旋转取出分泌物；结膜炎患者取结膜分泌物；前列腺炎患者取前列腺液；全身性淋病时可取关节穿刺液。

（2）**直接涂片** 主要用于急性感染者。涂片后自然干燥、加热固定后作革兰染色，油镜下检查。

（3）**淋球菌培养** 将标本立即接种于血琼脂或巧克力琼脂平板上，置于含5%～10%的CO_2孵箱中，37℃孵育24～48小时后观察结果。挑选可疑菌落作涂片染色镜检，也可用氧化酶试验或糖发酵试验进一步证实。

2. 结果

直接涂片染色镜检可见大量多形核细胞，细胞内外可找到成双排列、呈肾形的革兰阴性双球菌。在培养皿上可形成圆形、稍凸、湿润、光滑、透明到灰白色的菌落，直径为0.5～1.0mm。生化反应符合淋球菌特性。

3. 临床意义

直接涂片镜检阳性者可初步诊断，但阴性不能排除诊断。培养阳性可确诊。

4. 注意事项

1）取材时拭子伸入尿道或宫颈口内的深度要足够。

2）男性患者做淋球菌培养，应在晨起排尿前或排尿2小时后取材。

3）涂片时动作宜轻柔，防止细胞破裂变形，涂片厚度、固定及革兰染色时间要合适。

（三）衣原体检查

（1）**标本采集** 男性将拭子插入尿道2～4cm，旋转3～5秒后取出。女性先用无菌脱脂棉擦去阴道内黏液，再将取样拭子插入宫颈管内通过鳞柱状上皮交界处，直到几乎拭子头已看不到，旋转拭子15～20秒取出，不要碰到宫颈外及阴道壁。上述取材主要用于保证得到更多的柱状上皮细胞。

（2）**细胞培养法** 将每份标本接种于3个培养瓶（为McCoy单层细胞管）中，置37℃吸附2小时后，用维持液洗涤2～3次，最后加生长液，37℃培养3～4天，取出盖玻片，经吉姆萨染色或直接荧光染色后镜检，查包涵体。阳性标本碘染色包涵体呈棕黑色，吉姆萨染色呈红色。有尿道炎症状，再加上衣原体分离培养阳性者，可确诊。

（3）**衣原体抗原检测法（简称C-C快速法）** 用商品试剂盒检测方便、简单、快速，但稳定性略差。按说明书操作，质控窗和结果窗均显示一条蓝带为阳性结果，结果窗无变化为阴性。阳性结果结合临床可确定沙眼衣原体感染，阴性时不能完全排除，可用细胞培养法确定。

（四）支原体检查

采集标本同衣原体检查，另外也可用10ml中段尿离心（2000r/min，10分钟），取相应沉渣。将标本接种于液体培养基中，置于5%～10% CO_2 环境中，37℃培养24～72小时，每日观察颜色变化。如由黄色变为粉红色，可能有解脲支原体生长。取0.2ml培养物接种到固体培养基上，培养48小时后于低倍镜下观察，有典型"油煎蛋"状菌落者为阳性，可诊断为支原体感染。

（五）单纯疱疹病毒（HSV）检查

（1）**病毒培养**　从水疱底部取材做组织培养，是目前最敏感、最特异的检查方法，阳性率为60%～90%。因其技术条件要求高，价格高，不能普遍使用。

（2）**细胞学检查**　疱疹底部刮取物涂片寻找多核巨细胞和核内嗜酸性包涵体。不能区分HSV和水痘-带状疱疹病毒（HZV）感染。

（3）**抗原检测**　对早期损害有较高的敏感度和特异度。常用的方法有免疫荧光（IF）及酶联免疫吸附试验（ELISA）。

（4）**抗体检测**　应用最广泛的是HSV-Ⅱ抗体检测，特异性抗体可在发病后10～14天出现，复发时体内可存在高水平抗体。原发感染急性期抗体可以是阴性。

（六）醋酸白试验

人乳头瘤病毒（human papilloma virus，HPV）感染的上皮细胞与正常细胞产生的角蛋白不同，能被冰醋酸致白。

检查方法：以棉签清除局部分泌物后，蘸5%冰醋酸涂在皮损及周围正常皮肤黏膜上，2～5分钟后皮损变为白色、周围正常组织不变色为阳性。

醋酸白试验的敏感度高，对确诊人乳头瘤病毒感染特别是亚临床感染很有帮助。但其他原因引起的慢性炎症致上皮增厚时也可出现假阳性反应。假阳性反应发白区的界限常不清和不规则。

（七）人类免疫缺陷病毒（HIV）检测

因为HIV抗体最易检出且持续时间最长，因此检测HIV抗体是最常用的方法。分为初筛试验和确诊试验。

（1）**初筛试验**　最常用ELISA，适用于献血员筛查及临床HIV抗体检测，但不能检测早期感染。

（2）**确诊试验**　蛋白质印迹试验（WB），敏感性和特异性均较强。

 皮肤组织病理学是皮肤病诊断的重要依据之一，但也是一种有创检查方法。临床上，哪些情况必须要做病理检查？哪些情况有必要做病理检查？

（李元文）

第七章　中医皮肤病的治疗

皮肤病的治疗有内治和外治之分。其治则依据辨证所得，通过内外治法，扶正祛邪，调整阴阳，达到平衡。内治要求掌握常用的治法及其适应证和代表方剂。了解经方在皮肤病治疗中的应用，了解象思维在皮肤病治疗上的应用及代表方剂。外治法要求掌握不同剂型外用药的配制方法及适应证，熟练掌握外用药使用的基本原则，了解外用药临床应用的具体方法及其适应证。掌握非药物治疗特别是毫针、梅花针、耳针、火针等的功效及适应证，了解其他外治方法的临床应用。

第一节　内　治　法

中医皮肤科属于中医外科范畴，治疗上以药浴、溻渍、药膏、火针等外治法为特色，但大部分疾病的治疗仍须内治。

皮肤科内治法，保留了中医从整体观出发的特色，重视辨证施治。根据四诊资料分析患者体质和不同致病因素，判定病性、病位，确立治则、治法。方药当取决于辨证体系的选择，以及对具体病机、证型的判断。在临床上，皮肤科内治重视辨病与辨证的统一，全身辨证和局部辨证的统一；注重对病邪风、寒、湿、热、燥、虫、毒、瘀、虚的针对性治疗，同时重视邪正关系及阴阳调和。常用治法包括祛风法、清热法、祛湿法、润燥法、调理气血法、温阳法、化痰软坚法及补肾法，可针对不同病机，采用不同的治法和方药，或祛邪或扶正，临床中往往攻补兼施，祛邪扶正并举。

近年来，随着对经方的深入研究和发扬，经方治疗皮肤病取得优异的疗效，为众多医家推崇。此外，象思维的应用和引经药的应用也是皮肤科内治的特色。

一、常 用 治 法

（一）祛风法

1.疏风清热

【适应证】　风热证。主要症状如皮疹呈淡红色斑丘疹、斑片、风团，或有鳞屑，伴有瘙痒，好发于身体上部；可伴发热、恶风、咽痛、口渴等不适；舌淡红，苔薄白或薄黄，脉浮数。

【常用方剂】　银翘散、消风散。

【常用药】　金银花、连翘、薄荷、荆芥、防风、蝉衣、牛蒡子、柴胡。

2.疏风散寒

【适应证】　风寒证。主要症状如风团颜色淡白或苍白，遇风冷加重，或遇风冷出现皮肤水肿、红斑、风团等；舌淡，苔白，脉浮紧。

【常用方剂】 麻黄汤、麻桂各半汤、桂枝汤。

【常用药】 麻黄、桂枝、白芍、细辛、荆芥、防风、苏叶、葛根。久病者常用虫类药以搜剔风邪。

3. 祛风除湿

【适应证】 风湿证。主要症状如淡红色风团、斑片、丘疹、丘疱疹、小水疱、轻度糜烂、结痂、鳞屑，皮疹瘙痒明显；舌淡红体胖，苔白或黄，脉滑。

【常用方剂】 荆防败毒散、羌活胜湿汤。

【常用药】 荆芥、防风、羌活、独活、忍冬藤、苍术、秦艽、威灵仙。

4. 平肝息风

【适应证】 肝风内动证。主要症状如皮疹肥厚斑片、苔藓样变、干燥脱屑、抓痕血痂、皲裂等；皮疹多颜色淡褐，瘙痒夜间加重；伴头晕、眼花、失眠；舌淡红，苔白，脉弦细。

【常用方剂】 天麻钩藤饮、镇肝熄风汤。

【常用药】 天麻、钩藤、僵蚕、白蒺藜、生龙骨、生牡蛎、石决明、珍珠母、白芍、玄参。

（二）清热法

1. 清热泻火

【适应证】 实热证。主要症状如皮疹红斑水肿、丘疹糜烂，多有红肿热痒；伴恶热、口渴喜冷饮、多汗、尿赤、便干；舌红，苔黄，脉数。

【常用方剂】 白虎汤、导赤散、清胃散。

【常用药】 生石膏、知母、栀子、黄连、生地黄、竹叶、白木通、六一散。

2. 清热解毒

【适应证】 热毒证。主要症状如焮热红肿斑片、肿块、脓疱、水疱、糜烂等，常有灼热、疼痛或瘙痒，皮损来势急骤，可伴身热、口干、口苦、尿赤、便秘；舌红，苔黄，脉滑数。

【常用方剂】 黄连解毒汤、五味消毒饮、清瘟败毒饮。

【常用药】 黄芩、黄连、黄柏、栀子、银花、连翘、野菊花、板蓝根、蒲公英、紫花地丁、大黄。

3. 清热凉血

【适应证】 血热证。主要症状如鲜红或深红色斑片，或有紫癜和血疱，常伴有灼热、瘙痒或痒痛间作；全身症状可有身热、口干、心烦、尿赤、便干；舌红绛，苔黄燥，脉数。

【常用方剂】 犀角地黄汤、清营汤、化斑解毒汤。

【常用药】 羚羊角、水牛角、生地黄、丹皮、赤芍、紫草、白茅根、生槐花、大青叶。

4. 滋阴清热

【适应证】 阴虚火旺证。如慢性皮炎、红蝴蝶疮，或走黄、内陷后阴伤有热者。皮疹红斑不消，或有干燥皲裂，或有萎缩；伴有口干咽燥；舌苔少或花剥，舌瘦小淡红，脉沉细滑等。

【常用方剂】 知柏八味丸、大补阴丸。

【常用药】 生地黄、玄参、麦冬、龟板、知母、地骨皮。

（三）祛湿法

1. 芳香化湿

【适应证】 暑湿证。皮疹如粟米大小，或有丘疹、水疱，或有局部灼热瘙痒，夏日汗出不畅；

兼胸闷呕恶，脘腹胀满，食欲不振；舌苔厚腻，脉沉细或滑数。

【常用方剂】　藿朴夏苓汤、藿香正气丸。

【常用药】　藿香、佩兰、紫苏叶、茵陈、白芷、茯苓、陈皮、厚朴。

2. 清热燥湿

【适应证】　湿热证。皮损呈水肿性红斑、丘疱疹、糜烂渗液、瘙痒或疼痛；舌红苔黄腻，脉滑数。

【常用方剂】　萆薢渗湿汤、五神汤、龙胆泻肝汤。

【常用药】　萆薢、苍术、黄柏、滑石、龙胆草、栀子、黄芩、泽泻、车前子、紫花地丁。

3. 淡渗利湿

【适应证】　水湿证。主要症状如下肢水肿，或皮疹糜烂渗出，湿邪为患；伴口渴不欲饮、尿赤涩痛者；舌淡，苔白，脉浮或浮数。

【常用方剂】　五苓散。

【常用药】　茯苓、泽泻、猪苓、桂枝、薏苡仁、通草、车前草。

4. 健脾化湿

【适应证】　脾虚湿盛证。主要症状如皮疹多为淡红色斑片、丘疹、水疱、渗液、结痂；常有瘙痒，伴纳呆、腹胀、便溏；舌淡胖，苔白腻，脉濡细。

【常用方剂】　除湿胃苓汤、参苓白术散。

【常用药】　苍术、白术、厚朴、陈皮、猪苓、茯苓、泽泻、薏苡仁、党参、扁豆、山药、砂仁。

5. 温阳胜湿

【适应证】　阳虚湿滞证。主要症状如皮疹呈淡暗斑块，或丘疹、水疱，经久不消，瘙痒夜间加重；可伴有下肢浮肿，畏寒肢冷，大便溏稀，倦怠乏力等；舌体胖大淡暗，苔水滑、白或白腻，脉沉细。

【常用方剂】　苓桂术甘汤、实脾饮、真武汤。

【常用药】　茯苓、桂枝、附子、干姜、白术、炙甘草、厚朴、木瓜。

6. 滋阴除湿

【适应证】　阴虚湿恋证。用于渗液日久，阴伤血耗，皮肤干燥，脱屑发痒；舌红少苔或舌淡苔花剥，脉细滑或弦细。

【常用方剂】　滋阴除湿汤。

【常用药】　当归、生地黄、玄参、知母、丹参、茯苓、泽泻、地肤子。

（四）润燥法

1. 养血润燥

【适应证】　血虚风燥证。主要症状如皮疹色淡，干燥脱屑，增厚粗糙，皲裂，瘙痒夜间加重；或头发枯槁脱落，爪甲不荣，或伴头晕目眩、心悸失眠、口眼干燥；舌淡，苔白，脉细无力。

【常用方剂】　四物汤、当归饮子、二至丸。

【常用药】　熟地黄、当归、川芎、白芍、女贞子、制何首乌、鸡血藤、火麻仁、白蒺藜、天麻。

2. 凉血润燥

【适应证】　血热风燥证。主要症状如鲜红色斑片、丘疹、干燥鳞屑、抓痕、血痂，瘙痒；伴口干，心烦，尿赤，便干；舌红，苔薄，脉细数。

【常用方剂】 犀角地黄汤合增液汤。

【常用药】 水牛角、生地黄、玄参、丹皮、赤芍、麦冬、石斛、沙参、天花粉。

（五）调理气血法

1. 理气活血

【适应证】 气滞血瘀证。主要症状如黄褐色斑片、白斑、暗红色丘疹、紫癜、苔藓样斑片，或刺痛，或瘙痒；伴胁肋胀满，情志不遂，妇女经血色暗夹块；舌质暗，脉弦涩。

【常用方剂】 柴胡疏肝散、逍遥散。

【常用药】 柴胡、枳壳、香附、白芍、当归、川芎、赤芍、丹参、鸡血藤。

2. 活血化瘀

【适应证】 血瘀凝结证。主要症状如暗红色斑块、结节、增生性瘢痕，疼痛或瘙痒；舌质紫暗，脉沉涩。

【常用方剂】 桃红四物汤、大黄䗪虫丸。

【常用药】 大黄、䗪虫、桃仁、红花、当归、川芎、三棱、莪术、皂刺、水蛭。

3. 益气活血

【适应证】 气虚血瘀证。主要症状如溃疡疮面不鲜、周围皮色暗红，或局部皮肤刺痛，夜间加重；伴气短乏力，精神疲惫；舌质淡暗，苔白，脉沉细。

【常用方剂】 补阳还五汤。

【常用药】 黄芪、当归尾、地龙、赤芍、川芎、桃仁、红花。

4. 补气养血

【适应证】 气血亏虚证。主要症状如皮疹淡白或苍白，消退缓慢，瘙痒夜间明显；伴有气短懒言，面色萎黄，或有心悸乏力、失眠多梦；舌淡，苔少或白，脉沉细。

【常用方剂】 八珍汤、黄芪补血汤。

【常用药】 党参、黄芪、白术、茯苓、陈皮、半夏、当归、川芎、白芍。

（六）温阳法

1. 温经通络

【适应证】 血虚寒厥证。主要症状如四末不温、青紫，肢端麻木疼痛，或皮肤硬化发凉，或硬肿，结节，关节肿痛，酸软无力，遇寒湿加重；舌质淡或淡暗，苔白，脉弦细。

【常用方剂】 当归四逆汤、独活寄生汤。

【常用药】 当归、桂枝、细辛、白芍、路路通、大枣、地龙、独活、寄生、秦艽、羌活、牛膝。

2. 温阳散寒

【适应证】 疮疡阴寒证。主要症状如皮肤溃疡，疮面灰暗，脓液清稀，腐肉不易脱落，难收难敛，不知痛痒，或皮肤硬化；伴畏寒肢冷，精神不振，小便清长；舌质淡胖，苔白，脉沉细无力。

【常用方剂】 阳和汤。

【常用药】 鹿角胶、熟地黄、麻黄、肉桂、干姜、白芥子。

（七）化痰软坚法

【适应证】　痰核证。主要症状如结节、肿块、囊肿，皮色或淡黄色、淡褐色，不痛或微痛；可伴胸闷；舌苔腻，脉弦滑。

【常用方剂】　海藻玉壶汤、二陈汤。

【常用药】　半夏、贝母、陈皮、青皮、茯苓、海藻、昆布、夏枯草。

（八）补肾法

1. 滋补肝肾

【适应证】　肝肾阴虚证。主要症状如皮损颜色淡红，色素沉着斑，或色素脱失斑，头发脱落；伴头晕、耳鸣耳聋、口咽干燥、腰膝酸软；舌淡红，苔少，脉细。

【常用方剂】　六味地黄丸、左归丸、二至丸、七宝美髯丹。

【常用药】　熟地黄、山茱萸、山药、茯苓、枸杞子、女贞子、旱莲草、牛膝、龟板胶、菟丝子、制何首乌。

2. 温补脾肾

【适应证】　脾肾阳虚证。主要症状如皮肤硬化、萎缩，满月脸，四肢肿胀、沉重无力，形寒肢冷，腰膝酸软，小便不利，或腹胀下利；舌质淡胖，苔白滑，脉沉弱。

【常用方剂】　肾气丸、右归丸、真武汤。

【常用药】　肉桂、附子、菟丝子、杜仲、巴戟天、淫羊藿、鹿角胶、党参、黄芪、白术、茯苓。

二、经方应用

　　经方是对汉代以前经典医方的统称。狭义的经方应用专指建立在仲景六经辨证基础上使用《伤寒论》原方进行的治疗，广义的经方则包括《黄帝内经》《金匮要略》的处方。经方看重药物间的比例和药物绝对剂量对整体药效的影响，方剂配伍精巧，结构严谨，效专力宏。随着中医界整体对经方认识的不断深入，经方在皮肤病中的运用案例也逐步增多，运用经方时一般先以六经辨证提纲挈领，而后抓住主证，强调"方证相应"，执简驭繁，即无论专科症状如何，都从整体的角度看待纷杂的体征，"有是证即用是方"。但在临床中，皮肤病有时症状广泛，难以通过抓主证的方法分析处理，通常是按照由表及里的六经层次进行排查分析，而后根据病机，变通使用经方；有时多经同时发病，临证往往多方合用；有时还与后世温病之方合用。在此列举5首皮肤科临床常用的仲景方，以便理解。

桂枝汤

【组成】　桂枝、芍药、生姜、大枣、炙甘草。

【皮肤科应用】　兼有表虚证的慢性湿疮、风瘙痒、瘾疹等。

【要领】　桂枝汤原是为荣弱卫强的外感证而设，但应用范围极广，杂病亦可使用本方，尤适用于各种慢性皮肤瘙痒性疾病，如冬季皮肤瘙痒症、寒冷性荨麻疹等。

【类方】　顽固性瘙痒症患者常伴失眠，证属营卫不和、肝肾亏虚者可选用桂枝龙骨牡蛎汤。部分感染性荨麻疹患者"以其不能得小汗出，身必痒"，常用桂枝麻黄各半汤、桂枝二麻黄一汤；若荨麻疹慢性发作，畏风，遇风受寒后微微头痛，胃脘不适或痞闷欲呕，为太阳少阳同病，用柴胡桂枝汤。桂枝汤温阳力弱，治疗受寒邪重者如冻疮时可选择黄芪桂枝五物汤、当归四逆汤、附子理中汤等。

小柴胡汤

【组成】　柴胡、黄芩、人参、半夏、炙甘草、生姜、大枣。

【皮肤科应用】　兼有少阳证的水痘、丹毒、蛇串疮、白疕、黧黑斑、牛皮癣、粉刺等。

【要领】　小柴胡汤为少阳病基础方，用药指征包括往来寒热、胸胁苦满、默默不欲饮食、心烦喜呕、口苦、咽干、目眩等。本方和解表里、畅利三焦，对诸多感染性疾病及情志疾病有显著作用，颇适宜于以上炎症性及精神因素等所致，病位在半表半里的疾病。

【类方】　在《伤寒论》中，小柴胡汤有丰富而明确的变法，如胸中烦而不呕者，去半夏、人参，加瓜蒌清热理气宽胸；腹中痛者，去黄芩，加芍药柔肝缓急止痛；心下悸而小便不利者，去黄芩，加茯苓利水宁心等。经方之中柴胡类方众多，如四逆散为疏肝祖方，凡肝气郁结，久蕴化热者皆可使用；兼有阳明热结者用大柴胡汤；阴虚血瘀重者用柴胡鳖甲汤软坚化瘀，亦常用于多形性红斑、带状疱疹后遗神经痛等疾病。

大青龙汤

【组成】　麻黄、生石膏、杏仁、桂枝、生姜、大枣、炙甘草。

【皮肤科应用】　风寒束表兼有内热证的瘾疹、白疕、药毒、湿疮、水痘等。

【要领】　大青龙汤是为太阳阳明合病而设，后世防风通圣散与其立意相同，以辛温解表药物配合寒凉清热之品，表里双解。一般认为，大青龙汤麻黄用量应为桂枝的2～3倍，里热盛者可增用生石膏。水痘欲起或初起一二日，发热恶寒，无汗而渴，咽痒心烦时亦适用本方，利于热退疹出；待汗出热退，即不用本方，改换蝉衣、白鲜皮等疏风祛湿药。

【类方】　大青龙汤可看作麻黄汤与越婢汤的合方。越婢汤由麻黄、石膏、生姜、甘草、大枣组成，善于通利水湿，常配伍清热解毒药物治疗药毒、湿疮等，应用指征为头面虚浮、多汗、身重、里热内盛。若患者虽出汗、身重，但腠理疏松，有气虚诸症，宜防己黄芪汤。如有全身性疾病一身风湿并重者，宜麻杏苡甘汤，常用于皮痹、红蝴蝶疮等慢性结缔组织病的治疗。

五苓散

【组成】　猪苓、泽泻、白术、茯苓、桂枝。

【皮肤科应用】　兼有水湿内停的湿疮、面游风、脚湿气等。

【要领】　五苓散是治疗水液代谢失常的经典方，为太阳、阳明、太阴合病所用。以有表证且口渴、小便不利、腹泻为指征，用于水液结聚而成实痞者。有皮肤瘙痒的腹水、患湿疹诉胃中有振水音、口干伴腹泻便溏都可运用本方。

【类方】　本方合小柴胡汤即柴苓汤，合平胃散即胃苓汤，常用于水痘伴泄泻者。若痘出二三日以后，邪气仍盛，迫于肠胃作泻，可用柴苓汤；若面赤疮红，手足心热，泻下臭秽，中满恶食者，用胃苓汤。《金匮要略》木防己汤用防己、石膏、桂枝、人参，行水气而开结气，适用于治疗各种水湿结聚导致的结节性皮肤病。后世吴鞠通的木防己汤重用苍术，又用香附条畅经络，可用于治疗风湿郁闭兼有里热的皮肌炎患者。

真武汤

【组成】　附子、茯苓、生姜、芍药、白术。

【皮肤科应用】　兼有阳虚水泛证的慢性瘾疹、肺风粉刺、系统性红蝴蝶疮等。

【要领】　不论患者皮损形态如何，但见形寒畏冷、面貌虚浮、倦怠乏力、舌淡嫩而苔滑润者，均可处以本方。

【类方】　真阳不足则水饮上犯，可见舌质淡嫩，苔少水滑，必以附子类方剂解之。金匮肾气丸偏重温补下元，常用于老年性皮肤瘙痒症。麻黄附子细辛汤主治太阳少阴同病，可用于慢性银屑病脉微细、恶寒、自觉发热者，痤疮、玫瑰痤疮结节明显透发不易者亦可用。患者缺乏锻炼，又多食辛辣肥甘，若兼贪凉饮冷，胃中阳气猝然受遏，阻隔经络，发生皮疹，并作腹泻，当用附子理中汤温化水湿。

三、取类比象特色方药治疗

中医皮肤科从中医外科分化而来，处方既有中医外科的特点，也有皮肤科独有的特色，其中取类比象思维的应用颇有疗效，以"象"为工具进行标志、归类，以达到模拟、领悟、认识客体为目的。李时珍在《本草纲目》中提到"治胃以胃，以心归心，以血导血，以骨入骨，以髓补髓，以皮治皮"，均是取类比象思想的集中体现。如应用黑（紫）色、白色的药物治疗色素性疾病，取以色治色之意；应用鲜红的花类药物治疗皮疹色红如花且多发于上部的酒渣鼻（玫瑰痤疮）；应用诸多特殊皮类药物，取其以皮入皮；应用藤类药物治疗经络痹阻诸证，取其以络通络；应用虫类药物治疗顽固性瘙痒，痒如虫行等。在取类比象思想指导下，应用花类、藤类、皮类、虫类等药物进行组方，也成为中医皮肤科的特色之一。

1. 花类药

花类药包括完整的花、花序或花的一部分。花朵多生于植物的顶端，所以它的药用功能是多治疗头部疾病，故有"诸花皆升"之说。如凌霄花以盛开的花入药；辛夷、金银花、玫瑰花等以未开放的花蕾入药；夏枯草、荆芥穗、菊花、款冬花等以花序入药；蒲黄以花粉入药；莲须、玉米须、番红花等以花蕊入药。花者，华也，芳香轻扬，性多凉散，主治头面部诸疾，有疏风、清热、解郁之功。

【代表方】 凉血五花汤。

【组成】 野菊花、凌霄花、玫瑰花、鸡冠花、红花。

【功效】 凉血活血，疏风解毒。

【皮肤科应用】 血热发斑，热毒阻络所致红蝴蝶疮初期、风癣、血风疮及一切红斑性皮肤病初期，偏于上半身或全身散在分布者。

【加减】 有瘀者加桃仁、生地、赤芍、丹皮、川芎化瘀；有风邪者加荆芥、薄荷、玉竹、牛蒡子解表；热重者加金银花、槐花、黄芩、石膏清解；素有气阴不足者加生黄芪、石斛、麦冬、升麻、竹叶、知母益气养阴。

2. 藤类药

藤类药因其枝干运送水分营养的功能强大，故能治疗肢体、关节疾病；主要功效为活血、祛风、除湿，其性通利，入筋行络，且多数作用温和，无散血伤阴之弊，是针对络病、痹证的一类重要药物。又如鸡血藤养血活血通络、雷公藤解毒杀虫，属特殊藤类药。在辨证立法处方之后，根据其四气五味、归经主治，精选一二味藤类药作引经之药，可使药力直达病所，提高疗效。

【代表方】 四藤煎。

【组成】 天仙藤、鸡血藤、钩藤、夜交藤。

【功效】 疏泄通达，调和阴阳。

【皮肤科应用】 难治性皮肤病如牛皮癣、痒疹、紫癜风等，上热下寒或症状复杂、寒热错杂、邪盛正衰者。

【加减】 本方以通经络、和血脉、祛风湿为主，湿热毒邪较重者，可加秦艽、白花蛇舌草益气解毒、清利湿热；局部有脓肿者可加漏芦消肿排脓；风邪潜伏日久者加乌梢蛇或虫类药搜剔经络；气血不足者加黄芪、当归、仙鹤草、鹿衔草、豨莶草祛风除湿，强健筋骨。

3. 皮类药

皮类药大多为植物茎皮、根皮，亦有用枝皮、树皮者。中医皮肤科提及皮类药时，通常指与原生药性味有一定差别的皮部药。如干姜温中散寒、回阳通脉、温肺化饮，而干姜皮则功擅辛温宣肺、开解腠理；又如槟榔杀虫破积，而大腹皮行气宽中、行水消肿。因此，必须了解皮类药的本身药性功效，而并非其原生药性味走皮而已。

【代表方】 多皮饮。

【组成】 地骨皮、五加皮、桑白皮、干姜皮、大腹皮、白鲜皮、丹皮、赤苓皮、冬瓜皮、扁豆皮、川槿皮。

【功效】 健脾利湿，祛风止痒，凉血和血化斑，泄肺热清皮毛。

【皮肤科应用】 慢性瘾疹、湿疮、膏药风等。

【加减】 "治风先治血，血行风自灭"，应用中常去掉辛温之川槿皮、扁豆皮，加入养血行血之当归、川芎、鸡血藤。临证时对于四末寒冷者，加附子、细辛、麻黄、桂枝温通经络；皮疹红肿灼热重者加赤芍、拳参、青蒿凉血消斑；乏力表虚者加黄芪、防风、白术益气固表；情志抑郁者加合欢皮、郁金疏肝解郁；风湿重者加威灵仙、防己祛风除湿。

4. 根类药

根性重浊，是植物吸收、运输、储存营养的重要地下器官，多主下焦病证，擅凉血解毒、益气养阴；往往还有较好的利水作用，因此也可用于水肿、热淋、黄疸等病。

【代表方】 凉血五根汤。

【组成】 茜草根、白茅根、紫草根、板蓝根、瓜蒌根。

【功效】 凉血活血，解毒化斑。

【皮肤科应用】 血热发斑，热毒阻络所引起的血风疮、猫眼疮、丹毒初起、葡萄疫及一切红斑类皮肤病的初期偏于下肢者，以及下肢白疕、紫癜、瓜藤缠等好发于下肢的皮肤病。

【加减】 阴虚血热者加忍冬藤、生地黄、山豆根；湿热下注者加黄柏、滑石、木通；阴虚火旺者加女贞子、生地黄、龟板；瘀血阻络者加三棱、莪术、红花、鸡血藤、地龙等；关节不利者加木瓜、牛膝。

5. 虫类药

叶天士云："风邪留于经络，须以虫蚁搜剔。"虫类药为血肉有情之品，能飞、能走、能疏通泥土、能穿凿砂石，药用可入血络，搜寻筋骨血脉中的毒邪，其性多灵动，能穿破瘀结。

僵蚕-蝉蜕 僵蚕为僵死之蚕，擅息内风；而蝉蜕为蝉之故壳，擅疏风热，两者同用，加强祛风止痒效果，常用于治疗寻麻疹、银屑病、瘙痒症及各种小儿出疹性疾病。蝉蜕祛邪，僵蚕固色，亦用于白癜风初起风热毒盛者。

全蝎-乌梢蛇 全蝎主攻毒散结，祛风止痉，通络止痛。现代药理研究显示其有中枢镇痛作用，对于气血毒邪凝滞引起的疼痛，皮肤病久病不愈，或以结节、疣状皮损为主的疾病有较好效果。乌梢蛇直入血分，祛风止痉，除湿通络，润泽肌肤，可治风痹顽癣，两者配合，有良好的祛风散瘀效果，但有一定毒性，应注意剂量。

土鳖虫-水蛭 土鳖虫破血逐瘀，理伤接骨，能消癥瘕痞块，药性相对和缓；水蛭有小毒，具破血、逐瘀、通经之效，用于癥瘕痞块，跌扑损伤，而又善治疗血瘀所致的经闭、崩中、腹痛。两者是大黄䗪虫丸的重要组成成分。血风疮、皮痹、脉痹、臁疮、黧黑斑等以痰瘀积聚或脉络瘀阻为主要特征的疾病，以及因年老、久病而气血虚损、血络瘀阻的患者都可用此药对。

6. 治色药

对色素性皮肤病如黧黑斑、白癜风等，分别用白色、黑色药物治疗，调和气血，以白复白，以色增色，是皮肤科特色。白色入肺，皮肤病治疗多取白色药物入肺经以达皮毛。色黑入肾，常重用深色药补肾。现代药理研究结果证实了部分用药原理，但这种处方的根本指导思想是象思维。可以说"以色治色"是中医皮肤科用药中象思维体现最为具体的部分。

如七白膏中用白芷、白及、白蔹、白术、白茯苓、白蒺藜、白僵蚕、白附子等药。白芷散风消斑，白及、白蔹收敛消肿、美白生肌，白术、白茯苓益气增白、润泽皮肤，白蒺藜、白僵蚕祛皯悦颜，白附子性热主升，解毒散结，为本方要药。经现代医学研究发现，这些药物具有改善皮肤微循环、促进新陈代谢、抗氧化等作用。

又如紫背浮萍、紫草、墨旱莲、黑芝麻、玄参、熟地黄、制何首乌等药，为白癜风常用药。紫背浮萍祛风行水、清热解毒，紫草凉血解毒、消散血瘀，墨旱莲、黑芝麻补益肝肾，玄参、熟地黄滋阴凉血，制何首乌入肝肾且祛风邪。临床代表处方如白驳丸（药如鸡血藤、夜交藤、当归、赤芍、红花、黑豆皮、蒺藜、陈皮、补骨脂），是以白治白与以黑治白的综合应用，方中以黑豆皮、夜交藤色黑入肝肾经以滋补肝肾、活血消斑，蒺藜、赤芍色白却可活血祛风退白，黑白药物共用以奏养血活血、通络退白之功。

（李元文）

第二节　外　治　法

皮肤病的病变部位多在皮肤或黏膜，采用各种外治法可以减轻患者的自觉症状，并使皮损迅速消退，有些皮肤病单用外治法即可达到治疗目的。因此，外治法在皮肤病的治疗中占有重要地位。中医外治法是以中医基础理论为指导，将中药、针灸、拔罐等方法，施于皮肤、孔窍、腧穴及病变局部等的治疗方法。中医外治分中药外治法和针灸、拔罐等非药物外治法。

一、中药外治法

（一）外用药物的剂型

（1）**溶液**　系将单味中药或中药复方加水煎至一定浓度，滤去药渣所得的制剂。可用于湿敷或熏洗。具有清洁、止痒、消肿、收敛、清热解毒作用，适用于急性皮肤病，渗出较多或脓性分泌物多的皮损，或浅表溃疡，或伴轻度痂皮的损害。

（2）**粉剂（又名散剂）**　系由单味或复方中药研成极细粉末的制剂。具有保护、吸收、干燥、止痒的作用，适用于无渗液的急性或亚急性皮肤病。

（3）**洗剂（又名水粉剂）**　系将一定量的不溶于水的中药粉末与水相混合而成的药剂。具有清凉止痒、保护、干燥、解毒消斑的作用，适应证同粉剂。

（4）**酊剂**　是将药物浸泡于75%酒精（或白酒）中，密封7～30天后滤去药物而成的酒浸剂。具有收敛散风、杀虫止痒的作用，适用于脚湿气、鹅掌风、圆癣、阴虱、牛皮癣、面游风、脱发、白驳风、冻疮等。

（5）**醋剂**　系将单味或复方中药放置于醋中密封浸泡后而成的醋溶液。具有祛风杀虫、解毒止痒等作用，适用于鹅掌风、脚湿气等。

（6）**油剂**　包括将中药浸在植物油中煎炸去渣而成的油剂或植物油与药粉调匀成糊状的油调剂。油剂具有润泽止痒、解毒收敛、生肌长肉的作用，适用于亚急性皮肤病中有糜烂、渗出、鳞屑、脓疱、溃疡的皮损。

（7）**软膏**　是将药物研成细末，用凡士林、羊毛脂、猪脂或蜂蜜、蜂蜡等作为基质调和而成的均匀、细腻、半固体状的剂型。具有润燥止痒、解毒散结、祛瘀生新的作用，适用于一切有干燥结痂、皲裂、苔藓样变等慢性皮肤病的皮损。

（8）**鲜药**　是指用新鲜植物或新鲜动物的整体或部分组织，取其汁液经加工处理（直接用或捣碎、榨汁等）制成的外用制剂。具有清热解毒、润燥止痒、祛风除湿的作用，根据其功效不同多用于治疗感染性皮肤病、虫咬伤、物理性皮肤病及色素性皮肤病等。

（二）外用药物的使用原则

1. 根据病情及皮损性质选择药物剂型

1）皮肤炎症在急性阶段，若仅有红斑、丘疹、水疱而无渗液，宜用洗剂、粉剂；若有大量渗液或明显红肿，则用溶液湿敷为宜。

2）皮肤炎症在亚急性阶段，渗出与糜烂很少，红肿减轻，有鳞屑和结痂，则用油剂为宜。

3）皮肤炎症在慢性阶段，有浸润肥厚、角化过度时，则用软膏为主。

4）斑疹选用洗剂、软膏；丘疹选用洗剂；水疱选用洗剂、粉剂；结节选用软膏；风团选用洗剂；结痂选用油剂、软膏；抓痕选用洗剂；鳞屑选用油剂、软膏；糜烂且渗液多者用溶液湿敷，渗液少者用洗剂；皲裂、苔藓样变选用软膏等。

2. 依据中医辨证选择合理的药物

中医外治药物的选择，主要依据中医辨证，外治之理即内治之理，外治之药即内治之药，所不同的就是治疗方法。如湿热证湿疮，外治常用清热除湿止痒的药物，如苦参、黄柏、白鲜皮、地肤子等。如中医辨证属于血虚风燥证，宜用养血润燥，息风止痒的药物，如当归、天冬、麦冬、白蒺藜、皂角刺等。

3. 药物使用注意事项

1）用药宜先温和后强烈，先用性质比较温和的药物，尤其是儿童或女性患者不宜采用刺激性强、浓度高的药物；面部、阴部皮肤慎用刺激性强的药物。

2）用药浓度宜先低后高，先用低浓度制剂，根据病情需要再提高浓度；一般急性皮肤病用药宜温和，顽固性慢性皮损可用刺激性较强或浓度较高的药物。

3）有感染时，应先用清热解毒、抗感染制剂控制感染，然后再针对原皮损选用药物。

4）一旦出现过敏现象，应立即停药，并给予及时处理。

5）外涂软膏在第二次涂药时，需用棉花蘸上各种植物油或药油轻轻揩去上一次所涂的药膏，然后再涂药膏，切不可用汽油或肥皂水、热水擦洗。

（三）外用药物的临床应用

1. 湿敷法

湿敷法是用纱布浸湿药液敷于患处的一种外治法。用6～8层纱布（可预先制成湿敷垫备用）浸入新鲜配制的药液中，浸透药液后，用镊子取出，拧至不滴水为度，随即敷于患处，务必使其与皮损紧密接触，大小与病损相当。本法可按药液温度分为冷湿敷和热湿敷；按是否包扎分为开放性和闭合性湿敷。

【功效】 清热解毒、收湿敛疮、润燥止痒。

【适应证】 开放性冷湿敷主要用于潮红、肿胀、糜烂、渗出明显者，如急性湿疮、膏药风、化脓性或感染性皮肤病等；闭合性热湿敷主要用于慢性肥厚、角化性皮损，或仍有轻度糜烂、少量渗液者，如亚急性、慢性湿疮等。

2. 浸浴法

浸浴法是将煎煮出的药液置于容器中，把身体的局部或全身浸泡在药液中，达到防治疾病目的的一种外治方法。

【功效】 清热解毒、祛风止痒、养血润肤。

【适应证】　全身浸浴：风热疮、白疕、慢性湿疮、皮痹、紫癜风、体癣。局部浸浴：面油风、油风、手癣、足癣、手足皲裂、阴痒、阴蚀疮等。

3. 熏洗法

熏洗法是用中草药煎汤的热蒸汽熏蒸患处，并用温热药液淋洗局部或全身，达到防治疾病目的的一种外治技法，分为全身熏洗法、局部熏洗法两种。

【功效】　清热解毒、养血润肤、杀虫止痒、活血化瘀、软坚散结。

【适应证】　①全身泛发性皮肤病，如紫癜风、四弯风等。②全身肥厚浸润性皮肤病，如白疕或牛皮癣重症等。③全身表皮感染性皮肤病，如丹毒、花斑癣、滴脓疮等。

4. 淋洗法

淋洗法是将中药按照配方，煎成药液，对患者的局部（或患处）或全身进行反复冲洗的外治方法。将药液装入带细孔的小喷壶内，淋洒于体表患处；或用6～8层纱布浸透药液，然后拧挤纱布使药液淋洒于体表患处；亦可用小容器盛装药液，缓缓将药液倾倒于体表患处进行淋洗。

【功效】　清热凉血、解毒燥湿、祛风止痒。

【适应证】　①各种感染性皮肤病，如黄水疮、疥疮、脓癣、头癣、油风等。②慢性肥厚性、角化性皮肤病，如紫癜风、白疕等。③渗出、痂皮较多的皮肤病，如亚急性湿疮、天疱疮、猫眼疮等。

5. 中药涂搽疗法

中药涂搽疗法是用适当器具（如棉签、纱布块、棉球或小毛刷等）蘸取药液（水溶液、药油、药酒、药醋等）、粉剂、软膏、药糊、乳剂、酊剂或混悬剂等，均匀涂在患处的治疗方法。

【功效】　清热解毒、凉血消斑、祛风除湿、杀虫止痒、活血化瘀、软坚散结、养血润肤等。

【适应证】　本法可选用多种剂型药物，故适应证广泛，如急性、亚急性或慢性皮肤病均可使用。

6. 中药封包疗法

中药封包疗法是以药膏、药糊等敷于患处或一定穴位，一般大于硬币的厚度，并保持密封的一种外治方法。将已制备好的药膏、药糊等，根据病情敷于患处，待稍干后用纱布、保鲜薄膜或橡皮膏封包，视病情确定封包时间及换药次数。

【功效】　清热解毒、软坚散结、活血化瘀、通络止痛、杀虫止痒。

【适应证】　①急性炎症性皮肤病，如疖、痈、丹毒等。②慢性肥厚性皮肤病，如胼胝、白疕、紫癜风等。③角化增生性皮肤病，如鸟啄疮、鸡眼、皲裂疮、狐尿刺等。④疣状增生性皮肤病，如鼠乳、脑湿等。

7. 热熨法

热熨法是指以性味辛温燥热，辛香走窜的药物，经加工为细末或切碎捣如泥状，加酒或醋炒热，布包成袋装，置于患处，热熨贴敷的治疗方法。

【功效】　温经散寒、除湿止痒、活血通络、软坚散结、行气止痛。

【适应证】　①慢性顽固性皮肤病属风寒痰湿凝滞者，如瓜藤缠、猫眼疮、冻疮、蛇串疮后遗疼痛、慢性丹毒等疾病。②慢性浸润性、硬化性、结节性皮肤病，如皮痹、瓜藤缠、白疕、腓腨发、慢性湿疮等疾病。

8. 热烘疗法

热烘疗法是指在病变部位涂药或外敷浸透药液的纱布块后，再加上热烘的一种外治方法，又称吹烘法。根据病情选用不同的制剂，把药膏涂于患处或者浸透药液之纱布块敷于患处，然后用电吹风吹（或火烘）患处，在吹烘时，如药已干，可再加药。

【功效】 活血化瘀、祛风止痒、软坚散结。

【适应证】 皲裂疮、慢性湿疮、紫癜风、瘢痕疙瘩等。

9. 中药面膜法

中药面膜法是将中药磨成极细的粉末，然后用水、蛋清、蜂蜜等调成糊状覆盖于面部的一种方法。亦可使用熟石膏调水后均匀涂于面部倒模成形。

【功效】 清热消痤、活血理气、解毒利湿、消肿散结、活血祛斑、滋养肌肤等。

【适应证】 ①面部皮炎类，如漆疮、日晒疮、唇茧等；②皮脂腺疾病类，如肺风粉刺、面油风、酒渣鼻等；③色素类皮肤病，如白癜风、黧黑斑等。

10. 薄贴法

薄贴法是用膏药外贴穴位或患部以达到治疗疾病目的的一种外治疗法，又称膏药疗法。将膏药裁剪如皮损大小，用时将膏药稍加热微融，贴于穴位或患处。

【功效】 软坚散结、养血润肤。

【适应证】 ①局限性、角化性及慢性肥厚性皮损，如鸡眼、胼胝、白疕、角化湿疮等。②皲裂性皮损，如皲裂疮等。

11. 撒药法

撒药法是将中药粉末扑撒于患处的外治方法。根据中药粉末接触皮损的情况，分为直接法和间接法。

【功效】 收湿敛疮、燥湿解毒、散热止痒。

【适应证】 ①直接法：急性炎症性皮肤病及溃疡、窦道腐肉未脱者，或为爽身、防护之用，如臭田螺疮、蛇串疮、湿疮、脓窠疮等。②间接法：亚急性、慢性皮肤病，如亚急性及慢性湿疮、酒渣鼻等。

12. 熏药疗法

熏药疗法是使用熏药（多用药卷，也可用药粉、药饼、药丸等）缓慢地不完全燃烧，利用其所产生的烟雾熏治皮损的方法。

【功效】 疏通气血、软坚散结、杀虫止痒。

【适应证】 慢性湿疮、白疕、鱼鳞病以及其他慢性、肥厚性、瘙痒性皮肤病；久不收口的阴疮寒证，如顽固性瘘管、顽固性溃疡、结核性溃疡等。

13. 中药离子喷雾

中药离子喷雾包括冷喷和热喷，冷喷是指利用离子喷雾机产生的超声波频谱振荡形成的微细粒子雾化进行治疗，热喷是指利用离子喷雾机产生的离子化蒸汽来进行治疗。两者都需用中药药液浸泡处理过的纱布敷于患处后进行喷雾治疗。

【功效】 清热解毒、消肿止痒。

【适应证】 冷喷适用于日晒疮、面游风、丹毒；热喷适用于黧黑斑等。

二、非药物外治法

1. 体针疗法

针刺治疗，通常指毫针疗法，是以毫针为针刺工具，通过在人体十四经络上的腧穴施行一定治疗的操作方法，又称"体针疗法"。除了辨证取穴、辨病取穴外，皮肤病还可以"阿是穴"理论为指导，对于皮损部位进行针刺。可以采取中央直刺和围刺的方法，常规消毒局部皮损处，对于面积小者，皮损中央直刺；面积大者，采用皮损围刺。

2. 耳穴疗法

耳穴疗法是在耳廓穴位上用针刺或其他方法刺激，以防治疾病的一种方法。辨证选取耳穴，或在穴区内探寻阳性反应点。根据患者证候、体征灵活选用不同的器具，如豆、籽、针等进行治疗。

3. 梅花针疗法

梅花针疗法是指用梅花针叩刺病变部位或人体浅表穴位以治疗疾病的一种外治疗法。叩刺部位多为皮损处，或循经取穴。叩刺强度一般根据皮损情况、患者的体质和年龄、叩刺部位的不同，选择轻、中、重不同强度的叩刺方法。

4. 穴位放血疗法

放血疗法是指刺破皮损局部、特定穴位、放出适量血液的一种外治疗法，又称砭法、刺络法、刺血法。常规消毒穴位或局部皮损处，点刺时，用一手固定被刺部位，另一手持器具，对准所刺部位疾刺疾出，点刺后使血液自动流出，或辅以挤压增加出血量，最后用消毒干棉球按压止血。放血器具包括三棱针、注射器针头、采血针、测血糖针头等。

5. 火针疗法

火针疗法是将针具尖端用火烧红迅速刺入穴位或皮损处的治疗方法。针刺时，要疾入疾出。火针针刺的深度要根据患者病情、体质、年龄和针刺部位的肌肉厚薄及血管深浅而定。火针器具除了传统火针、毫针等，也可使用一次性注射器针头。优点：一人一针，不重复使用，安全方便，针尖小，疼痛轻，不易留疤。

6. 穴位埋线疗法

穴位埋线疗法是指将羊肠线或其他可吸收线体埋植于穴位内，持续刺激经络穴位以治疗疾病的外治疗法。

7. 穴位注射疗法

穴位注射疗法是在经络、腧穴或压痛点、皮下阳性反应点上注射药物，以治疗疾病的方法。局部皮肤常规消毒后，用快速进针法将针刺入皮下组织，然后缓慢进针或上下提插，探得酸胀等"得气"感应后，回抽一下如无回血，即可将药物缓慢推入。

8. 穴位贴敷疗法

穴位贴敷疗法是将药物研为细末，与各种不同的液体调制成糊状制剂，敷贴于穴位或患处，以治疗疾病的方法。将胶布剪成3.5cm×6cm大小规格，将配好的制剂置于胶布中央，根据辨证取穴，贴在相应的穴位上。

9. 艾灸疗法

艾灸疗法是利用艾叶捣绒制条，暗火燃烧，灸烤人体穴位，以治疗疾病的方法。

【功效】 温阳散寒、温通经络、活血逐痹、回阳固脱、消瘀散结、调理气血、扶正祛邪。

【适应证】 蛇串疮、白疕、皮痹、油风、白驳风、慢性湿疮、疖毒、瓜藤缠等。

10. 拔罐疗法

拔罐疗法又名"吸筒疗法"，古称"角法"。这是一种以杯罐作工具，借热力排去其中的空气产生负压，使其吸着于皮肤，造成瘀血现象的一种疗法。临床可根据不同的病情，选用不同的拔罐法，常用的拔罐法有以下几种。

（1）闪罐法 此法是拔罐后立即取下，再迅速拔住，如此反复多次，直至皮肤潮红为度。

（2）**坐罐法** 又称"留罐法"，利用燃烧时火焰的热力，排出空气，形成负压，将罐吸附在欲留罐部位皮肤上10～15分钟，然后起罐。单罐、多罐皆可应用。

（3）**走罐法** 又称作推罐，一般用于面积较大、肌肉丰厚的部位，如腰背部、大腿部等。可选用口径较大的火罐，玻璃罐最好，罐口要平滑，先在罐口或欲治疗部位涂润滑油或软膏，拔罐于大片皮损一端，快速向另一端推动或拖移罐体，速度10～15cm/s，每次推拉方向一致，至正常皮肤后借助腕力起罐，如此反复操作30次，每10次更换罐体，避免过热灼伤皮肤及不便于操作，间歇时间不超过10秒。

（4）**刺络拔罐法** 此法又称作刺血拔罐法。即先消毒患处，然后用三棱针或注射器针头，在皮疹区点刺出血，再进行局部拔罐，留罐10～15分钟，取下火罐，用无菌干棉球擦净血迹。

（李元文 蔡玲玲）

第三节 配方颗粒在皮肤科的应用

随着中药产业现代化建设的完善和人们对中药制剂便捷需求的提高，中药配方颗粒（图7-1）应运而生。自2002年中药配方颗粒已列入《中药现代化发展纲要》的发展战略目标，并纳入国家"十二五"规划纲要。国家及地方政府均持积极态度，在不同层面出台了一系列相关鼓励政策来促进中药配方颗粒的发展。至2021年十三届全国人大四次会议再次提出"关于加快中药及配方颗粒进入集中采购的建议"，以及同年出台的《中药配方颗粒质量控制与标准制定技术要求》等系列文件的推出，进一步推动了中药现代化建设进程。

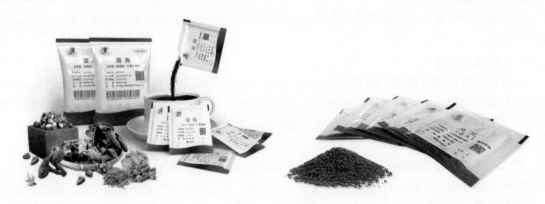

图7-1 配方颗粒

中药配方颗粒又称中药免煎颗粒，是以中药饮片为原料，经现代工业提取、浓缩、干燥、制粒等工序精制而成的颗粒剂，供中医临床配方时应用。自天江药业成为国内首家研发和生产中药配方颗粒的企业，并获批国内首家"中药饮片改革试点单位"，中药配方颗粒开始在市场上高速扩容。我国《中药配方颗粒质量控制与标准制定技术要求》等相关文件，从基本属性、原辅料要求、生产工艺要求、稳定性要求、标准复核等诸多方面对配方颗粒制定了详尽且严格的制作要求，中药配方颗粒通过道地药材检测、去除农残重金属、液质联用技术等现代技术检验化学成分含量，层层把控药品质量，为广大患者产出了高品质的中药配方颗粒，解决了中药饮片储存困难、使用不便、疗效不稳定等诸多问题。配方颗粒已经成为中医治疗不可或缺的常用剂型，成为中药饮片的有益补充。

中药配方颗粒是在中药饮片的基础上进行全面提取而成，在皮肤科广泛应用于内治、外治和膏方中。中药配方颗粒提取物不仅包含中药饮片在煎煮时溶于水的药物成分，还包括煎煮过程中的挥发油，弥补了中药饮片煎煮后药物活性成分挥发流失的不足，并减少了因煎煮不当导致毒副作用的情况，使中药制剂在应用中疗效更佳、安全性更稳定。

而中药配方颗粒在中药饮片制剂外治应用的基础上，发展乳霜、凝胶、香波制剂，弥补了传统饮片因纤维成分及渣滓较多、用量较大，患者使用感不佳导致的剂型缺陷。中药外用临方调配遵循"一人一法，一人一方"的原则，在临床上根据不同的病情进展情况和皮损具体表现采用不同的制剂、不同的处方。中药配方颗粒剂量小、成分精、浓度高、触感细腻，在皮肤科尤其适宜应用于外用制剂，如溶液剂、酊剂、箍围药、油膏剂、乳霜剂、香波剂等。如外用香柏波治疗发蛀脱发（脂溢性脱发）、补骨脂酊治疗白驳风（白癜风）、黄连膏治疗亚急性或慢性湿疮、马齿苋溶液治疗急性湿疮、青黛散治疗急性炎症性皮肤病等。

同理，中药配方颗粒在膏方制作中具有明显优势，由于是提取浓缩后制膏，缩短了制作时间，节省了饮片所需的大型制膏机，制备成本低、品质好、效率高，质量更可控。

中药配方颗粒在逐步加快发展步伐的同时，不断进行技术革新并坚持质量把控，既满足了中医药现代化进程的需要，又为中医药事业传承与发展奠定了坚实的基础，提高了国际对中药科学性的认识程度，在踏踏实实做好惠及民生工作的同时，也为中医药的国际交流和走向世界创造了更多机遇。

（李元文）

第四节　皮肤病的常用中成药

一、概　　论

中成药是以中医药理论为指导，用中药材作原料，按规定的处方和加工方法制成的制剂。包括片、颗粒、膏、胶囊等各种剂型。中成药具备相应的名称、规格、质量标准和检验方法、适当的包装，标明功效、主治、用法、用量等；临床中使用方便，质量可控，可以大规模生产；但是与汤剂相比个体化治疗不足，针对性不强等。随着中成药生产规模进一步发展，中成药在皮肤病的治疗中也备受重视，尤其是外用中成药，常作为轻度皮肤病的独立治疗方案被广泛应用。

中成药的命名方式如下。

1）按成方药物组成命名：如良附丸、板蓝根冲剂、四妙丸、三黄片。

2）以成方功效命名：如润燥止痒胶囊、大补阴丸、逍遥丸、人参败毒散。

3）按成药颜色命名：如紫雪丹。

4）按方剂来源、发明人及产地命名：如金匮肾气丸、局方牛黄清心丸。

5）按服用剂量、方法及方药配比命名：如十滴水、八二丹。

6）按中医术语和病证命名：如归脾丸。

以下对药品功能主治的介绍参考产品说明书编写。

二、分　类

中成药在临床应用中也遵循辨证论治体系，在不同的皮损表现中存在相同的病因病机，便可以运用同样的治法方药。中成药在皮肤病的应用可以根据其作用功效分为凉血解毒、祛湿止痒、疏肝解郁、活血化瘀、补益及外用中成药六类。

1. 凉血解毒类

凉血解毒法具有清营透热、凉血散瘀、清热解毒的功效，主要用于治疗皮肤病血热蕴肤证，适用于银屑病、麻疹、药疹、玫瑰糠疹等。症见身热夜甚，神烦少寐，皮肤隐隐斑疹，甚至出血发斑，舌质红绛，脉数。

（1）复方青黛胶囊　具有清热解毒，化瘀消斑，祛风止痒的作用。用于血热夹瘀、热毒炽盛证。如进行期银屑病、玫瑰糠疹、药疹见上述证候者。

（2）防风通圣颗粒　具有解表通里，清热解毒的作用。用于外寒内热，表里俱实证。如荨麻疹、急性亚急性湿疹、玫瑰糠疹早期及瘙痒症等见上述证候者。

（3）克银丸、消银胶囊、消银颗粒　具有清热解毒，祛风止痒的作用。用于皮损基底红，舌基底红，便秘，尿黄属血热风燥型的银屑病。

（4）点舌丸　具有清热解毒，消肿止痛的作用。用于各种疮疡初起、无名肿毒、疔疮发背、乳痈肿痛等症。

（5）连翘败毒丸　具有清热解毒，消肿止痛的作用。用于疮疖溃烂，灼热，流脓流水，如脓疱疮、疖疮、囊肿、丹毒、疱疹及渗出性皮肤病等。

（6）当归苦参丸　具有凉血祛湿的作用。用于血燥湿热证。如头面生疮、粉刺疙瘩、湿疹刺痒、酒渣鼻见上述证候者。

（7）大败毒胶囊　具有清血败毒，消肿止痛的作用。用于脏腑毒热证。如淋病、梅毒等性病及痈疽等皮肤病见上述证候者。

2. 祛湿止痒类

祛湿止痒法具有清热燥湿、利水通淋、祛风止痒的功效，主要用于治疗风湿蕴肤证，适用于丹毒、湿疹、足癣感染、带状疱疹、药物性皮炎、银屑病、瘙痒症、淋病、非淋菌性尿道炎等常见皮肤病。

（1）湿毒清胶囊　具有养血润燥，化湿解毒，祛风止痒的作用。用于血虚湿蕴证。如皮肤瘙痒症、湿疹见上述证候者。

（2）皮敏消胶囊　具有祛风除湿，清热解毒，凉血止痒的作用。用于风热证或风热夹湿证。如急慢性荨麻疹、急性湿疹见上述证候者。

（3）二妙丸　具有燥湿清热的作用。用于湿热下注证。如下肢丹毒、白带、阴囊湿痒、渗出性银屑病、瘙痒症、下肢疱疹见上述证候者。

（4）龙胆泻肝丸　具有清肝胆，利湿热的作用。用于湿热蕴结所致的带状疱疹、湿疹、银屑病、瘙痒症、带下等。

（5）疗癣卡西甫丸　具有燥湿止痒的作用。用于肌肤瘙痒、体癣、牛皮癣。

（6）乌蛇止痒丸　具有养血祛风，化湿止痒的作用。用于风湿蕴肤证。如皮肤瘙痒症、神经性皮炎、荨麻疹、妇女阴痒等瘙痒性疾病。

（7）肤痒颗粒、消风止痒颗粒　具有祛风活血，除湿止痒的作用。用于皮肤瘙痒病、荨麻疹、亚急性慢性湿疹、玫瑰糠疹。

（8）**金蝉止痒胶囊** 具有清热解毒，燥湿止痒的功效。用于丘疹性荨麻疹、夏季皮炎等皮肤瘙痒的症状。

3. 疏肝解郁类

疏肝解郁法具有疏肝解郁、行气止痛的功效，主要用于治疗肝气不舒所致的黄褐斑、湿疹、荨麻疹、神经性皮炎、痤疮、妇女颜面黑变病等皮肤病。

（1）**逍遥颗粒** 具有疏肝解郁，健脾和胃的作用。用于肝气不舒所致的黄褐斑、湿疹、荨麻疹、神经性皮炎、痤疮等皮肤病。

（2）**平肝舒络丸** 具有平肝舒络、活血祛风的作用。用于治疗瘙痒症、结节囊肿型痤疮、胸胁部带状疱疹。

4. 活血化瘀类

活血化瘀法具有活血化瘀、行气止痛、祛斑美容的功效，主要用于治疗血瘀证，适用于黄褐斑、慢性湿疹、囊肿性痤疮、结节性痒疹、带状疱疹后遗神经痛、斑秃等疾病。

（1）**丹参酮胶囊** 具有活血化瘀散结的作用。用于痤疮、扁桃体炎、疖。

（2）**血府逐瘀胶囊** 具有活血祛瘀，行气止痛的作用。用于瘀血停滞证。如黄褐斑、白癜风、结节、鼻赘、黑变病、脱发、银屑病、玫瑰糠疹、带状疱疹、瘙痒症等见有瘀血证候者。

5. 补益类

补益法具有滋阴润燥、养血和血、息风止痒的功效，用于具有虚证者，适用于黄褐斑、皮肤瘙痒症、白癜风、慢性湿疹、荨麻疹、银屑病等疾病。

（1）**大补阴丸** 具有滋阴降火的作用。用于阴虚火旺证。如干性湿疹、皮肤瘙痒症见上述证候者等。

（2）**六味地黄丸** 具有滋阴补肾的作用。用于老年皮肤瘙痒症、斑秃、脱发、干性湿疹、干燥综合征。

（3）**参苓白术散** 具有健脾，益气的作用。用于慢性湿疹、脓疱疮、气虚痤疮。

（4）**贞芪扶正胶囊** 具有益卫固表，托毒生肌的作用。用于慢性荨麻疹、玫瑰糠疹、静止期银屑病、慢性瘙痒症、黄褐斑、斑秃、痤疮、扁平疣等见虚证者。

（5）**玉屏风颗粒** 具有益气固表止汗的作用。用于表虚证。如荨麻疹、湿疹、玫瑰糠疹等皮肤病。

（6）**七宝美髯丹** 具有补肝肾，益精血的作用。用于肝肾两虚证。如须发早白，牙齿摇动，带下清稀。

（7）**润燥止痒胶囊** 具有养血滋阴，祛风润燥，润肠通便的作用。用于血虚风燥引起的皮肤瘙痒症及热毒蕴肤引起的痤疮及便秘。

6. 外用中成药

（1）**冰黄肤乐软膏** 具有清热燥湿，活血祛风，止痒消炎的作用。用于湿热蕴结或血热风燥引起的皮肤瘙痒；神经性皮炎、湿疹、足癣及银屑病等瘙痒性皮肤病见上述证候者。

（2）**青鹏软膏** 具有活血化瘀、消肿止痛的作用。用于皮肤瘙痒、湿疹。

（3）**龙珠软膏** 具有清热解毒，消肿止痛，祛腐生肌的作用。适用于疮疖红、肿、热、痛及轻度烫伤。

（4）**除湿止痒软膏** 具有清热除湿，祛风止痒的作用。用于急性、亚急性湿疹证属湿热型或湿阻型的辅助治疗。特别适用于婴幼儿、孕期妇女、哺乳期妇女皮肤病（湿疹、特异性皮炎等）

的治疗。

（5）**脚气散**　具有燥湿，止痒的作用。用于脚癣趾间糜烂，刺痒难忍。

（6）**生肌散**　具有解毒，生肌的作用。用于疮疖久溃，肌肉不生，久不收口。

（7）**癣湿药水**　具有祛风除湿，杀虫止痒的作用。用于风湿虫毒所致的鹅掌风、脚湿气，症见皮肤丘疹、水疱、脱屑，伴有不同程度的瘙痒。

（8）**皮肤康洗液**　具有清热解毒、凉血除湿、杀虫止痒的作用。用于皮肤湿疹、皮炎见有红斑、瘙痒、丘疹、渗出、脓疱、糜烂、汗疹、尿布疹、二阴湿疹；细菌性阴道炎、霉菌性阴道炎、滴虫性阴道炎、衣原体阴道炎、宫颈炎、外阴瘙痒、带下异常等。

（9）**甘霖洗剂**　具有清热除湿、祛风止痒的作用。用于亚急性湿疹、霉菌性阴道炎、夏季皮炎、老年性瘙痒症、新生儿尿布皮炎等有明显的疗效。亦可用于卧床患者的皮肤清洁护理和房事前后的性器官清洁保健。

（10）**外用应急软膏**　具有消肿，止痛，抗感染，促进伤口愈合的作用。用于冻疮、Ⅰ～Ⅱ度烫伤、手足皲裂及小面积轻度擦挫伤。

（11）**肤痔清软膏**　具有清热解毒，化瘀消肿，除湿止痒的作用。用于湿热蕴结所致手足癣、体癣、股癣、浸淫疮、内痔、外痔、肿痛出血、带下病。

三、使用原则

1）中成药在临床应用时应遵循中医辨证及理法方药，掌握严格的适应证。

2）有时可多种中成药联合应用，中成药和西药联合应用，注意药物的合理配伍，减毒增效。

3）注意药物的用法用量、服药时间、使用疗程及饮食禁忌。

思考题　皮肤病的中医外治法是提高临床疗效的重要方法。皮肤病的中医外治法有哪些特点？相对于传统内治法有哪些优势？

（李元文）

第八章 皮肤病的预防和护理

第一节 皮肤病的预防

中医学"治未病"的思想最早记录于《黄帝内经》，在《素问·四气调神大论》中提到："圣人不治已病治未病，不治已乱治未乱。"

"治未病"的思想已完善为未病先防、既病防变、瘥后防复三个方面，对于预防皮肤病的发生及复发等具有指导意义。

1. 普及预防知识

对于水痘、疥疮、风疹、麻疹等传染性疾病普及相关知识及预防方法十分重要。通过提高防病意识，隔离传染源，切断传播途径，避免接触染病，尽量做到早发现、早诊断、早治疗，防止此类疾病的发生与传播。对于霉疮、淋病、阴部热疮、臊瘊、艾滋病等性传播疾病，避免不洁性关系，洁身自好是最主要的预防。

2. 保持个人卫生

皮肤作为人体的第一道屏障，具有护卫机体、代谢津液等作用。如果对皮肤卫生不重视，清洁不到位，则影响皮肤功能，易导致皮肤病的发生。如皮脂分泌旺盛者，保持皮肤清洁有助于预防粉刺、面游风等皮肤病。皮肤时刻与外界环境接触，保证周身环境卫生可有效避免一些感染性皮肤病的发生。另外，环境中存在的物理、化学、生物因素可能导致变态反应性皮肤病的发生，如瘾疹、漆疮、湿疮等，找出病因有利于预防诱发或加重疾病。需要注意的是，特别是老年人冬季若过度清洁皮肤，或洗澡水温较高易导致皮肤屏障受损，引起瘙痒症。

3. 调畅情志

《素问·举痛论》云："怒则气上，喜则气缓，悲则气消，恐则气下，寒则气收，炅则气泄，惊则气乱，劳则气耗，思则气结。"中医学认为五志过极可影响气的正常运行，导致阴阳平衡失调甚至伤及五脏。情志不舒，也会诱发或加重皮肤病，如肝气郁结，气机受阻导致血行不畅，肌肤失养而成白驳风；忧思伤脾，运化失司，水湿停聚，浸淫肌肤而致湿疮；情志不遂，肝火郁滞，或烦躁焦虑，心肝火旺，可导致牛皮癣等。故调畅情志对预防皮肤病的发生、发展有所裨益。

4. 适度锻炼

中医学认为疾病的发生是人体正气不能抗邪的结果，即《灵枢·百病始生》所言："风雨寒热不得虚，邪不能独伤人。"适当的运动锻炼，可以条畅气血，疏通经脉，畅达情志，增强体质，充盈正气，使机体能够抵御邪气的侵犯，减少发病或使病邪不能深入。因此，适度锻炼、调养身心是抵抗病邪的重要手段之一，可通过太极拳、八段锦、五禽戏或其他合适的运动方式达到增强体质的目的。

患病后的调理养护历来为中医所重视，人的生活起居、饮食习惯、情志变化、环境情况都与疾病的发生、发展及转归息息相关。吴鞠通《温病条辨》云："病后调理，不轻于治病。"可见护理对于疾病的重要影响。

第二节　皮肤病的护理

1. 局部护理

需要注意对皮损处的局部护理。对于瘙痒处的皮肤应避免搔抓或热水烫洗，以防皮损加重或继发新的皮损和感染，可外用润肤剂或轻柔拍打瘙痒部位缓解症状；伴有干燥、脱屑的皮肤病，应避免过度清洁，避免各种物理性、化学性刺激，应用润肤剂或油剂保湿；结痂的皮损不可强行剥脱痂皮，需等待其自行脱落，痂皮较厚者，可用药膏或麻油软化后拭去；对于溃疡、糜烂等有创面的皮损，需注意局部清洁，避免继发感染。

2. 饮食调节

《金匮要略》云："凡饮食滋味，以养于生，食之有妨，反能为害。"饮食不当对身体有害无益，患病时可延缓病愈的过程甚至加重疾病。瘙痒性疾病的患者应尽量少吃羊肉、海鲜等易动风发痒食物，少饮酒；皮脂分泌丰富的患者不宜食用辛辣刺激、油腻食物以及坚果、甜食等含油脂多的食物；对于变态反应性皮肤病患者应注意避免接触或食用致敏物。大部分皮肤病患者可多食用绿色蔬菜及其他富含维生素的食物。

3. 心理调护

皮肤病往往病程较长，易反复发作，可伴有不同程度瘙痒，部分皮肤病还影响美观，对患者生活质量及心理健康造成影响。同时患者心理上的焦虑可造成肝气郁结、心肝火旺，影响病情好转，故心理调护十分重要。一方面在进行治疗的同时，应对患者进行心理疏导，鼓励患者积极面对，保持自信，纠正其消极、悲观、急躁等不良情绪，通过进行心理上的安慰劝导，使患者能够积极配合，对疾病治疗更有信心；另一方面，患者本人也应放松解压，通过找到压力来源、寻找合适途径释放压力、学会压力转化等途径，尽可能消除压力这一皮肤病诱因，有助于促进疾病疗愈并可避免复发。

4. 环境调护

部分皮肤病的发病与环境相关，保持起居环境及个人清洁，可避免感染性疾病的传播和发生。《外科正宗》提到："凡病虽在于用药调理，而又要关于杂禁之法，先要洒扫患房洁净，冬必温帏，夏宜凉帐。"患者的生活环境应当寒热适宜，以免因外感诱发或加重皮肤病。变态反应性皮肤病患者应避免接触过敏原，如家中避免饲养换毛宠物、传粉季节外出佩戴口罩等。环境中的物理因素也可损害皮肤，应避免皮肤长时间暴露于严寒或强光下，以防冻疮或日晒疮发生。

思考题　特殊人群皮肤病患者如孕妇、长期卧床患者在皮肤护理方面有哪些需要特别注意的地方？

（李元文）

下 篇
各 论

第九章　病毒性皮肤病

第一节　热　疮

　　热疮是一种由单纯疱疹病毒引起的以面部皮肤黏膜交界处局限性群集小水疱为常见临床特征的感染性皮肤病，有自限性，易复发。由于本病大多与热邪有关，故称为热疮。《圣济总录》认为："热疮本于热盛，风气因而乘之，故特谓之热疮。"

　　本病相当于西医学的单纯疱疹（herpes simplex）。

一、病因病机

　　本病多由风热和湿热毒邪所致，反复发作者则与气阴不足，虚热内扰相关。

　　（1）外感风热　风热为阳邪，常侵犯人的头面部。当起居不慎，从外感受风热之邪时可引起发热、头痛、面部口周出现灼热水疱。

　　（2）肠胃湿热　饮食不节，过食煎炸辛热厚味之品，肠胃湿热积滞，上蒸于唇周面颊而引起群集水疱。

　　（3）气阴不足　风热之邪和湿热毒邪均为阳邪，易耗气伤阴。所以单纯疱疹反复发作者多表现为气阴不足，虚热内扰。

二、临床诊断

（一）诊断

1.临床表现

　　本病临床上可分为原发性与复发性两型。原发性潜伏期为2～12天，平均6天。原发性单纯疱疹常伴有全身症状，皮损范围相对广泛，病程较长；而复发性皮损病程较短。

　　（1）原发性单纯疱疹　好发于皮肤和黏膜交界处，以口角、鼻孔周围多见。初起局部皮肤发痒、灼热或刺痛，继而出现红斑，在红斑基础上出现群集性米粒大小的水疱。一般有1～2簇，疱液清亮，疱壁薄易破，形成糜烂或浅溃疡，2～10天后干燥结痂，脱痂后不留瘢痕而愈。可伴有不同程度发热、周身不适和局部淋巴结肿大。继发感染者，可见脓疱，病程延长。

　　（2）复发性单纯疱疹　即部分患者在原发感染消退后，因诱发因素刺激于同一部位而反复发作。多见于成人，好发于口周、鼻周，也可见于口腔黏膜等部位。多在发热后、月经期间、饮食不节或过度疲劳后发病。发作早期局部常自觉灼热，随后出现红斑、簇集状小丘疹和水疱，可相互融合，数天后水疱破溃形成糜烂、结痂继而愈合。病程1～2周。

2. 实验室检查

（1）皮损处刮片做细胞学检查（Tzanck涂片） 可见多核巨细胞和核内嗜酸性包涵体。

（2）微生物检查 怀疑为此病时，可进行相应的检查，如免疫荧光法和聚合酶链反应（PCR）分别检测疱液中病毒抗原和HSV-DNA，有助于明确诊断。

（二）鉴别诊断

1. 蛇串疮（面部带状疱疹）

皮疹多数沿三叉神经或面神经的分支分布，水疱较大，群数较多，基底炎症明显，呈带状排列。水疱紧张发亮，疱壁较厚，不易破裂，伴显著神经痛。

2. 黄水疮（脓疱疮）

发生于面部的脓疱疮应与颜面单纯疱疹鉴别。好发于儿童，多见于夏秋季节，为细菌感染，发生散在分布的较大脓疱，结蜜黄色痂，很快向周围扩大，脓液的传染性很强，可引起接触传染和自身接种感染。

三、辨 证 要 点

本病可根据病情分为原发性和复发性，原发性病性属实，以风热、湿热为特点，根据诱因可分为肺胃风热、肠胃湿热、气阴两虚三型，治疗总则为疏风清热，利湿解毒。复发性病性属虚，久病耗气伤阴，以致气阴两虚，宜益气养阴清热，扶正祛邪。

四、治 疗

（一）内治方案

1. 肺胃风热证

【症状】 口周或鼻孔周围成群小水疱，基底潮红，灼热或微痒不适；伴有发热、头痛、咽痛口干；舌红，苔薄黄，脉浮数。

【治法】 清热疏风解毒。

【方药】 银翘散。

【加减】 水疱多、色红者，加大青叶、紫草、升麻；眼周有皮损者加菊花、青葙子；咽痛明显者，可加板蓝根清热解毒利咽。

2. 肠胃湿热证

【症状】 口周大片红肿、簇集水疱或有糜烂、渗出，或伴有牙龈肿痛，大便干结或大便黏滞；舌红，苔黄腻，脉弦滑。

【治法】 清热除湿解毒。

【方药】 黄连解毒汤加减。

【加减】 疱疹红肿明显，可加入赤芍、牡丹皮、栀子、白茅根等凉血散瘀消肿；口苦口黏、脘腹胀满、舌苔黄厚腻者，可加入茵陈、苍术、厚朴、砂仁、藿香等化湿之品。

3. 气阴两虚证

【症状】　口周水疱反复发作；口干体倦，心烦少寐；舌红，苔黄，脉细数无力。

【治法】　益气养阴清热。

【方药】　生脉饮加味。

【加减】　迁延不愈，病情反复者，加太子参、生黄芪；口干咽燥者，加沙参、玄参、桔梗。

（二）外治方案

（1）**中药外治**　水疱如未溃破可选用三黄洗剂（黄连、黄芩、黄柏）外搽；若水疱已溃破、糜烂宜用黄连油或青黛油外搽，配合金银花、野菊花、紫草煎水局部皮损湿敷。

（2）**火针治疗**　以火针快速刺入疱疹。

五、预防调护

1）单纯疱疹发作期间勿用手挠抓皮损处，忌食煎炒辛热的食物和保持大便通畅。

2）注意劳逸结合，睡眠充足，避免过劳。

3）每在月经前后发作的患者宜在月经前服用中药进行预防性治疗。

（李红毅　王家爵）

第二节　蛇串疮

蛇串疮是以身体一侧成群水疱、疼痛为特征的急性疱疹性皮肤病。由于本病皮损发生在身体一侧，呈条带状分布，似蛇串行，故中医学称之为蛇串疮。本病多发于春秋季节，以成人居多。历代中医学对本病均有描述，首见于《诸病源候论》，名为"甑带疮"，后历代医家又称之为缠腰火丹、蜘蛛疮、蛇丹、火带疮、蛇窠疮等。《诸病源候论·疮病诸候》曰："甑带疮者，绕腰生，此亦风湿搏血气所生，状如甑带，因以为名，又云此疮绕腰匝。"《外科大成·缠腰火丹》曰："缠腰火丹，一名火带疮，俗名蛇串疮。初生于腰，紫赤如疹，或起水疱，痛如火燎，由心肾不交，肝火内炽。"

本病相当于西医学的带状疱疹（herpes zoster）。

一、病因病机

中医学认为本病是感受湿热毒邪，经络闭阻，气血凝滞而成。

（1）**肝经郁热**　情志内伤、肝气郁滞化热，热郁久而化火，火热溢于肌表，流窜经络，再外感湿毒，使气血郁闭，则见红斑、丘疱疹、疼痛等症。

（2）**脾虚湿蕴**　脾失健运而生湿，脾湿蕴结而化热，湿热外发肌肤，再感湿热邪毒，致水湿循经络闭阻于肌表，则见水疱累累如珠。

（3）**气滞血瘀**　湿热邪毒，损伤经络，经气不利，气滞血瘀，不通则痛，常致疼痛不休或刺痛不断。

西医学认为本病的病原体是水痘-带状疱疹病毒，本病毒有亲神经和皮肤的特性。对本病无或低免疫力的人群经呼吸道黏膜初次感染（多在儿童时期）本病毒后，在临床上表现为水痘或呈隐性感染，同时此病毒进入皮肤的感觉神经末梢，沿外周神经向心性进入脊髓后神经节或脑神经感觉神经节内长久潜伏。如遇感染性疾病、肿瘤、外伤、疲劳、紧张、月经期等诱因潜伏于神经节内的病毒被激活，引起神经及支配性皮肤炎症，发为疱疹。

二、临床诊断

（一）诊断

1. 临床表现

1）好发于春秋季节，成人多见，常见于肋间神经、三叉神经、颈部神经及腰骶神经支配区。

2）发疹前常有发热、乏力、食欲不振、全身不适以及局部灼热、瘙痒、感觉过敏、神经痛等前驱症状，1～3天后出现皮疹，有剧烈的神经痛，病程3～4周，有自限性，罕见复发。

3）初起皮损为神经分布区的皮肤潮红，进而出现多数簇集性的粟粒至绿豆大小的丘疱疹，迅速变为水疱，互不融合，疱周绕以红晕，疱壁紧张发亮，不易破裂，内容物清澈透明，成熟的水疱顶平或有凹陷（图9-1）。簇集性水疱群呈带状排列，沿单侧皮神经分布，一般不超过体表正中线。数天后水疱破裂形成糜烂面或干涸结痂，3～4周后痊愈，遗留暂时性淡红斑或色素沉着斑。

4）有些病例仅出现红斑、丘疹，无明显水疱，称为不全性或顿挫性带状疱疹。部分病例可出现大疱或血疱，分别称为大疱性和出血性带状疱疹；在部分老年人和营养不良患者，皮疹可发生坏死，愈后可留有瘢痕，称为坏疽性带状疱疹；患恶性淋巴瘤或免疫功能极度低下者，感染可通过血行播散遍及全身各处，病情严重，发展迅速，数日内全身可出现泛发的水痘样皮疹，常伴高热，可并发肺、脑损害，称为泛发性带状疱疹。

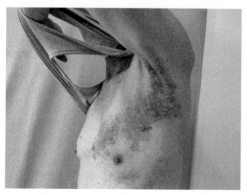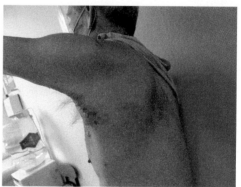

图9-1 带状疱疹

2. 实验室检查

（1）疱疹刮片 刮取新生疱疹基底组织碎片，瑞特染色可发现多核巨细胞，苏木精-伊红染色可查见细胞内包涵体，有助于诊断。

（2）病毒DNA检测 PCR检测水痘-带状疱疹病毒。

（3）免疫学检查 可用直接免疫荧光法检查疱疹基底刮片或疱疹液中抗原。

（二）鉴别诊断

本病在前驱期或无疹性带状疱疹中，神经痛显著，易误诊为冠心病、肋间神经痛、胸膜炎或急性阑尾炎等，应根据上述疾病的诊断要点加以鉴别。

本病在疱疹发生后，初起应与单纯疱疹鉴别，如果水疱继发感染需与脓疱疮进行鉴别。

1. 热疮（单纯疱疹）

疱疹好发于面部皮肤与黏膜交界处，水疱疼痛不明显，水疱较小易破裂。单纯疱疹常易复发。

2. 黄水疮（脓疱疮）

脓疱疮好发于颜面、四肢暴露部位，皮损分布与神经分布无关。患者自觉瘙痒，疼痛不明显。

3. 漆疮（接触性皮炎）

皮疹潮红、肿胀、有水疱、边界清楚，局限于接触部位，有明确的接触过敏物史。

三、辨 证 要 点

根据带状疱疹发病的不同阶段和发病部位的不同，一般起病初期以肝经郁热、脾虚湿蕴为主，肝气郁而化热，热郁久而化火，脾失健运而生湿，脾湿蕴结而化热是主要表现，治疗上重在清肝泻火、健脾利湿、解毒止痛，后期多见于气滞血瘀，湿热风火邪毒，损伤经络，气滞血瘀是主要表现，治疗上重在理气活血，通络止痛。病在头面上部，酌加清阳明胃热之品；病在胸腹中部，加强疏肝清热解毒之力；病在外阴、下肢，加强清利下焦肝胆湿热之力。病情严重者可中西医结合治疗。

四、治 疗

（一）内治方案

1. 肝经郁热证

【症状】 初起可见丘疹、丘疱疹或小水疱，疱壁紧张，后水疱多而胀大，基底鲜红，痛如火燎，夜寐不安；或水疱浑浊溃破，或伴脓疱脓痂，或伴发热、头痛、全身不适，口干口苦，小便黄赤，大便干结；舌红，苔黄或黄厚干，脉弦滑或滑数。

【治法】 清肝泻火，解毒止痛。

【方药】 龙胆泻肝汤加减。

【加减】 病在头面部，去龙胆草、山栀子，加升麻、鱼腥草，以清阳明胃热；大便秘结不通，加大黄（后下），以泻火通便。

2. 脾虚湿蕴证

【症状】 皮肤起大疱或黄白水疱，疱壁松弛易于穿破，渗水糜烂；纳呆，腹胀便溏；舌质淡胖，苔黄腻或白腻，脉濡或滑。

【治法】 健脾利湿，解毒止痛。

【方药】 除湿胃苓汤或参苓白术散加减。

【加减】 水疱大而多者，加土茯苓、萆薢、车前草。

3. 气滞血瘀证

【症状】 发病后期，水疱干燥结痂，但刺痛不减或减而不止，入夜尤甚；口干心烦；舌暗红有瘀点，苔薄白或微黄，脉弦细。

【治法】 理气活血，通络止痛。

【方药】 柴胡疏肝散合桃红四物汤加减。

【加减】 年老体弱属脾虚者，加怀山药、白术、党参，以健脾益气；夜晚痛甚影响睡眠者，加酸枣仁、茯苓、合欢皮，以安神止痛。

（二）外治方案

1. 中药外治

（1）**中药外洗** 带状疱疹水疱、红斑期，可用大青叶、蒲公英、鱼腥草、地榆、甘草、马齿苋水煎外洗患处；水疱结痂、红斑消退但疼痛未消除，可用徐长卿、肿节风、鱼腥草、七叶一枝花、甘草水煎外洗。

（2）**中药湿敷** 水疱破溃、糜烂、渗液较多者，可用地榆、五倍子、大黄、鱼腥草、紫草、甘草水煎湿敷。

（3）**中药外搽** 水疱如无溃破、糜烂、渗液者，可用三黄洗剂外搽患处。水疱干敛结痂仍疼痛者可外用重楼解毒酊、伤科灵喷雾、青鹏软膏等。如水疱溃破、糜烂、渗液者，在前述湿敷治疗间歇期可外搽青黛油、紫草油等。

2. 针灸治疗

（1）**针刺疗法** 按皮肤损害所在部位循经取穴。常用穴位为合谷、曲池、内关、三阴交、阴陵泉、足三里、阳陵泉等。

（2）**火针疗法** 疱疹初期，对局部水疱皮损进行火针治疗。

（3）**耳穴疗法** 常用肝区、神门或皮疹分布之所属区。

（4）**放血疗法** 选皮损处放血或者耳尖放血。

（5）**艾灸** 点燃艾条、艾炷灸，灯火灸等。

（6）**磁穴疗法** 用磁片直接贴敷固定在选定的穴位上。

（7）**穴位注射疗法** 以活血止痛的丹参注射液或营养神经的腺苷钴胺注射液，在疼痛剧烈的阿是穴局部注射。

五、预防调护

1）发病期间忌食辛辣煎炸食物，注意休息和保持局部皮肤清洁。饮食要清淡，多食蔬菜、水果。

2）在服药治疗的同时，可配合用竹蔗、马蹄、红萝卜、薏苡仁等煎水代茶饮。可用薏苡仁、大米适量煮粥，调味服食；或用马齿苋加大米适量，煮成稀粥服食。用于带状疱疹肝经郁热，或脾虚湿蕴证。

案 例

李某，女，51岁，2019年1月初诊。

患者于6天前发现右侧头面部出现散在红斑、簇状水疱，伴阵发性电掣样疼痛，未予重视，未至医院诊治。之后皮疹逐渐增多，疼痛较前加剧，遂求治于我科门诊。症见右侧头面部片状红斑、簇状水疱，基底鲜红，痛如电掣；夜寐不安，口干口苦，小便黄赤，大便干结；舌红，苔黄腻，脉滑数。

【中医诊断】 蛇串疮。

【西医诊断】 带状疱疹。

【辨证】 肝经郁热。

【治法】 清肝泻火，解毒止痛。

【处方】 龙胆草15g，黄芩15g，栀子15g，泽泻15g，车前子15g，生地黄15g，柴胡15g，绵茵陈20g，板蓝根20g，大青叶15g，菊花15g，甘草5g。

每日1剂，水煎温服，每日2次。

新癀片4片，每日3次，口服。

四黄消炎洗剂合紫金锭外搽皮损。

【二诊】 用上药3天后，部分水疱干涸结痂，红斑颜色变暗，无新起皮疹，疼痛较前减轻，口干，无口苦，小便调，大便稀烂，舌红，苔黄微腻，脉滑。上方龙胆草、栀子减量，去车前子，加郁金15g、丹参20g。

【三诊】 用上药4天后，皮疹全部干涸结痂，红斑颜色变暗，疼痛较前减轻但仍较剧烈，影响睡眠，无口干口苦，二便调，舌暗红，苔薄黄，脉弦。

【辨证】 气滞血瘀。

【治法】 理气活血，通络止痛。

【处方】 柴胡15g，陈皮10g，丹参20g，赤芍15g，枳壳15g，香附15g，甘草10g，桃仁10g，红花5g，延胡索15g，黄芩15g，三七3g（冲服）。

每日1剂，水煎温服，每日2次。

新癀片4片，每日3次，口服。

青鹏软膏外搽疼痛处，每日3次。

上方加减用药约1周，患者红斑消退，痂皮脱落，疼痛明显缓解，纳眠均正常。

【点评】 此案例，初诊根据患者皮损辨证，结合患者口干口苦，小便黄赤，大便干结，舌红，苔黄腻，脉滑数等分析，证属肝经郁热，当清肝泻火，解毒止痛，以攻邪为主，以龙胆草、柴胡、黄芩、绵茵陈、菊花清泻肝火，利湿解毒除痹痛；栀子、大青叶、板蓝根清热解毒，大青叶、板蓝根据现代药理研究表明有抗病毒、抗炎、提高免疫的作用。生地黄能清热凉血，解毒除痹痛，如《神农本草经》云"干地黄主折跌绝筋；伤中，逐血痹，行血之功。填骨髓……长肌肉……作汤除寒热积聚……除痹……生者尤良"。泽泻、车前子、甘草清热通利除湿，诸药合用，共奏清肝泻火，解毒止痛之功。加中成药新癀片以清热解毒，活血化瘀止痛，外用的四黄消炎洗剂合紫金锭能消炎止痛。二诊皮疹结痂，疼痛好转，热象减轻，故龙胆草、栀子减量，去车前子，以防过于寒凉，加郁金、丹参以加强活血止痛之力。三诊皮损进一步好转，但疼痛仍剧，湿热之象已大去，根据疼痛仍剧烈，皮损色暗，舌暗红，苔薄黄，脉弦分析，邪气渐去，及时调整辨证，考虑后期余毒未尽，气滞血瘀，治以理气活血，通络止痛，以桃红四物汤加减，以柴胡、黄芩清肝经余热，陈皮、枳壳、香附、延胡索行气活血止痛，丹参、赤芍、桃仁、红花、三七活血化瘀，通络止痛，加青鹏软膏外用以活血化瘀，消炎止痛。中医学治疗带状疱疹有一定的优势，早期、正确规范治疗，可以减少后遗神经痛的发生。

（李红毅　梁家芬）

第三节 疣

疣是一种发生于皮肤浅表的良性赘生物。根据疣的临床表现及部位，常见的有寻常疣、跖疣及扁平疣等。中医文献中又有"千日疮""瘊子""悔气疮""瘊疮""枯筋箭""疣疮"等名。

本病西医学也称为疣（verruca，wart）。

疣 目

疣目相当于西医学的寻常疣（verruca vulgaris），又称为"千日疮""枯筋箭"等，俗称"刺瘊""瘊子"。

一、病因病机

中医学认为本病主要是由于外感邪毒，肝失疏泄，气血失和，血瘀筋枯所致。

（1）**肝经郁热** 主要是由于外感邪毒，淫邪客于肝经，肝经血燥，肝失疏泄，血不养经，筋气不荣，邪毒外搏肌肤而生。

（2）**气滞血瘀** 邪毒客肝日久，肝失疏泄，气血失和，气滞血瘀聚结肌肤所致；或因怒动肝火，肝旺血燥，筋气外发，气血凝滞而成。

西医学认为本病是由HPV感染引起的。HPV属小DNA病毒，人是其唯一宿主，目前研究证实HPV有100多种类型。不同类型的HPV与疣的临床表现相关。引起寻常疣的HPV类型有1、2、4、7、27、28、29、48、63型。主要由直接接触感染，病毒入侵后位于表皮角朊细胞内，并可游离至角蛋白中。病毒在疣细胞内的浓度在感染后6～12个月达高峰，此后逐渐减少，以致消失，所以部分可以自行消退。疣的病程与机体免疫亦有重要关系。免疫缺陷者发病率高，且细胞免疫和体液免疫在防御疣的发生、发展中起重要作用。

二、临床诊断

（一）诊断

1. 临床表现

本病好发于手背、手指，也可见于头面部。本病皮损特点是最初为一个针头至绿豆大的疣状赘生物，呈半球形或多角形，表面粗糙，色灰黄或枯黄或灰褐色，体积逐渐增大呈乳状增生物（图9-2）。此后数目可逐渐增多，有时群集分布。以青少年发病多见。慢性病程，有自然消退者。

特殊类型的寻常疣有好发于眼睑、颈项、颌部、头皮等处的单个细长丝状突起，常无自觉症状的丝状疣（filiform wart），以及好发于头皮的单个或多个簇集参差不齐的多个指状突起、尖端为角质样物质、常无自觉症状的指状疣（digitate wart）。

本病常无自觉症状。位于甲缘者常有压痛，疣的表面易于发生皲

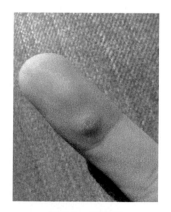

图9-2 寻常疣

裂，常因搔抓、摩擦等导致出血及继发感染。

2. 实验室检查

1）皮肤组织病理检查显示表皮角化过度、棘层肥厚伴乳头瘤样增生，真皮乳头层可有炎症细胞浸润伴血管增生、扩张。

2）皮肤镜检查：多发乳头样增生，分布于乳头中央较大的红色点状或线状出血，点状或线状出血周围可见晕周。

（二）鉴别诊断

1. 疣状痣

疣状痣多为自幼发生，线状排列常与神经走向一致，灰黄或灰褐色，表面呈刺状。

2. 疣状皮肤结核

疣状皮肤结核为不规则疣状斑块，四周有红晕，细菌学与组织病理特征可鉴别。

三、辨证要点

根据寻常疣发病时间长短和皮疹形态表现的不同，可以分为肝经郁热、气滞血瘀两个证型，皮疹初起，疣目较少，疣体较小，大便干结，心烦胁痛，口干口苦，属于肝经郁热型，治疗上重在疏肝清热、解毒消疣；皮疹日久，疣体较大，数目较多，表面粗糙灰暗，质硬坚固，属于气滞血瘀型，治疗上重在活血化瘀，软坚散结。

四、治 疗

（一）内治方案

1. 肝经郁热证

【症状】皮疹初起，疣目较少，疣体较小；大便干结，心烦胁痛，口干口苦；舌红，苔薄黄，脉弦。

【治法】疏肝清热，解毒消疣。

【方药】柴胡疏肝散合马齿苋合剂加减。

【加减】皮损坚硬疼痛者，重用皂角刺、桃仁；发于上肢者，加白芷、菊花；发于下肢者，加牛膝、独活；红肿疼痛者，加连翘、紫花地丁。

2. 气滞血瘀证

【症状】皮疹日久，疣体较大，数目较多，表面粗糙灰暗，质硬坚固；舌暗红有瘀点或瘀斑，脉弦或涩。

【治法】活血化瘀，软坚散结。

【方药】桃红四物汤加减。

【加减】头昏耳鸣者，加石决明、桑椹、山茱萸；病久体弱，属气虚血瘀者，去莪术、三棱，加黄芪、白术，益气健脾，扶正祛邪消疣。

（二）外治方案

1. 中药外治

（1）中药熏洗　常采用中药木贼草、香附、金银花、薏苡仁、紫草煎水；亦可以采用板蓝根或苦参煎水。可以使用纱布蘸药稍用力擦洗，以不擦破为度。

（2）推疣　适用于明显高出皮面，损害不大的寻常疣。在疣根部用棉花棒或刮匙（其头部用棉花包裹）与皮肤成30°，向前推之（用力不可过猛），有的即可推除，推除后创面压迫止血。

（3）中药外敷　鸦胆子散、千金散或乌梅肉每次少许敷贴患处。

2. 针灸治疗

（1）针刺疗法　有两种进针方法：①从疣的顶部中心垂直进针。②从疣的基底部水平进针。

（2）火针疗法　用火针直接平烫或直刺疣体，促进疣体碳化脱落。

（3）耳穴疗法　主穴选取两侧的耳穴肺、枕、内分泌和肾上腺；配穴为疣体所在的相应部位。

（4）艾灸疗法　将点燃的艾炷置于疣体上，术者听见"噼啪"响声即可取下艾炷，再行第2壮，一般行2～3壮即可。

五、预防调护

1）应避免摩擦和撞击，以防出血。

2）加强体育锻炼，增强免疫力。

3）局部忌涂含激素的霜剂或软膏。

4）尽量避免搔抓破皮，以防传播他处。

牛 程 蹇

牛程蹇相当于西医学的跖疣（verruca plantaris），通常指发生于足跖部的寻常疣。

一、病因病机

中医学认为本病由于足部摩擦外伤或受压，皮肤卫外不固，外感邪毒，气血失和，终致气滞血瘀，聚结皮肤所致。

西医学认为本病主要是由人类乳头瘤病毒（HPV-1、HPV-2、HPV-4）感染引起。跖疣的发生常与摩擦或外伤、足部多汗相关。

二、临床诊断

（一）诊断

1. 临床表现

本病好发于足跖外伤、摩擦、受压部位，亦可见于手掌（掌疣）或指（趾）间。本病皮损特点是初起为一针头大小角质性丘疹，由于压迫在逐渐增大时形成淡黄色或褐黄色斑块，表面粗糙，

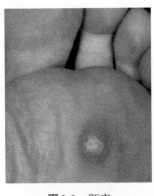

图 9-3　跖疣

中央微凹，边缘为稍高的角质环（图 9-3）。用小刀刮去表面角质层，可见角质与疣的环状交界线，中心可见点状出血，或因陈旧性出血出现紫黑色出血点。周围可有数个小的卫星疣，若融合形成角质斑块，刮去表面角质层见数个角质软芯，即为镶嵌疣（mosaic wart）。

发生于受压与摩擦部位时可有疼痛感和压痛，足部多汗者易生本病。

2. 实验室检查

（1）皮肤组织病理检查　显示跖疣较寻常疣有广泛的角化不全，棘层上部细胞空泡化更明显。

（2）皮肤镜检查　可见疣状黄色无结构区，少量不规则分布的点状、环状或线状出血，出血颜色可为红色、褐色或黑色。

（二）鉴别诊断

1. 胼胝

足跖受压摩擦部位蜡黄色角质斑片，中央略增厚，皮纹清楚，边缘不鲜明，无明显压痛，可结合病理改变予以鉴别。

2. 鸡眼

鸡眼常位于受压摩擦部位，皮损为受压处圆锥形角质栓向内生长，外围透明呈淡黄色环状，表面平滑，压痛明显。

三、辨 证 要 点

本病是由于长途跋涉或鞋靴紧小，使足部外伤摩擦或过度受压，而致气滞血瘀，卫外不固，外染邪毒，聚结而成。皮疹为角化性丘疹，中央凹陷，外周稍带黄色高起的角质环，有明显的压痛，挤之痛甚，属于气滞血瘀证，治疗上重在活血化瘀，软坚消疣。

四、治 疗

（一）内治方案

气滞血瘀证

【症状】　皮疹为角化性丘疹，中央凹陷，外周稍带黄色高起的角质环，有明显的压痛，挤之痛甚；有外伤史。

【治法】　活血化瘀，软坚消疣。

【方药】　祛疣活血汤加减。

【加减】　疣体坚硬者，加丹参、乌梅；压痛明显者，加灵磁石、石决明、蜈蚣；疣目多者，加白花蛇舌草、忍冬藤；足汗多者，可选用牛膝。

（二）外治方案

同寻常疣。

五、预防调护

同寻常疣。

扁 瘊

扁瘊相当于西医学的扁平疣（verruca plana），又称青年扁平疣，好发于青年人，多发于颜面、手背、前臂等处。慢性病程，部分可自行消退。

一、病因病机

中医学认为本病因皮肤腠理不密，卫外失固，风热毒邪乘虚而入，风热毒蕴，热邪蕴结肌肤，气血凝滞，经络不畅，热蕴络瘀，搏于肌表而致。

西医学认为本病主要是由人类乳头瘤病毒（HPV-3、HPV-4、HPV-10、HPV-28、HPV-41）感染引起。扁平疣的发生常与皮肤微小破损相关。

二、临床诊断

（一）诊断

1. 临床表现

本病好发于颜面、手背、前臂等处。本病皮损特点是米粒到黄豆大小扁平丘疹，圆形或椭圆形，表面光滑，质硬，淡褐色或正常皮色，数目较多，常密集，偶可沿抓痕呈条状排列（图9-4）。

本病呈慢性病程，可在数周或数月后突然消失，也可持续多年不愈。皮疹色泽发红或明显发红或出现发痒，常预示为不久可迅速痊愈，不留瘢痕。一般无自觉症状，偶有微痒。好发于青年人，又称青年扁平疣。

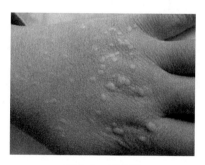

图9-4　扁平疣

2. 实验室检查

（1）皮肤组织病理检查　显示角质层内网状空泡形成、不规则棘层肥厚，无乳头瘤样增生，真皮内无特异变化。

（2）皮肤镜检查　亮褐色至黄白色背景，可见红色点状出血。

（二）鉴别诊断

1. 汗管瘤

汗管瘤好发于眼睑及颊上部近眼周处，为皮色或淡黄色，表面有蜡样光泽的半球形丘疹，质地更硬，数个或数十个密集分布但不融合，病理改变不同于扁平疣。

2. 毛囊上皮瘤

毛囊上皮瘤好发于眼睑周围，组织学不同于扁平疣。

三、辨证要点

根据本病的病因病机，一般可分为风热毒结、毒瘀互结两个证型进行治疗。中医治疗的总法则为清热解毒、活血化瘀。日久体虚者，可适当扶正祛邪。皮疹淡红，数目多；自觉瘙痒，伴口干心烦，属于风热毒结证，治疗重在疏风清热解毒。病程较长，皮疹呈黄褐或暗红色，可有烦热，属于毒瘀互结证，治疗重在清热解毒，活血化瘀。

四、治　疗

（一）内治方案

1.风热毒结证
【症状】皮疹淡红，数目多，自觉瘙痒。伴口干，心烦。舌红，苔黄，脉浮数。

【治法】疏风清热解毒。

【方药】复方马齿苋合剂加减。

【加减】皮疹痒甚者，加僵蚕、白芷；苔白腻者，加土茯苓、浙贝母；大便干者，加枳实、酒大黄。

2.毒瘀互结证
【症状】病程较长，皮疹呈黄褐或暗红色；可有烦热；舌暗红，苔薄白，脉沉缓。

【治法】清热解毒，活血化瘀。

【方药】桃红四物汤加减。

【加减】心烦易怒者，加柴胡、黄芩、广木香；皮疹深褐色者，加石决明、灵磁石、代赭石；肌肤甲错者，加阿胶、鹿角胶；皮疹日久不消者，加三棱、莪术。

（二）外治方案

同寻常疣。

五、预防调护

同寻常疣。

（李红毅　裴　悦）

第四节　鼠　乳

鼠乳是由传染性软疣病毒（molluscum contagiosum virus，MCV）感染所致良性表皮增生性传染性皮肤病，任何季节都可发病，夏秋季节多见。可见于任何年龄，多发于青少年儿童。《诸病源候论》曰："鼠乳者，身面忽生肉，如鼠乳之状，谓之鼠乳也。此亦是风邪搏于肌肉而变生也。"《圣济总录·面体疣目》曰："或在头面，或在手足，或布于四体。其状如豆如结，筋缀连数十，与鼠乳相类。"本病相当于西医学的传染性软疣（molluscum contagiosum）。

一、病因病机

中医学认为本病多由后天不足，复感外邪，客于肌肤而发。脾虚中焦失运，后天生化不足，肌肤失养，腠理不密，复感风热毒邪，邪毒聚结肌肤致气血失和而发。接触鼠乳病患者，如同洗澡、同室共居，互换穿衣物，共用澡巾、毛巾等相染而得。

（1）风热客表　风热毒邪，搏于肌表，气血失和，腠理不密，经络不畅，复感风邪之毒，致皮肤络脉气血失和，蕴结于肌肤。

（2）脾虚湿阻　饮食不节，忧思过度，损伤脾胃，气血生化无源，脾失健运，湿浊内生，熏蒸肌肤，湿瘀互结，腠理不密，复感他邪，凝聚肌肤。

西医学认为传染性软疣是感染传染性软疣病毒所致。传染性软疣不能重复性地在细胞培养中生长，故本病的发病机制还不清楚。国内现有研究认为传染性软疣病毒感染与表皮囊肿的形成有关。

二、临床诊断

（一）诊断

1. 临床表现

1）临床根据发病年龄可分为两型：儿童型、成人型。

2）本病潜伏期变化很大，估计在14天到6个月。

3）初起皮损为光亮、珍珠白色、半球形丘疹，以后在6～12周逐渐增大至5～10mm，中心微凹如脐窝，表面有蜡样光泽，直径小于1mm的皮疹需用放大镜才能发现。挑破顶端后，可挤出白色乳酪样物质，称为软疣小体（图9-5）。部分患者皮损呈异常巨大形，直径可达10～15mm，称为巨形软疣，极少数患者其损害偶可角化而像小的皮角，称为角化性传染性软疣。

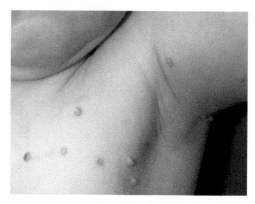

图9-5　传染性软疣

4）传染性软疣皮损可发于任何部位，好发部位受感染途径及穿衣方式（即气候条件）的影响。在温带地区，皮损好发于颈部或躯干，特别是腋窝周围；热带地区的儿童皮损好发于四肢，成人皮损好发于躯干、下腹部、耻骨部、生殖器及腹内侧；性传播途径感染者皮损好发于肛周-生殖器部位。相对健康的人群面部很少发生，偶可发生在眼睑处。

5）大多数情况下，传染性软疣皮损可自行消退，如无继发感染或湿疹反应，愈合后不留瘢痕。皮损持续时间不定，变化很大，一般经过6～9个月即可自行消退，但亦有持续3～4年者。

6）约10%的患者，特别是有特应性体质的个体，在发病一到数个月以后，某些皮损四周可发生斑片状湿疹样损害及离心性环状红斑；若眼睑或其附近有皮损时，有时亦可发生慢性结膜炎及表浅性点状角膜炎。

2. 实验室检查

涂片检查　将皮损中所挤出的乳酪状软疣小体涂于载玻片上，用复方碘溶液染色可变成暗褐色，用生理盐水稀释成200倍的亮结晶蓝溶液染色呈青色。

（二）鉴别诊断

1. 汗管瘤

汗管瘤女性多见，好发于眼睑周围、鼻颊等部位，为针头大小的结节，分布密集，质坚硬，中心无脐凹，亦无软疣小体。

2. 基底细胞瘤

单个较大的皮损应与基底细胞瘤鉴别，后者多见于老年人，好发于面部、头部等暴露部位。有珍珠状隆起边缘的斑块或结节，表面出现角化、糜烂、溃疡、结痂，伴有毛细血管扩张，发展缓慢。

3. 角化棘皮瘤

角化棘皮瘤为毛囊性圆顶状坚实的丘疹或结节，中央凹陷，其内充满角质栓，除去角质栓则呈火山口状。生长迅速，约1年自行消退。遗留凹陷性瘢痕。

三、辨 证 要 点

首先需确认是否有鼠乳病患者接触史，外感邪毒，毒损络脉。本病根据病情主要分为风热客表证、脾虚湿阻证。风热客表证以风热毒邪袭表，气血失和为主要表现，治疗上重在疏风清热，解毒消疹。脾虚湿阻证主要因脾胃亏虚所致，脾虚生湿，日久湿瘀互结，脉络失养，以虚阻为特点，治疗上重在健脾化湿，散结消疣。

四、治 疗

（一）内治方案

1. 风热客表证

【症状】　儿童多见，常发生在胸背、四肢或面部，针头至黄豆大小的半球形丘疹，表面呈蜡样光泽，中央有脐凹，可挤出白色乳酪样物；舌淡红，苔薄白，脉浮数。

【治法】　疏风清热，解毒消疹。

【方药】　桑菊饮加减（《温病条辨》）。

【加减】　湿重者，加土茯苓、薏苡仁、法半夏；瘙痒者，加蝉蜕、僵蚕、蜈蚣。

2. 脾虚湿阻证

【症状】　皮疹反复发作，疣体数目较少且颜色清淡或灰白；胃纳差，大便溏烂；舌淡红，苔薄白，脉细弱。

【治法】　健脾化湿，散结消疣。

【方药】　消疣饮加减。

【加减】 皮损不退者，加夏枯草、桔梗；舌瘀紫者，加赤芍、丹参；体虚不纳者，加黄芪、白术。

（二）外治方案

（1）**中药外洗** 紫草、大青叶、赤芍、龙胆草、蒲公英煎水擦洗疣体。

（2）**挤疣疗法** 皮损用碘伏消毒后，用镊子将软疣小体夹出，再进行碘伏消毒。

五、预防调护

1）普及卫生教育，注意个人卫生，勤洗澡、勤换衣。

2）患病时避免搔抓，防止自身接种播散。

3）幼儿园或集体生活勿用公共衣物和浴巾，并注意消毒。

（李红毅 贺 友）

第五节 风 痧

风痧是一种以低热，面颈部、躯干、四肢红色斑丘疹，以及耳后、枕后淋巴结肿大为特征的发疹性疾病。本病曾在温带地区呈地方性流行，春季是流行高峰季节。中医学又称之为"奶麻"等，《时病论》记载："温热发痧，由于风温者则为时痧，亦名风痧，病虽传染而症轻。"

本病相当于西医学的风疹（rubella）。

一、病因病机

中医学认为本病由风热邪毒所致，与肺密切相关。初起风热毒邪从外侵袭肺卫，引起流涕、咳嗽、咽痛、发热；继之风热毒邪由表入里，伤及营血，引起热盛出疹。病情轻重总与肺卫强弱、邪气强盛、邪正交争等因素息息相关。

（1）**邪袭肺卫** 风热时邪从鼻口而入，故可见咳嗽流涕；郁于肺卫，卫邪相争，可见低热，耳后及枕部臖核肿大；蕴于肌肤致皮肤红斑疹伴轻瘙痒；风性善行，且为阳邪，其性燥烈，皮疹迅速遍布全身，消退后可见脱屑。舌苔薄黄，脉浮数，幼儿指纹色紫现于风关。

（2）**热毒炽盛** 肺卫之邪不解，邪毒炽盛，入气犯营，损伤肺络，内迫营血，则见密集鲜红或紫红斑疹，伴高热。热甚伤阴，津液不足，故口干渴，大便干结，小便短赤。舌红，苔黄，脉洪数，幼儿指纹紫，在风关或上通气关。

本病病原体为风疹病毒（rubella virus，RV），主要通过呼吸道传播及垂直传播。风疹患者及亚临床感染者是本病的传染源。风疹无特异性治疗，一般可自行痊愈，但在临床上尤需注意的是对孕妇的影响，可导致先天性风疹综合征（CRS）。

二、临 床 诊 断

（一）诊断

1. 临床表现

1）多见于学龄期儿童。其临床特点以发热、皮疹和淋巴结肿大为主。前驱期较短，有发热、咳嗽、流涕、纳差，偶见腹泻、呕吐、头痛、咽痛等症状，成人及年长儿童症状较重。

2）皮疹发生迅速。初起一般为面部稀疏淡红色斑疹，继以丘疹或斑丘疹，24小时内即播散至躯干和四肢，手掌足底无疹。无严格出疹顺序。

3）皮疹消退较快。第2天面部皮疹即开始消退，第3天躯干皮疹消退，第4天四肢皮疹也开始消退。故亦有"三日麻疹"之称。皮疹消退后不留色素沉着，严重者可有糠状脱屑。约40%的患者无皮疹。约20%的患者前驱期末或刚出疹时，软腭可见暗红色斑疹或紫癜。

4）耳后、枕后与颈部淋巴结明显肿大有诊断意义，部分患者会有脾肿大。淋巴结有触痛，不融合，不化脓，可自行消退。

5）常见并发症：主要有关节炎及中耳炎、支气管炎、心肌炎、紫癜、脑炎等。先天性风疹综合征（CRS）一旦发生则危害较大，孕妇感染后对胎儿产生各种先天性损害，特别是妊娠前10周，发生率高。病毒可经血液循环侵犯胎儿，导致流产、死产或胎儿致畸，包括但不限于白内障、耳聋、心脏病或智力低下等。

2. 实验室检查

（1）血常规　在前驱期和出疹初期可见血白细胞数降低，淋巴细胞和中性粒细胞均减少，出疹后约5天淋巴细胞增多。多数患者在发疹后1周内可有浆细胞增加。

（2）血凝抑制试验　在发疹时和病程第10天各进行1次检查，抗体效价增高4倍即为阳性，有助于诊断。

（3）特异性抗体检测　如患者早期症状不典型，且未能及时进行血凝抑制试验时，可进行特异性风疹IgM、IgG抗体检测。特殊情况下可做组织培养后行病毒分离或病毒逆转录巢式PCR（RT-nPCR）等。

（二）鉴别诊断

1. 麻疹

麻疹初起有明显上呼吸道卡他症状、麻疹黏膜斑（科氏斑）。起病后约4天出疹，为全身性暗红色斑丘疹，疹间可见正常皮肤。出疹有一定顺序。疹退后有脱屑和色素沉着。麻疹血清抗体检测可确诊。

2. 猩红热

猩红热出疹时间较早，起病第2天出疹，为皮肤弥漫性发红并有猩红小点，伴高热，同时有"杨梅舌"；疹退时脱屑。咽拭子培养有溶血性链球菌生长。

3. 川崎病

川崎病是一种以全身血管炎为主要病变的急性发热出疹性小儿疾病。临床多表现为发热、皮疹、颈部非脓性淋巴结肿大、眼结膜充血、口腔黏膜弥漫充血、杨梅舌、掌跖红斑、手足硬性水肿等。

三、辨证要点

本病常分轻重二型。轻型以邪犯肺卫，卫气受遏为特点；外感邪毒，热郁肌肤及鼻窍，以郁热发斑、淋巴结肿大为主要表现；治疗上重在疏风清热，透邪外出。重者邪入气营，热壅于肺，肺络受损、营血外溢；治疗上重在凉血解毒，化瘀消斑等，后期重在养阴清热。

四、治 疗

（一）内治方案

1. 邪袭肺卫证

【症状】 发病初期，皮疹色鲜红、微痒，耳后、枕后及颈侧淋巴结肿大；发热，流涕，咳嗽，咽痛，目赤；舌淡红，苔薄黄，脉浮数。

【治法】 疏风清热解毒。

【方药】 银翘散加减。

【加减】 疹出不透、瘙痒明显者，可加蝉衣、桑叶清热透疹；目赤、咽痛明显、淋巴结久郁不散者，可加夏枯草、板蓝根、浙贝母清热泻火、消肿散结。

2. 热毒炽盛证

【症状】 皮疹多而密集，颜色鲜红或紫红；高热，口干，大便干结，小便短赤；舌红，苔黄，脉洪数。

【治法】 清热解毒，凉血消斑。

【方药】 犀角地黄汤加减。

【加减】 伴有呕吐者，加半夏、竹茹降逆止呕；伴大便干结、口渴重者，加天花粉、知母等养阴生津止渴。

（二）外治方案

（1）**中药湿敷** 用荆芥、苦参、紫草、白鲜皮、金银花，煎水外洗及湿敷皮损。

（2）**外搽** 三黄洗剂外搽皮损。

五、预防调护

1）清淡饮食，忌辛辣、刺激、油腻等食物。

2）流行季节避免出入人员密集场所；患病后宜自我隔离，住所宜通风。

3）充分休息，就诊时规范佩戴口罩。

4）儿童等易感人群积极接种疫苗；孕妇避免接触风疹患者，并在早期进行孕检初筛等相关检查，如有感染应考虑终止妊娠。

（李红毅 卜开来）

思维导图

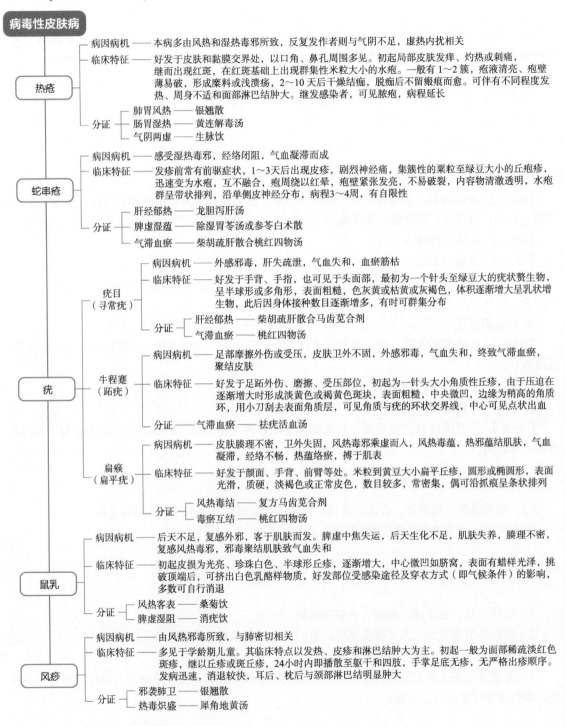

病毒性皮肤病

热疮
- 病因病机 —— 本病多由风热和湿热毒邪所致，反复发作者则与气阴不足，虚热内扰相关
- 临床特征 —— 好发于皮肤和黏膜交界处，以口角、鼻孔周围多见。初起局部皮肤发痒、灼热或刺痛，继而出现红斑，在红斑基础上出现群集性米粒大小的水疱。一般有1~2簇，疱液清亮、疱壁薄易破，形成糜烂或浅溃疡，2~10天后干燥结痂，脱痂后不留瘢痕而愈。可伴有不同程度发热、周身不适和面部淋巴结肿大。继发感染者，可见脓疱，病程延长
- 分证
  - 肺胃风热 —— 银翘散
  - 肠胃湿热 —— 黄连解毒汤
  - 气阴两虚 —— 生脉饮

蛇串疮
- 病因病机 —— 感受湿热毒邪，经络闭阻，气血凝滞而成
- 临床特征 —— 发疹前常有前驱症状，1~3天后出现皮疹，剧烈神经痛，集簇性的粟粒至绿豆大小的丘疱疹，迅速变为水疱，互不融合，疱周绕以红晕，疱壁紧张发亮，不易破裂，内容物清澈透明，水疱群呈带状排列，沿单侧皮神经分布，病程3~4周，有自限性
- 分证
  - 肝经郁热 —— 龙胆泻肝汤
  - 脾虚胃湿蕴 —— 除湿胃苓汤或参苓白术散
  - 气滞血瘀 —— 柴胡疏肝散合桃红四物汤

疣
- 疣目（寻常疣）
  - 病因病机 —— 外感邪毒，肝失疏泄，气血失和，血瘀筋枯
  - 临床特征 —— 好发于手背、手指，也可见于头面部，最初为一个针头至绿豆大的疣状赘生物，呈半球形或多角形，表面粗糙，色灰黄或枯黄或灰褐色，体积逐渐增大呈乳头状增生物，此后因身体接种数目逐渐增多，有时可群集分布
  - 分证
    - 肝经郁热 —— 柴胡疏肝散合马齿苋合剂
    - 气滞血瘀 —— 桃红四物汤
- 牛程蹇（跖疣）
  - 病因病机 —— 足部摩擦外伤或受压，皮肤卫外不固，外感邪毒，气血失和，终致气滞血瘀，聚结皮肤
  - 临床特征 —— 好发于足跖外伤、磨擦、受压部位，初起为一针头大小角质性丘疹，由于压迫在逐渐增大时形成淡黄色或褐黄色圆块，表面粗糙，中央微凹，边缘为稍高的角质环，用小刀刮去表面角质层，可见角质与疣的环状交界线，中心可见点状出血
  - 分证 —— 气滞血瘀 —— 祛疣活血汤
- 扁瘊（扁平疣）
  - 病因病机 —— 皮肤腠理不密，卫外失固，风热毒邪乘虚而入，风热蕴结，热邪蕴结肌肤，气血凝滞，经络不畅，热蕴络瘀，搏于肌表
  - 临床特征 —— 好发于颜面、手背、前臂等处。米粒至黄豆大小扁平丘疹，圆形或椭圆形，表面光滑，质硬，淡褐色或正常皮色，数目较多，常密集，偶可沿抓痕呈条状排列
  - 分证
    - 风热毒结 —— 复方马齿苋合剂
    - 毒瘀互结 —— 桃红四物汤

鼠乳
- 病因病机 —— 后天不足，复感外邪，客于肌肤而发。脾虚中焦失运，后天生化不足，肌肤失养，腠理不密，复感风热毒邪，邪毒聚结肌肤致气血失和
- 临床特征 —— 初起皮损为光亮、珍珠白色、半球形丘疹，逐渐增大，中心微凹如脐窝，表面有蜡样光泽，挑破顶端后，可挤出白色乳酪样物质，好发部位受感染途径及穿衣方式（即气候条件）的影响，多数可自行消退
- 分证
  - 风热客表 —— 桑菊饮
  - 脾虚湿阻 —— 消疣饮

风痧
- 病因病机 —— 由风热邪毒所致，与肺密切相关
- 临床特征 —— 多见于学龄期儿童。其临床特点以发热、皮疹和淋巴结肿大为主。初起一般为面部稀疏淡红色斑疹，继以丘疹或斑丘疹，24小时内即播散至躯干和四肢，手掌足底无疹，无严格出疹顺序。发病迅速，消退较快，耳后、枕后与颈部淋巴结明显肿大
- 分证
  - 邪袭肺卫 —— 银翘散
  - 热毒炽盛 —— 犀角地黄汤

思考题

1. 如何预防热疮复发？

2. 如何辨证治疗带状疱疹、寻常疣、跖疣、扁平疣、鼠乳、风痧？

3. "其状如豆如结，筋缀连数十，与鼠乳相类"。这句话描述的是病毒性皮肤病中哪个疾病？

第十章　细菌性皮肤病

第一节　黄　水　疮

黄水疮是一种化脓性传染性皮肤病，临床表现为皮肤发生丘疹、水疱或脓疱，易破溃而结成脓痂。本病多见于夏秋季节，7～9月发病者占全年发病总数的2/3。温度高、湿度大、气压低均有利于本病的发生。《外科启玄》云："黄水疮，一名滴脓疮。"并绘有一幅幼童图，说明了本病的好发人群及接触传染性。《洞天奥旨·黄水疮》对本病具有独到的见解和深刻的认识，云："外感热毒，内蕴之结而发病。"指出了本病的发病机制。中医文献中又有"滴脓疮""香瓣疮"等病名。

本病相当于西医学的脓疱疮（impetigo）。

一、病因病机

本病的发生内因多与肺、脾两脏功能失调有关，外因与暑湿热毒外袭有关，核心病机与湿热熏蒸肌肤关系密切。因小儿皮肤娇嫩，腠理不固，暑湿毒邪侵袭，更易发病，且可互相传染。

（1）**暑湿热蕴**　夏秋之交，气候炎热，暑湿交阻，热毒外受，暑湿热邪客于肺经，不得疏泄，发为本病。

（2）**脾虚湿蕴**　脾胃虚弱，运化失职，湿邪内蕴，又感风热湿毒，复因搔抓或擦破染毒而成。

西医学认为本病由化脓性球菌感染所致，致病菌绝大多数为金黄色葡萄球菌，少数为链球菌，亦可为两种细菌联合感染。皮肤局部抵抗力降低、皮肤外伤等均可成为发病的诱因。常因搔抓而将细菌接种到其他部位，也可通过直接接触或借污染物传染给别人。

二、临床诊断

（一）诊断

1. 临床表现

1）好发于儿童，多见于夏秋季节，尤以夏末秋初多见。

2）皮疹好发于颜面、口周、鼻孔周围及四肢等暴露部位。易接触传染，有自体接种性的特点。

3）皮损为群集或散在分布的黄豆大小之脓疱。初起为红斑或水疱，数日后变为脓疱，疱壁薄，周围有明显的红晕，脓汁沉积于疱底部，呈半月形的积脓现象，脓疱破溃后结蜜黄色厚痂。临床上根据主要症状可分为大疱性脓疱疮和非大疱性脓疱疮两型。

4）自觉不同程度的瘙痒，可伴有附近淋巴结肿大。

2. 实验室检查

1）白细胞总数升高，半数患者中性粒细胞升高。泛发病例血沉、C反应蛋白升高，愈后恢复正常。由链球菌引起的抗链球菌溶血素"O"滴度一般升高。脓液中可培养出金黄色葡萄球菌或链球菌。

2）皮肤组织病理检查显示角质层下与棘层之间形成脓疱，脓疱内含有很多中性粒细胞、纤维蛋白和球菌。球菌多见于细胞外或中性粒细胞之内。疱底棘层可有海绵形成和中性粒细胞的侵入。真皮浅层亦可出现炎症反应，表现为血管扩张、充血、血管周围有中性粒细胞及淋巴细胞浸润。

（二）鉴别诊断

1. 水痘

水痘好发于冬春季，发疹时常伴有发热等全身症状，基本损害为皮疹向心性分布于躯干的绿豆到黄豆大小的发亮水疱，可有脐状凹陷，同时可见到斑疹、丘疹、水疱和结痂各个时期的皮疹，周围绕以较大红晕，常累及黏膜。

2. 丘疹性荨麻疹

丘疹性荨麻疹的特征为在风团样红斑上出现丘疹或水疱，好发于躯干、四肢，成批出现，反复发作，奇痒。

三、辨证要点

本病的病因病机主要为夏秋季节，气候炎热，湿热交蒸，暑湿热毒袭于肌表；或因小儿机体虚弱，肌肤娇嫩，腠理不固，暑湿毒邪侵袭，致气机不畅，疏泄障碍，熏蒸肌肤而致。反复发作，邪毒久困，可造成脾气虚弱。治疗上重在清暑、利湿、解毒，对于有脾虚表现的患者，应注意加强健脾渗湿之力。在治疗时应注意内治和外治相结合，标本兼顾，才能达到较好的治疗效果。

四、治 疗

（一）内治方案

1. 暑湿热蕴证

【症状】 脓疱密集，色黄，周围有炎性红晕，溃破后糜烂面鲜红；口干口苦，大便干结，小便黄赤，伴发热，瘙痒；舌红，苔黄腻，脉濡滑数。

【治法】 清暑利湿解毒。

【方药】 清暑汤加减。

【加减】 若高热、苔黄腻，加黄芩、黄连以清上焦之热；胸闷纳呆，加藿香、佩兰、陈皮、扁豆以芳香化湿、行气开胃；心烦、口舌生疮，加山栀子、莲子心以清心除烦；大便干结，加冬瓜仁、大黄以清热利湿通便。

2. 脾虚湿蕴证

【症状】　脓疱稀疏，疱液清淡，红晕不显，疱破后糜烂面淡红不鲜，缠绵难愈；或伴面色苍白或萎黄，纳呆便溏；舌淡，苔薄白腻，脉濡细。

【治法】　健脾渗湿。

【方药】　参苓白术散加减。

【加减】　若气短、乏力者，加黄芪以补益中气；发热畏寒者，加金银花、连翘以祛在表之邪。

（二）外治方案

（1）外洗　蒲公英、紫花地丁、野菊花、马齿苋、苦参、地榆，煎水外洗淋浴，适用于脓疱未破者；用飞扬洗剂外洗，适用于脓疱未破者；大黄、苦参、龙胆草、马齿苋、枯矾、野菊花、五倍子，煎水湿敷患处，适用于渗液较多者。

（2）外涂　青黛散油，适用于有渗液处；三黄洗剂、颠倒散洗剂，适用于脓疱未破者；痂皮厚者，可外敷四黄膏、金黄膏。

五、预防调护

1）幼儿园、托儿所、学校发现患儿时，及时隔离治疗，以免引起流行。

2）注意卫生，经常修剪指甲，勤洗手，勤洗澡，勤换衣服。

3）应避免搔抓，有脓汁应立刻清除，以防流至他处又发新的皮损。

4）当调理患儿起居、饮食，增强体质。

（李红毅　熊述清）

第二节　脓窝疮

脓窝疮，是一种溃疡性脓疱疮，本质是一种深脓疱疮，又称"脓窠疮"。本病好发于夏秋季节，脓疱多发于小腿，且位置较深，皮损中央出现坏死并形成溃疡，愈合较慢，愈合后遗留瘢痕是其临床特征。常见于营养较差及久病体弱者，多继发于外伤、虫咬症、疥疮、瘙痒性皮肤病等疾病。《外科正宗》记载："脓窠疮，乃肺经有热，脾经有湿，二气交感，其患先从小泡作痒，后变脓泡作疼，所成脓窠疮也。"

西医学称之为深脓疱疮（ecthyma）。

一、病因病机

本病之发生发展内因多与肺脾湿热相关，湿热交蒸外发肌肤；外因为毒邪侵袭，内淫肌肤；内外邪气杂至、搏结于肌肤因而发病。湿气外发，初见水疱。毒热炽盛，肉腐成脓，肤溃如窠。由于患者体质强弱有别，邪气轻重不同，病程或长或短，因此临床上可出现不同证候。

（1）**风热夹湿**　肺经有热，脾经有湿，加之外感风热之毒，风湿热毒搏结于皮肤，遂成水疱、脓疱。

（2）**热毒蕴蒸**　素体湿热内蕴，外有热毒邪气侵袭，内外合邪，熏蒸肌肤，毒热炽盛，肉腐成脓，肤溃如窠，遂成此病。

（3）**脾虚湿蕴**　患者体弱，肺脾不足，气血亏虚，运化失司，湿邪内生，加之感受外毒，湿毒浸淫肌肤，遂致肤溃成脓。

西医学认为本病多为 β 型溶血性链球菌感染所致，少数为金黄色葡萄球菌，也有两者混合感染。此外，亦发现铜绿假单胞菌、大肠埃希菌及其他腐生菌等感染者。

二、临床诊断

（一）诊断

1. 临床表现

1）男女均可发病，以老年体弱者居多。

2）可发生于身体的任何部位，以小腿部多见。

3）皮损开始为炎性红斑或小结节，逐渐形成水疱或脓疱，数日内结成暗褐色厚痂，渐渐变干发硬，紧附在患部，皮损形状不规则，可呈圆形或卵圆形，境界很清楚，周围有红晕，大小不等，皮损数目不定，可以自身传染。

4）皮疹发展，逐渐变大，呈蛎壳状，不易去掉，去痂后为碟形小溃疡，数周后痊愈，留有瘢痕，周围有轻度色素沉着，附近淋巴结可肿大。

5）自觉疼痛，一般无全身症状，病重者可伴有发热及全身不适等症状。

6）病程不定，可反复发作。还可伴发急性肾炎、败血症、肺炎而死亡。

2. 实验室检查

（1）**皮肤组织病理检查**　显示真皮炎症反应明显，血管扩张，血栓形成，周围结缔组织坏死，形成表浅溃疡，溃疡表面有由干燥的纤维蛋白和角质所形成的痂，其下为坏死的上皮细胞和白细胞，溃疡边缘处表皮水肿，棘层肥厚，用革兰染色在痂的上层可见有多数球菌。

（2）**细菌涂片及培养检查**　细菌涂片多见革兰阳性球菌为主；细菌培养常见溶血性链球菌或金黄色葡萄球菌。

（二）鉴别诊断

1. 黄水疮（脓疱疮）

脓疱较浅，破溃后不形成溃疡，愈后不留瘢痕。

2. 皮肤变应性血管炎

皮损多形态，有丘疹、红斑、紫癜、水疱、血疱、结节、溃疡等。病理检查为真皮浅层细小血管的血管壁纤维素样坏死。

3. 丘疹坏死性结核疹

丘疹坏死性结核疹为多数散在性小脓疱、丘疹、结节，表面结痂，去除痂皮后呈现米粒到黄豆大小的溃疡，无深在性穿凿性溃疡。

三、辨 证 要 点

本病由内外因共同所致，病性有虚有实，主要责之于实邪，以实证为主。实证者，以内有肺脾湿热，外感风热毒邪为特点，初期热毒不甚，故见水疱作痒，脓疱作疼；随后热毒蕴蒸，肉腐成脓，故肤溃如窠。总的治疗法则为疏风清热，利湿解毒，清热解毒。虚证者，邪实与正虚并存，在祛邪的同时，当需顾护脾胃，益气健脾，补益气血。

四、治　　疗

（一）内治方案

1.风热夹湿证

【症状】　多在春夏交接时发病，初起局部瘙痒较甚，搔抓后起红斑、丘疹，继之脓疱，焮热红肿，痒痛相兼，脓疱难溃，或溃后湿烂成窠；伴有口渴少饮，便溏溲黄；舌淡红，苔薄黄，脉滑数。

【治法】　疏风清热，利湿解毒。

【方药】　消风散合银翘散加减。

【加减】　大便秘结者，加大黄；脓液较多者，加皂角刺、生黄芪等。

2.热毒蕴蒸证

【症状】　多在夏季发病，局部脓疱高肿不溃，或破后脓液干燥，疮周皮肤红肿焮热，灼痛较甚；伴恶寒发热，口苦咽干引饮，大便秘结，小便短赤；舌质红，苔黄厚，脉弦数。

【治法】　清热解毒，佐以利湿。

【方药】　五味消毒饮或芩连地丁汤加减。

【加减】　脓液较多，酌加萆薢、车前子等利湿药物；伴发热、口渴，加知母、生石膏；脓疱结痂后，宜加炒白术、党参以调理脾胃，避免久用苦寒药物伤伐中气。

3.脾虚湿蕴证

【症状】　脓疱不高，色较淡，脓疱破后糜烂面淡红不鲜，红肿溃烂不甚，或者溃烂后愈合不顺；常伴有面色㿠白或萎黄，胃纳欠佳，大便溏；舌质淡，苔薄白，脉濡缓。

【治法】　健脾渗湿。

【方药】　参苓白术散加减。

【加减】　热偏重者，加野菊花、蒲公英；湿偏重者，加滑石、淡竹叶。

（二）外治方案

1）发病初期，每个皮损均外涂清热解毒药膏（散），酌情选用青白散、龟版散等，用植物油调和后涂敷，亦可用四黄膏、金黄膏。

2）溃烂面多，脓液四溢，用黄柏、苦参、三棵针等水煎，清洗脓液，然后湿敷。

五、预 防 调 护

1）当调理患儿或体弱者起居、饮食，增强体质。

2）多食用新鲜蔬菜及水果。

3）在夏秋季节应勤洗澡，保持皮肤清洁，勤剪指甲，勤换衣。

4）幼儿园、托儿所、学校发现患儿时，及时治疗，以免引起流行。应避免搔抓，有脓汁应立刻清除，以防流至他处又发新的皮损。

（李红毅　何梓阳）

第三节　丹　毒

丹毒是皮肤及皮下组织的一种急性炎症性疾病，临床表现为水肿性红斑，灼热疼痛，伴发热、畏寒等症状。春、秋季是本病好发季节，多见于幼童和老年人。《诸病源候论·丹毒病诸候》载："丹者，人身体忽然赤，如丹涂之状，故谓之丹。或发手足，或发腹上，如手掌大，皆风热恶毒所为。重者，亦有疽之类，不急治，则痛不可堪，久乃坏烂。"本病好发于颜面和小腿，生于头部者称"抱头火丹"，生于腿胫部及足部者称"流火"或"火丹脚"，游走全身者称"赤游丹"。

西医学也将本病称为"丹毒"（erysipelas）。

一、病因病机

本病总由血热火毒为患，毒邪多经皮肤黏膜破损乘隙侵入而成。

发于头面部者，多为风热；发于胸、腹、腰、胯部者，多夹肝火；发于下肢者，多夹湿热；发于新生儿者，多为胎毒、遗热所致。

（1）**风热毒蕴**　风为阳邪，其性上扬，多伤人之上部。头为诸阳之会，外感风湿、风热之邪，与内蕴之血热相合，化为火毒，风火相扇，风助火热，火助风威，暴发于头面，形成抱头火丹。

（2）**肝脾湿火**　气火发于中，外感火毒之气与肝经郁火，脾经湿热相感暴发于肋下、腰胯之间，形成内发丹毒。

（3）**湿热毒蕴**　水性下趋，外感湿邪与内蕴湿热相合，湿热下注，流走于下肢腿、足，形成流火。

（4）**胎火毒蕴**　孕母过食五辛、炙煿之物，或父母不节其欲，淫火炽盛，遗于胎儿，致生胎火、胎毒，形成小儿丹毒。

西医学认为本病为A组乙型溶血性链球菌从皮肤或黏膜细微破损处侵入，亦可由血行感染，机体抵抗力低下是本病的促发因素。

二、临床诊断

（一）诊断

1.临床表现

1）发病急剧，常先有恶寒、发热、头痛、关节酸痛、恶心、呕吐等前驱症状，发作时体温可突然升高到39～41℃。

2）好发于小腿、颜面、足背、婴儿的腹部等，多为单侧性。

3）皮肤表现为水肿性红斑，境界清楚，肤温正常或偏高，红斑压之褪色、压痛明显，皮损严重时可见水肿性红斑上发生水疱、大疱、脓疱。

2. 实验室检查

白细胞计数　白细胞总数及中性粒细胞升高，可出现核左移和中毒颗粒。

（二）鉴别诊断

1. 漆疮（接触性皮炎）

接触性皮炎有接触外界刺激物的病史，接触部位皮肤红肿，可有水疱、丘疹，瘙痒而无疼痛，一般无明显全身症状。

2. 类丹毒

皮损通常发生于手部，初起为小范围的红肿后向四周缓慢扩散，中心渐退，起病缓慢，一般不发热，疼痛较轻。与从事肉类加工、渔业等职业有肉骨、鱼刺划伤皮肤史相关。

3. 痈

局部弥漫性红肿，中央颜色深且明显隆起，四周颜色较淡，肿势较轻，边界不清，持续性胀痛，化脓时跳痛，溃破后排出脓液和坏死组织。

三、辨 证 要 点

本病以血热内蕴，复感风湿热邪为主导病机，临床当治以凉血清热、解毒化瘀为基本原则。同时，还要根据发病的病灶部位及发病的不同时期来调整用药。发于头面部者，多由皮肤、鼻黏膜破损，抓头、挖耳、挖鼻引起，为外感风热之邪，蕴毒而成，治疗需兼疏风清热；发于胸、腹、腰、胯者，为肝火亢盛、脾湿蕴火，郁而成毒，循经而发，治疗需兼清肝泻脾；发于下肢者，常伴发足癣、甲癣或下肢外伤等病史，为湿热下注，蕴于肌肤所致，治疗需兼利湿清热；而小儿丹毒多发生于新生儿，发病较急，病情较危重，多为胎毒遗热所致，需急治以凉血解毒。对于急性期患者，当以祛邪为主；对于慢性期患者，丹毒可在同个部位反复发作，在祛邪治疗的同时，仍需配合扶正。

四、治　　疗

（一）内治方案

1. 风热毒蕴证

【症状】　发于头面部，皮肤焮红灼热、肿胀疼痛，甚至发生水疱，眼胞肿胀难睁；伴恶寒、发热、头痛；舌质红，苔薄黄，脉浮数。

【治法】　疏风清热解毒。

【方药】　普济消毒饮加减。

【加减】　大便干结者，加大黄、芒硝；咽痛者，加生地黄、玄参。

2.肝脾湿火证

【症状】 发于胸、腹、腰、胯部，皮肤红肿蔓延，触之灼手，肿胀疼痛；伴口干口苦；舌质红，苔黄腻，脉弦滑数。

【治法】 清肝泻火利湿。

【方药】 龙胆泻肝汤。

【加减】 若恶心呕吐，可加厚朴、法半夏、砂仁和胃止呕。

3.湿热毒蕴证

【症状】 发于下肢，局部形成红赤肿胀、灼热疼痛，或见水疱、紫斑，甚至化脓或皮肤坏死；伴恶寒、发热，胃纳不香；舌质红，苔黄腻，脉滑数。

【治法】 清热利湿解毒。

【方药】 五神汤合萆薢渗湿汤加减。

【加减】 肿胀甚，可加赤小豆、丝瓜络、鸡血藤等。

4.胎火毒蕴证

【症状】 发生于新生儿，多见于臀部，局部红肿灼热，常呈游走性；或伴壮热烦躁，甚则神志昏蒙，恶心，呕吐。

【治法】 凉血清热解毒。

【方药】 犀角地黄汤合黄连解毒汤加减。

【加减】 壮热烦躁，甚则神昏者，加安宫牛黄丸；舌绛苔光者，加玄参、麦冬、石斛。

（二）外治方案

1.中药外治

（1）中药外敷 皮肤焮红肿胀、灼热疼痛，用如意金黄散或玉露散，以冷开水或金银花露调敷患处。或用鲜蒲公英、鲜马齿苋、鲜大青叶、鲜野菊花叶、鲜紫花地丁捣烂敷患处。后期皮损暗红，外敷金黄膏。

（2）熏洗法 适用于慢性反复发作象皮肿患者。地榆、防己、野蒲公英、紫花地丁煎汤熏洗。

2.针灸治疗

（1）放血疗法 用于局部皮损。

（2）刺络拔罐法 用于局部皮损。

（3）针刺配合灸法 患侧皮肤用梅花针叩打，使患处皮肤渗出血水，再用艾条温和灸。

（4）火针疗法 局部皮损处进行火针直刺。

五、预防调护

1）急性高热期应卧床休息，病变在下肢者应抬高患肢，多饮温开水。

2）彻底治愈脚湿气、其他溃疡及感染源。

3）多食蔬菜、水果，忌食助热生火食品，如辛辣、油腻的发物。

（李红毅　杨贤平）

思维导图

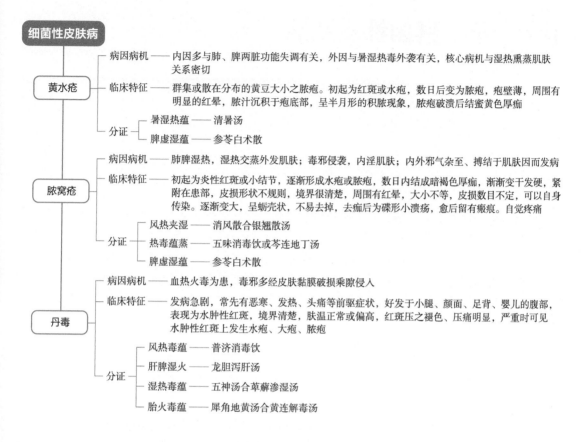

细菌性皮肤病

黄水疮
- 病因病机 —— 内因多与肺、脾两脏功能失调有关，外因与暑湿热毒外袭有关，核心病机与湿热熏蒸肌肤关系密切
- 临床特征 —— 群集或散在分布的黄豆大小之脓疱。初起为红斑或水疱，数日后变为脓疱，疱壁薄，周围有明显的红晕，脓汁沉积于疱底部，呈半月形的积脓现象，脓疱破溃后结蜜黄色厚痂
- 分证
  - 暑湿热蕴 —— 清暑汤
  - 脾虚湿蕴 —— 参苓白术散

脓窝疮
- 病因病机 —— 肺脾湿热，湿热交蒸外发肌肤；毒邪侵袭，内淫肌肤；内外邪气杂至、搏结于肌肤因而发病
- 临床特征 —— 初起为炎性红斑或小结节，逐渐形成水疱或脓疱，数日内结成暗褐色厚痂，渐渐变干发硬，紧附在患部，皮损形状不规则，境界很清楚，周围有红晕，大小不等，皮损数目不定，可以自身传染。逐渐变大，呈蛎壳状，不易去掉，去痂后为碟形小溃疡，愈后留有瘢痕。自觉疼痛
- 分证
  - 风热夹湿 —— 消风散合银翘散汤
  - 热毒蕴蒸 —— 五味消毒饮或芩连地丁汤
  - 脾虚湿蕴 —— 参苓白术散

丹毒
- 病因病机 —— 血热火毒为患，毒邪多经皮肤黏膜破损乘隙侵入
- 临床特征 —— 发病急剧，常先有恶寒、发热、头痛等前驱症状，好发于小腿、颜面、足背、婴儿的腹部，表现为水肿性红斑，境界清楚，肤温正常或偏高，红斑压之褪色、压痛明显，严重时可见水肿性红斑上发生水疱、大疱、脓疱
- 分证
  - 风热毒蕴 —— 普济消毒饮
  - 肝脾湿火 —— 龙胆泻肝汤
  - 湿热毒蕴 —— 五神汤合萆薢渗湿汤
  - 胎火毒蕴 —— 犀角地黄汤合黄连解毒汤

思考题

1. 如何辨证治疗黄水疮？
2. 脓窝疮与黄水疮如何鉴别？
3. 如何辨证治疗丹毒？
4. 易接触传染，有自体接种性的特点的细菌性皮肤病是？

第十一章　真菌性皮肤病

第一节　白秃疮

白秃疮是一种头皮毛发浅部真菌感染性皮肤病，临床表现为头皮上出现单个或多个圆形或不规则的灰白色鳞屑斑块，边界清楚，毛发失去光泽，长短参差不齐，学龄前儿童多见，病程缓慢，青春期后可自愈，愈后不遗留瘢痕。《诸病源候论·白秃候》曰："白秃之候，头上白点斑剥，初似癣而上有白皮屑，久则生痂成疮，遂至遍头。洗刮除其痂，头皮疮孔如筋头大……细微难见……乃至自小及长大不瘥，头发秃落。故谓之白秃也。"中医文献中又有"发癣"等病名，俗称"白鼠痢"。

本病相当于西医学的白癣（tinea alba）。

一、病因病机

本病的发生内因多与热盛则生风生燥，肌肤失养有关，外因与直接接触传染有关。

（1）**外感风燥**　患者年轻体弱，腠理疏松，皮毛肌腠开放过度，风燥二邪乘虚而入，风盛血燥，以致外邪附于毛发而生癣。

（2）**血虚风燥**　病程日久，热邪内生，热盛则导致机体生风化火致燥，热邪灼津炼液，以致津血亏少，毛发失于濡养而生癣。

西医学认为本病是由铁锈色小孢子菌和犬、猫等动物身上所患的犬小孢子菌引起的。当头皮外伤后，直接或间接接触患者或患病的动物而传染本病，当自身抵抗力增强时，白癣可自愈。

二、临床诊断

（一）诊断

1.临床表现

1）多见于3～13岁的少年儿童，以男性多见，成人后基本都能消退自愈。

2）初始头皮见脱屑性、红斑状小丘疹，中间有头发穿出。

3）白色的斑片状、圆形或椭圆形损害，逐渐扩大，周围卫星样分布的同样性质的小斑片，称为"母子斑"。

4）病发无光泽、长出3～4mm折断，易于拔除。

5）青春期后可自愈，不遗留瘢痕。但若继发脓癣，则遗留不同程度的瘢痕性秃发。

2. 实验室检查

（1）**真菌镜检** 真菌直接镜检病发可见成堆或镶嵌状排列的圆形孢子、发外孢子及菌丝。

（2）**真菌培养** 可确定真菌致病菌种。

（3）**滤过紫外线灯检查（Wood 灯）** 白癣呈亮绿色荧光。

（二）鉴别诊断

1. 白疕（银屑病）

头皮银屑病损害为界清炎症明显的红斑，被覆银白色厚屑，毛发呈束状，但无断发，无菌鞘，真菌检查阴性。

2. 面游风（脂溢性皮炎）

头皮有弥漫性鳞屑斑，边界不清，或覆有油腻性痂皮，伴脱发，但无断发及菌鞘。真菌检查阴性。

3. 白屑风（头皮糠疹）

发生于头顶部、枕上方的灰白色糠状鳞屑，对称或成片发生，可能与卵圆形糠秕孢子菌感染有关。自觉症状较轻，头皮炎症不明显，需要与鳞屑型黄癣鉴别。患者头发生长正常，真菌检查阴性，鳞屑中则可查到圆形或卵圆形糠秕状小孢子，但无明显菌丝。

4. 油风（斑秃）

斑秃多突然发病，头发成片呈圆形迅速脱落，秃发区头皮光滑无鳞屑及炎症，不痛不痒。真菌检查阴性。

三、辨 证 要 点

本病总体以外治为主，皮损广泛，或兼感染，则宜内治、外治相结合。本病可以根据病情分外感和内伤证。外感证急性起病、外感风燥，以感受外邪为特点；在外之风燥之邪侵袭皮毛肌腠，肌肤失养是主要表现；治疗上重在祛风润燥，杀虫止痒。内伤证反复发作、内伤湿热，以脾胃湿热、血虚生风为特点；湿热内生，化热伤阴，血虚生风是主要表现；治疗上重在清热利湿，养阴润燥，杀虫止痒。同时注意内外合治、标本兼治。

四、治 疗

（一）内治方案

1. 外感风燥证

【症状】 皮损呈灰白色鳞屑小点，毛发根部有白色菌鞘围绕，若外感风邪偏盛则蔓延成片，若外感燥邪偏盛则患处毛发干枯，易折断、拔除；伴有明显瘙痒不适，肌肤干燥失于濡养，鼻塞，口干咽燥，咳嗽少痰；舌质红，苔薄，脉浮。

【治法】 疏风润燥，杀虫止痒。

【方药】 牛蒡解肌汤加减。

【加减】 症见瘙痒剧烈者，加苍耳子、白蒺藜疏风止痒；脱屑者，加首乌、蝉衣疏风养阴润燥。

2. 血虚风燥证

【症状】 皮损呈白厚鳞屑斑块，病程日久，若风邪偏盛则瘙痒明显，反复发作，若燥邪偏盛则头发干枯、易折断，头皮白屑；伴肌肤干燥，爪甲干枯，面色无华，妇女可见月经量少；舌质淡，苔白，脉缓。

【治法】 养血润肤，祛风止痒。

【方药】 当归饮子加减。

【加减】 痒甚，加地肤子、地龙祛风止痒。

（二）外治方案

1. 中药外治

外洗 用黄连、藿香、大黄、紫草、明矾、黄精煎水外洗，或苦参汤煎水外洗或用15%明矾水洗头。

2. 针灸治疗

（1）针刺疗法 主穴：曲池、合谷。配穴：肝俞、肾俞、足三里。

（2）艾灸 选取合谷、足三里，采用隔姜灸，将鲜生姜片贴于穴位上。

（3）火针疗法 取局部皮损。

五、预防调护

1）避免饲养猫、犬等动物，家庭成员、动物感染真菌性皮肤病后也应积极治疗。头癣患者理发后，病发应烧掉，理发用具应消毒，以防传染给别人。

2）注意个人卫生，如勤洗头，注意公共卫生，不与他人共用日常生活物品，如梳子，与他人混用的生活物品，如理发刀，应注意清洁消毒。

3）对托儿所、幼儿园、小学、浴室、理发店、旅店等处加强卫生宣传和管理。

（李红毅　肖君琳）

第二节 肥　疮

肥疮，是一种发生在头皮毛发的浅部真菌病，因头皮结肥厚黄脓痂，头发脱落而得名。好发于儿童，传染性大，主要通过理发工具或接触受染动物而感染。临床表现为毛根部皮肤发红，然后出现小脓疱，脓疱干涸后形成黄痂，可覆盖整个头皮，痂下为糜烂面或溃疡，可遗留永久性秃发，病损处常散发出特殊的鼠尿臭味，自觉剧痒。中医文献对肥疮的记录见于清代《外科真诠·肥疮》，其云："肥疮多生于小儿头上，乃真阴未足，阳火上浮所致。"宋代《圣济总录·赤秃》详尽描述了本病的病因病机，而且还介绍了四种民间单方，至今仍为临床应用。中医学亦称之为"秃疮""瘌痢头"。

本病相当于西医学的黄癣（favus）。

一、病因病机

本病的发生内因多与脾胃功能失调有关，外因与湿热、虫毒外犯肌肤脉络有关。核心病机与湿热关系密切。

（1）**脾胃湿热**　素体脾胃虚弱，或情志不畅，或摄生不适，致湿邪内生，郁而化热，熏蒸于头，加之虫毒外犯，阻遏气机，使头皮气血失和，热盛肉腐而生红斑、脓疱。

（2）**热毒结聚**　素体阳盛，或外感热毒，加之虫毒外犯头部，损伤肌肤，致热毒结聚，热盛肉腐，而生红斑、脓疱。

西医学认为，本病由于黄癣菌及其蒙古变种感染头皮及头发所致，传染性强。

二、临 床 诊 断

（一）诊断

1. 临床表现

1）主要由黄癣菌引起，多见于农村儿童，成人亦可发病。

2）初起在毛发根部见皮肤发红，然后出现一个与毛孔一致的小脓疱，脓疱干涸后形成黄痂，痂之下为鲜红糜烂面或浅溃疡。黄癣痂脆而易碎，可覆盖整个头皮，痂中含有大量黄癣菌。

3）黄癣痂中央可见一至数根毛发，病发常干枯发黄、弯曲，但并不易折断。

4）不及时治疗可破坏毛囊，形成萎缩瘢痕，造成永久性秃发。

5）黄癣痂较厚处易发生细菌继发感染，故病损处常散发出特殊的鼠尿臭味。

6）自觉剧痒。

7）黄癣伴发脓癣者少见。

2. 实验室检查

（1）**真菌直接镜检**　黄癣病发内可见发内菌丝或关节孢子，可有气沟和气泡，黄癣痂中可见鹿角状菌丝及孢子。

（2）**真菌培养**　可确定真菌致病菌种。

（3）**滤过紫外线灯检查（Wood灯）**　呈暗绿色荧光。

（二）鉴别诊断

1. 面游风（头皮脂溢性皮炎）

头皮鳞屑油腻或干燥，伴头发散在性脱落，无断发及菌鞘，瘙痒明显，多见于成人，真菌镜检阴性。

2. 白疕（头皮银屑病）

头部有银白色鳞屑，剥去鳞屑有出血点，皮损处头发呈束状，不脱发及断发，真菌镜检阴性。

3. 白屑风（头皮糠疹）

发生于头顶部、枕上方的灰白色糠状鳞屑，对称或成片发生，可能与卵圆形糠秕孢子菌感染有关，自觉症状较轻，头皮炎症不明显，需要与鳞屑型黄癣鉴别。患者头发生长正常，真菌检查阴性，鳞屑中则可查到圆形或卵圆形糠秕状小孢子但无明显菌丝。

三、辨 证 要 点

肥疮主要分脾胃湿热、热毒结聚两证。脾胃湿热证热象较轻，兼有湿邪，故以黄色、淡黄色浆痂，基底微红湿烂，舌红，苔黄腻，脉滑或滑数为表现，治疗上清热、利湿均需兼顾。热毒结聚证热象明显，以脓多、皮肤焮赤，或伴有发热、头痛，舌红，苔黄，脉数为表现，治疗上以清热解毒为主。肥疮在治疗方法上应注重内外合治。

四、治　疗

（一）内治方案

1. 脾胃湿热证

【症状】　头皮上黏附黄色污秽厚痂，犹如堆沙，中间微凹，边缘翘起，有毛发穿过，揭去厚痂，基底微红湿烂，有鼠臭味；伴口干、便秘；舌质红，苔黄腻，脉滑数。

【治法】　清热利湿，杀虫止痒。

【方药】　萆薢渗湿汤加减。

【加减】　病在头部，加藁本；伴痒重，加白鲜皮、地肤子等。

2. 热毒结聚证

【症状】　脓点融合，表面焮赤，逐日增大，触之柔软，压之有脓，筛状溢出，毛发易脱，久之结疤，或痒或痛；发热，头痛，口渴咽干；舌质红，苔黄，脉数。

【治法】　清热解毒，杀虫止痒。

【方药】　五味消毒饮加减。

【加减】　渗液多，加苦参、白鲜皮；脓熟难溃，加天花粉、皂角刺等。

（二）外治方案

治疗方案参考白癣。

五、预防调护

预防调护参考白癣。

（李红毅　陈逹凡）

第三节　鹅掌风

鹅掌风是一种手部皮肤的浅部真菌感染性疾病，临床表现为手掌指间、手背部水疱、糜烂、脱屑或增厚、皲裂，自觉瘙痒，可反复发作，多见于成年人，春夏季好发。《外科正宗·鹅掌风》中云："鹅掌风由手阳明、胃经火热血燥，外受寒凉所凝，致皮肤枯槁，又或时疮余毒未尽，亦能致此，初起红斑白点，久则皮肤枯厚破裂不已，二矾汤熏洗即愈。"《医宗金鉴·外科心法要诀》记载："鹅掌风……初起紫白斑点，叠起白皮，坚硬且厚，干枯燥裂，延及遍手。外用二矾散洗之，三油膏擦之，内服祛风地黄丸料，加土茯苓、白鲜皮、当归为佐，作丸服之甚效。"

本病相当于西医学的手癣（tinea manum）。

一、病因病机

中医学认为本病多因外感湿热，毒蕴皮肤；或相互接触，毒邪相染或虫毒沾染而生。湿热虫毒郁阻皮肤，久则脉络郁阻，血不荣肤，以致皮肤皲裂，形如鹅掌。

（1）湿热内蕴　多因久居湿地或被水浆浸渍，湿邪外侵，湿郁化热，湿热生虫或脾胃湿热，湿热内蕴，外溢肌肤所致。

（2）血虚风燥　多因湿热日久，外受风邪，风能胜湿，湿热化燥，肌肤失养或气血不足，沾染虫毒，气血受损，肌肤失养所致。

西医学认为本病是由真菌感染引起，在我国手癣的主要致病菌为红色毛癣菌、须癣毛癣菌、絮状表皮癣菌、白念珠菌等，多由足癣传染发生或继发于指甲癣，但也可以原发。

二、临床诊断

（一）诊断

1.临床表现

（1）水疱型　以皮下水疱为主，散在或簇集成斑片，疱壁破裂，叠起白皮脱落，中心自愈，四周继续起新的水疱。多在指端的腹侧或手掌，不断蔓延，指端损害可侵及甲板，形成甲癣，手掌损害可延及手背和手腕。

（2）糜烂型　多为潮红的斑片，境界清楚，糜烂湿润，时流滋水，四周白皮翘起。多数发生在指间，引起指部肿胀，容易因搔抓而感染化脓。

（3）鳞屑角化型　主要表现为脱屑，皮肤肥厚粗糙，皲裂疼痛，冬季则裂口更深，疼痛更重。

2.实验室检查

（1）真菌镜检　镜下可见孢子和菌丝。

（2）真菌培养　可确定真菌致病菌种。

（3）伍德灯检查　水疱型皮损呈暗蓝色斑片；鳞屑角化型皮损纹理明显，边缘清晰；糜烂型皮损呈蓝白色斑片。

（二）鉴别诊断

1.手部湿疮（手部湿疹）

手部湿疮常对称发生，初起见红斑、丘疹、水疱、糜烂或渗出，久则皮肤肥厚、脱屑，境界不明显，剧烈瘙痒，常年难愈，反复发作，真菌镜检阴性。

2.汗疱疹

汗疱疹多发生于手足多汗患者，春夏季发病，每年季节性复发，以青年男女常见，多对称发生于手掌、手指侧面，皮疹为深在性小水疱，可自愈，痒感，真菌镜检阴性。

3.掌跖脓疱病

掌跖脓疱病常对称发生于手部大小鱼际及足跖部位，脓疱表浅，易破，色黄白，真菌镜检阴性。

4.掌跖角化病

掌跖角化病自幼发病，手掌及足底对称性淡黄色表皮增厚，干燥偏硬，皮肤皲裂，疼痛。冬季加重，无水疱等炎症反应，真菌镜检阴性。

三、辨证要点

本病可以根据病情分为湿热证和血燥证。湿热证多因外感湿邪，郁而化热或脾胃湿热所致，以湿热为特点，湿热内蕴，外溢肌肤，治疗上重在清热解毒，渗湿止痒。血燥证多为湿热日久，复感风邪，生热化燥或气血不足，又染虫毒所致，以虚燥为特点，血虚风燥，肌肤失养，治疗上以养血润肤，祛风止痒为主。

四、治　　疗

（一）内治方案

1. 湿热证

【症状】多属水疱型及糜烂型，初起见手部皮肤散在或群集的小疱，搔破滋水外渗，水疱干涸脱皮，或指间皮肤白腐，腐皮易脱，基底潮红，瘙痒难忍；伴口渴不欲饮；舌质红，苔腻，脉弦数。

【治法】清热解毒，渗湿止痒。

【方药】萆薢渗湿汤加减。

【加减】皮疹继发感染，红肿疼痛或有脓疱，加紫花地丁、蒲公英；渗出明显，加车前子、赤小豆；痒甚，加地肤子。

2. 血燥证

【症状】多属鳞屑角化型，病程迁延日久，或失治，手掌皮肤干燥脱屑，肥厚粗糙，皲裂疼痛，相继而见，形似鹅掌，自觉枯痛，影响工作，冬季加重；舌燥少津，脉细软。

【治法】养血润肤，祛风止痒。

【方药】当归饮子加减。

【加减】皮疹角化明显，加皂刺；痒甚，加全虫；燥裂，加僵蚕、何首乌。

（二）外治方案

1. 中药治疗

1）皮疹以丘疱疹、鳞屑为主，用藿香浸剂、鹅掌风浸泡方、醋泡方，或用鹅掌风癣药水。

2）皮疹以轻微渗液、糜烂或水疱为主，选用黄精水洗剂煎汁湿敷。

3）皮肤干枯或皲裂作痛，选用二矾散熏洗，继用疯油膏、润肌膏、大枫子油、土大黄膏等。

2. 针灸治疗

（1）针刺疗法　取穴内关、合谷。

（2）艾灸　先用生附子切厚片置于阿是穴上，再用艾炷灸。

（3）热烘法　先涂疯油膏或红油膏，继用电吹风吹或火烘患处。

（4）火针疗法　火针平烫局部皮损，高温灭菌。

五、预防调护

预防调护参考白癣。

（李红毅　胡　云）

第四节 脚 湿 气

脚湿气，亦称臭田螺，是发生于足部皮肤的浅部真菌病。以足趾间皮肤水疱、糜烂、皲裂而有特殊臭味为临床特征，成人多见，夏季好发。《医宗金鉴·外科心法要诀》记载："臭田螺，此证由胃经湿热下注而生。脚丫破烂，其患甚小，其痒搓之不能解，必搓之皮烂，津腥臭水觉疼时，其痒方止，次日仍痒，经年不愈，极其缠绵。"

本病相当于西医学的足癣（tinea pedis）。

一、病因病机

中医学认为本病多因湿热蕴积于内，风毒虫邪乘虚侵袭于外，久则脉络瘀阻，气血不荣肌肤，乃生此疾。此外，接触患病者的鞋、袜等用品，致使毒邪沾染，皆能致病。

（1）湿热下注 因水湿浸渍，坐卧湿地或地居潮湿，外染湿毒，循经下注于足，郁结而成。

（2）血虚风燥 病久湿热化燥，耗伤阴液，肤失濡养致使皮肤粗糙、干裂，经久不愈。

西医学认为本病主要由红色毛癣菌、须癣毛癣菌、石膏样小孢子菌及絮状表皮癣菌等皮肤癣菌感染所致，其中红色毛癣菌占50%～90%。本病主要通过接触传染，用手搔抓患癣部位或与患者共用鞋袜、脚盆等是主要传播途径。

二、临床诊断

（一）诊断

1. 临床表现

根据皮损的特点，可分为5型。

（1）丘疹鳞屑型 足跖部皮肤上出现明显的片状脱屑，呈弧形或环状附着于皮损边缘，当致病菌繁殖活跃时，可在皮肤增厚的基础上发生红斑、丘疹。

（2）角化过度型 病损多位于足跟、足跖及足旁，常对称成片，主要表现为皮肤角质增厚、粗糙无汗，热水浸足后可刮下一层白粉样物质，严重时病损可累及整个足跖及足背。以中老年患者为多，冬季加重。

（3）水疱型 通常位于足跖及足侧缘，初起为皮下群集或散发的粟粒大小水疱，伴有瘙痒。水疱位置较深，疱壁不易穿破，周围无红晕；疱液澄清、略呈黄白色。数日后水疱逐渐消失，有白皮翘起。如有细菌继发感染则形成黄色脓疱，四周有红晕，有疼痛及灼热感。也有初起水疱，以后发展为圆形或环形的斑片，边界清楚，颜色褐红，病久则皮肤变厚、粗糙，秋冬季发生皲裂，疼痛明显。

（4）趾间糜烂型 多侵犯第3、4及4、5趾缝间，趾间表皮增厚、浸渍发白，表面松软易剥脱，撕去白色表皮后，露出潮红糜烂面及渗液。奇痒难忍，往往搔抓至皮烂疼痛、渗血方止，有腥臭味，常有细菌继发感染而发生恶臭。重者亦可在其他趾间同时发生。夏季加重，冬季减轻。

（5）体癣型 可由上述诸型尤其是丘疹鳞屑型、水疱型发展至足背而来，呈弧形或环状的边缘，但常与足跖或足缘的皮损相邻，也可完全融合为一环状，可伴有剧痒，夏季尤为多见。

临床上，水疱、糜烂、流滋、脱屑、角化过度等皮损往往同时存在，以其中1～2种损害为主。水疱型和趾间糜烂型常可继发感染而发生小腿丹毒、急性淋巴管炎或足丫化脓，肿连足底足背，致使腹股沟淋巴结肿痛，伴恶寒、发热、头痛、关节酸痛等症状。患者高热时，不利于真菌生长繁殖，脚湿气常可好转，但热退后又复发。

2. 实验室检查

皮屑真菌直接镜检或真菌免疫荧光检测发现菌丝或孢子，或者镜检未发现而真菌培养阳性。

（二）鉴别诊断

1. 足部湿疮（足部湿疹）

足部湿疮常对称发生，初起见红斑、丘疹、水疱、糜烂或渗出，久则皮肤肥厚、脱屑，境界不明显，剧烈瘙痒，常年难愈，反复发作，真菌镜检阴性。

2. 掌跖脓疱病

掌跖脓疱病常对称发生于手部大小鱼际及足跖部位，脓疱表浅，易破，色黄白，真菌镜检阴性。

3. 掌跖角化病

掌跖角化病自幼发病，手掌及足底对称性淡黄色表皮增厚，干燥偏硬，皮肤皲裂，疼痛。冬季加重，无水疱等炎症反应，真菌镜检阴性。

三、辨证要点

本病中医临床主要分为湿热下注、血虚风燥两个证型。湿热下注者为湿热蕴毒，发于肌肤所致，以皮肤起水疱、糜烂潮红、滋水渗液为主要表现，治疗上重在清热利湿，解毒消肿。血虚风燥者为营血不荣肌肤所致，以皮肤干痒脱屑为特点，治疗上宜养血润燥，祛风止痒。

四、治　疗

（一）内治方案

1. 湿热下注证

【症状】趾间浸渍腐白，腐烂流滋，瘙痒疼痛，气味腥臭，搓破腐白皱皮则显露湿鲜肉，黏水似脂；或者搓破毒染，皮脱腐烂，自觉疼痛，步履艰难，焮赤肿胀；舌质红，苔薄黄，脉濡数。

【治法】清热利湿，解毒消肿。

【方药】五神汤加减。

【加减】痒甚，加地肤子、白鲜皮。

2. 血虚风燥证

【症状】皮肤瘙痒，增厚，粗糙干裂，脱屑，不流水；舌红，苔薄，脉弦。

【治法】养血润燥，祛风止痒。

【方药】当归饮子加减。

（二）外治方案

治疗方案同鹅掌风。

五、预防与调护

1）保持足部清洁、干爽，避免潮湿、闷热。

2）夏天尽可能不穿胶鞋，多穿布鞋或凉鞋。

3）每晚洗脚后扑一些痱子粉或枯矾粉。

4）勿与他人共用脚盆、脚布、拖鞋等用品。

5）足癣患者穿过的鞋、袜，用开水烫过或在阳光下暴晒后再用。

（李红毅　李玉清）

第五节　圆癣、阴癣

圆癣是发生在除头皮、手足、阴股部以外部位的皮肤浅部真菌病。因其状如苔藓，浸淫滋蔓，多呈圆形，故名。与本病有关的病名颇多，有"环癣""笔管癣""荷叶癣"等。发于面部者称"面癣"。祖国医学文献中的"癣"包括多种慢性局限性皮肤病。而本病仅限于虫癣之内。隋代《诸病源候论》中首先提出了"圆癣"之名："圆癣之状，作圆文隐起，四畔赤，亦痒痛是也。其里亦生虫。"宋代《圣济总录·诸癣》在总结前人基础上，加以概括并解释："论曰癣之字从鲜，言始发于微鲜，纵而弗治，则浸淫滋蔓。"阴癣发生在阴股部皮肤（腹股沟、会阴部和肛周）的浅表皮肤真菌感染。患者以男性青壮年为多。先发于阴股内侧，赤湿浸淫，日久延散，严重时扩至会阴和肛周。夏重冬轻。多认为是小疾，疏于医治或治不彻底，时而复发，岁久难愈。清代《续名医类案》说"两股间湿癣，长三四寸，下至膝，发痒时爬搔，汤火俱不解，痒定黄赤水出，又痛不可耐"。

圆癣西医学称为体癣（tinea corporis），阴癣西医学称为股癣（tinea cruris）。

一、病因病机

本病是由风、湿、热、虫侵袭皮肤而致。本病每发于夏季，湿热之邪感受于肌肤，或接触虫邪，或环境多热夹湿，或肤热多汗，或相互传染而生。

（1）**风湿毒聚**　风湿毒邪，侵袭皮肤，郁久风盛，则化为虫，是以搔痒之无休，搔痒则起白屑，索然凋枯。

（2）**湿热毒盛**　外感湿热之邪，或嗜食肥甘厚味，饮酒无度，酿成湿热，淫于肤腠，则皮肉红肿，瘙痒疼痛。

（3）**湿热下注**　忧思郁怒，伤损肝脾，或饮食不调，损其胃气，或肾经虚损，湿热流于下焦，湿热客于腠理，则疮痛痒，搔之汁出。

西医学认为本病由皮肤癣菌感染所致。皮肤癣菌具有亲角蛋白性，主要侵犯人和动物的皮肤、毛发、甲板。按大分生孢子形态特征，皮肤癣菌分为三个属：毛癣菌属、小孢子菌属、表皮癣菌属。根据来源和寄生宿主的不同，皮肤癣菌分为三类：亲人性皮肤癣菌、亲动物性皮肤癣菌、亲土性皮肤癣菌。

二、临床诊断

（一）诊断

1. 临床表现

由于致病菌种类较多，且患者体质不同，加之卫生习惯的差别等因素，体癣的临床症状多种多样。

（1）圆癣　初起为红丘疹或小水疱，继之形成鳞屑，再向周围逐渐扩展成边界清楚的环形损害，边缘不断进行发展，中央则趋于消退，被称为圆癣或钱癣（图11-1）。有的圆形皮损圈内还可以再出现环形的丘疹、水疱、鳞屑，继而呈多环形损害。

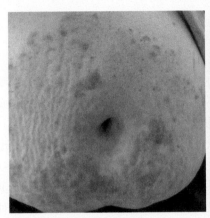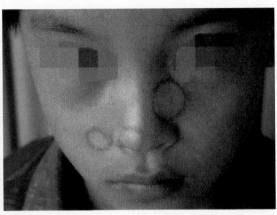

图11-1　圆癣

（2）阴癣（股癣）　发生在股部内侧靠近阴囊部位起小丘疹，然后在丘疹顶部形成小片白色鳞屑，皮疹逐渐向周围蔓延，边界较清楚，皮疹进行性发展时，边界部位可同时出现丘疹、水疱和鳞屑形成的"堤状边缘"（图11-2）。患者瘙痒的程度不一，严重时奇痒难忍，轻则毫无痒感。皮损也可蔓延到下腹部、整个会阴及臀部。

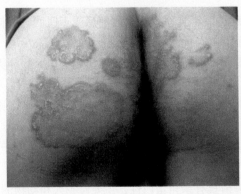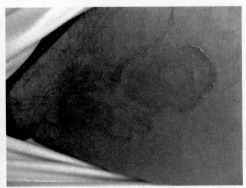

图11-2　阴癣（股癣）

2. 实验室检查

真菌镜检和真菌培养　真菌镜检阳性和（或）培养分离到皮肤癣菌即可做出诊断。

（二）鉴别诊断

1. 白疕（银屑病）

白疕损害为界清炎症明显的红斑，被覆银白色厚屑，真菌检查阴性。

2. 湿疮（湿疹）

局限于足部的湿疹有时与足癣很相似，但湿疹常对称发生，急性发作时渗液较多，慢性期边界也不清楚，真菌检查具有鉴别诊断价值。

3. 肾囊风（阴囊湿疹）

皮损以苔藓化改变或湿疹化改变为主，边缘不很清楚，其中心无自愈倾向，痒感显著，皮损发展与季节关系不明显。但值得注意的是，股癣经过剧烈搔抓或局部外用刺激性强的药物后也易出现湿疹样改变，病程迁延反复。

4. 丹癣（红癣）

现已证实红癣并不是由真菌所引起，而是由微小棒状杆菌所致，寄生于阴股部、腋部皮肤而发病。侵犯阴股部时常在靠近阴囊的部位发生对称性的淡黄色或淡红褐色的鳞屑斑，或表面呈皱纹纸改变，边界清楚，无丘疹、水疱和结痂，中间无自愈倾向，传染性甚微，无自觉症状。

三、辨 证 要 点

本病可以根据发病部位及皮损特点辨证：发于上部者，多兼风邪；发于下部者，多为湿盛。风热偏盛者，则多表现为发落起疹、瘙痒脱屑；湿热盛者，则多渗液流滋、瘙痒结痂；郁热化燥，气血失和，肌肤失养，则皮肤肥厚、燥裂、瘙痒。

四、治 疗

（一）内治方案

1. 风湿毒聚证

【症状】 皮损泛发，蔓延浸淫，或大部分头皮毛发受累，黄痂堆积，毛发脱而头秃，或皮肤粗糙，皮下水疱；苔薄白，脉濡。

【治法】 祛风除湿，杀虫止痒。

【方药】 消风散加减。

【加减】 瘙痒剧烈者，加地肤子、白鲜皮、威灵仙。

2. 湿热毒盛证

【症状】 皮损红肿，痒痛交加，或只痛不痒，滋流脓水，或淋巴结肿痛；寒战、高热、头痛、全身不适；舌红，苔黄腻，脉滑数。

【治法】 清热利湿解毒。

【方药】 萆薢化毒汤加减。

【加减】 湿热较盛者，加龙胆草、栀子；剧痒者，加浮萍、白蒺藜。

3. 湿热下注证

【症状】 皮损色红瘙痒，或伴有脱屑、水疱、脓疱，或趾间糜烂；舌质红，苔薄黄腻，脉濡或数。

【治法】　清热除湿，杀虫止痒。

【方药】　苦参汤加减。

【加减】　红肿者，加金银花、蒲公英、野菊花；湿盛者，加石菖蒲、苍术、白术。

（二）外治方案

1. 中药外治

（1）**中药外洗**　大黄、藿香、荆芥、紫草、苦参、土槿皮、黄柏，煎水外洗患处。

（2）**中药外擦**　土槿皮、百部、丁香、黄精，用75%酒精500ml浸泡1周后取药液外擦皮损。

2. 针灸疗法

火针疗法　局部皮损鲜红的边界，进行火针平烫。

五、预 防 调 护

1）有手癣、足癣、股癣、甲癣、头癣等应同时积极治疗，防止互染。

2）为保证根治，必须在皮疹消退后1周方可停用外用药。

3）应注意个人卫生，不使用被污染的浴盆、浴巾。避免与患病动物接触等，夏天应着透气柔软衣物。

4）浴盆等公共设施，尤其是托儿机构的公共用具应作定期消毒。

5）有糖尿病等消耗性疾病者应积极治疗。

6）如无必要尽量避免系统及局部长期使用糖皮质激素、免疫抑制剂。

（李红毅　陈高飞）

第六节　灰指（趾）甲

灰指（趾）甲是发生在指（趾）甲的浅部真菌病，临床表现为甲板的颜色和形态异常，如甲板呈灰白色，失去光泽，变脆，破损脱落，表面凹凸不平，增厚等。又称"油灰甲""鹅爪风"。《外科证治全书》曰："油灰甲为鹅爪风。用白凤仙花捣涂指甲上，日日易之。待至凤仙过时，灰甲即好。"

本病相当于西医学的甲真菌病、甲癣（onychomycosis）。

一、病 因 病 机

爪甲乃肝之余气所生，爪甲变化与肝密切相关，中医学认为本病是外因虫淫，内因肝虚，邪乘虚而患。原患鹅掌风或脚湿气，手抓趾缝，亦会染毒而生。

（1）**肝血亏虚**　肾精不足，精不化血；脾虚生化乏源；失血过多或慢性病伤精耗血，均可导致肝血亏虚，爪甲失荣则见甲板萎缩、脱落、灰甲等。

（2）**虫淫**　鹅掌风或脚湿气等由虫淫致病，因搔抓或虫淫蔓延等原因，侵及甲板，即可乘虚而致本病，出现甲板浑浊、边缘不齐等症状。

西医学认为本病是由皮肤癣菌、酵母菌或其他霉菌侵犯甲板和（或）甲床所致的病变。真菌侵入甲板周围皮肤或皮下组织，然后分泌角质蛋白酶分泌角质，破坏甲组织而引起感染。

二、临床诊断

（一）诊断

1. 临床表现

灰指（趾）甲患者的甲板可以表现为浑浊、增厚、分离、变色、萎缩、脱落、翘起、表面凹凸不平、钩甲及甲沟炎等。目前按照临床表现可分为四种主要类型。

（1）远端侧位甲下甲真菌病　真菌先感染甲远端和侧缘的皮肤角质层，后延至甲床。早期由于炎症刺激而使甲质增生，甲板游离缘上抬，甲板与甲床分离。随着病程进展真菌侵入甲板，引起甲质破坏。色泽形态和硬度发生变化，随着病情的不同程度而发生不同的临床表现，最终导致全甲型的损害。常见的病原菌为红色毛癣菌、石膏样癣菌、许兰毛癣菌、絮状表皮癣菌、黄癣菌、叠瓦癣菌、石膏样小孢子菌、近平滑念珠菌、短帚菌、圆酵母样亨德森霉、曲霉、枝顶孢、青霉菌等。

（2）近端甲下甲真菌病　病菌从甲沟部入侵，后延及甲下，逐渐导致甲质破坏。开始表现为甲根半月部白斑、松脆，可随甲根生长逐渐外移，同时亦自行扩大。病原菌多为红色毛癣菌（58%），其他可有玫瑰色毛癣菌、黄癣菌、絮状表皮癣菌、石膏样毛癣菌、透明柱顶孢、白念珠菌等。

（3）白色浅表甲真菌病　真菌直接侵入甲板的浅表层。表现为白色不透明，边缘清楚的斑。质地较松软易碎，逐步扩大或融合，日久可变淡黄色。病原菌种类较多，常见须癣毛癣菌、红色毛癣菌、白念珠菌、枝顶孢霉、镰刀霉、曲霉等。

（4）念珠菌性甲真菌病　是指念珠菌感染了指（趾）甲，可分为三型。①念珠菌性甲沟炎：主要侵犯甲沟的近端侧位，有水肿、潮红，也可化脓；②念珠菌性甲病伴甲剥离；③慢性黏膜皮肤念珠菌病（CMLC）：主要见于免疫缺陷的患者和艾滋病患者，一般多侵犯多个甲，而且呈念珠菌性肉芽肿改变。最近有人提出甲内型甲真菌病，这种类型的致病性真菌为苏丹毛癣菌，它直接从甲板的顶端侵入甲板内，一直向前发展，不侵犯甲床，故无角化过度，也无甲分离。

2. 实验室检查

直接镜检和真菌培养　真菌镜检阳性和（或）培养分离到皮肤癣菌即可做出诊断。

（二）鉴别诊断

甲真菌病的诊断需根据临床表现结合病史，通过直接镜检和真菌培养，以及病理检查而确诊。甲的形态、质地和颜色改变是甲真菌病的主要特征，但并不是甲真菌病所特有的。甲病除真菌感染可引起外，还可由其他先天性及后天性全身疾病或局部皮肤病及物理或化学因素所引起；可为原发，也可是继发。有时甚难确定病因，因为不同的疾病可引起相同的甲板损害，而同一疾病又可引起不同的甲板损害。因此甲真菌病和其他甲病的临床表现相似，仅根据外观难以鉴别。临床应鉴别的甲病如下。

1）遗传性甲病：先天无甲病、反甲、球拍状甲、先天性外胚叶发育不良、甲营养不良症等。

2）其他感染性甲病：细菌、螺旋体（雅司病、品他病）、病毒（疣）等。

3）甲肿瘤：良性如纤维瘤、黏液囊肿、角化棘皮瘤；恶性如黑色素瘤、鳞癌、基底细胞癌等。

4）物理、化学或机械性损害。

5）系统疾病所致甲病：贫血、免疫功能低下性疾病、结缔组织病等。

6）免疫反应所致甲病：药物过敏、血清反应等。

7）皮肤病所致甲病：①银屑病：可有点状凹陷、甲下角质增生、甲增厚、甲分离、甲沟纹等。②扁平苔藓：10%的患者有甲损害，甲纵嵴、点状凹陷、脆甲、甲胬肉、无甲症等。③湿疹：甲横纹、甲肥厚、甲板污黄等。④毛发红糠疹、大疱性皮肤病、多形红斑、连续性肢端皮炎、赖特综合征等，都可有甲病表现。上述各种甲病尽管与甲真菌病有相同或相似的甲部表现，但每种疾病都有其他症状或该病的特征性表现；真菌学检查阴性可与甲真菌病区别。

三、辨证要点

本病可根据临床表现和辅助检查明确诊断。爪甲为肝之余气所生，肝血亏虚，则血不能濡养爪甲，可见甲板中空、甲缘残缺不齐、甲失润泽等症状，治疗重在补养肝血。由鹅掌风、脚湿气所致者，临床可见甲板浑浊、甲沟炎等，为肝血亏虚之余又染虫毒，治疗上在补益肝血之余应辅以杀虫止痒。

四、治　疗

（一）内治方案

肝血亏虚证

【症状】病久迁延，爪甲枯槁，色泽灰白，甲壳缺损，或者甲壳空洞与甲床分离。

【治法】补养肝血。

【方药】补肝汤加减。

【加减】病甲在手指，加桂枝、桑枝、姜黄；病甲在足趾，加牛膝、青皮。

（二）外治方案

1. 中药外治

（1）浸泡法　醋泡方，每次浸泡30分钟，待甲壳软化，用刮刀刮去污物。

（2）布包法　取凤仙花、明矾，或取土大黄、凤仙花梗、枯矾，捣烂如泥，包敷病甲。

2. 针灸治疗

火针治疗　方案同手足癣，用火针平烫病甲，一周1次。

五、预防调护

1）甲真菌病的预防，首先是积极防治常见的癣病。保持足部通风干燥，切忌用修剪病甲的工具再修剪健甲。可每月涂2次抗真菌性甲涂剂以预防再次感染。

2）在有甲营养不良时应注意防止真菌感染。

（李红毅　梁一飞）

第七节　紫白癜风

紫白癜风，俗称"汗斑"，是一种好发在人体皮脂腺丰富部位的浅部真菌病，临床表现为弥漫性对称性分布的圆形或不规则形的无炎症性斑疹，上覆鳞屑，可留有暂时性的色素减退斑。紫白癜风，中医古籍文献中又有"赤白癜风""白紫癜风""紫白汗斑""紫白癜癣""疬疡风""夏日斑"等别名。紫白癜风之名，见于明代《外科正宗》，如"紫白癜风乃一体二种。紫因血滞，白因气滞，总由热体风湿侵，凝滞毛孔，气血不行所致"。《医宗金鉴·外科心法》中记载"此证俗名汗斑有紫白二种，紫因血滞，白因气滞，总由热伴风邪，湿气侵入毛孔，与气血凝滞，毛窍闭塞而成。多生于面项，斑点游走，延蔓成片，初无痛痒，久之微痒。"

本病相当于西医学的花斑癣（pityriasis versicolor）、花斑糠疹。

一、病因病机

中医学认为紫白癜风由于湿热之邪蕴于肌肤腠理；或汗衣着体，复经日晒，暑湿阻滞毛窍而成；或风邪积热于肺，留于肌肤腠理之间，气血失和。总体是由素体热盛，风邪暑湿之气，侵入毛孔，与气血凝滞、毛窍闭塞而成。

（1）湿热蕴肤　湿热蕴于肌肤腠理而发病。正如《古今医统大全·附汗斑证》记载："湿热郁于皮肤，久而不散，发而为斑，黑白相杂，遍身花藻，甚者变而为紫白癜风，虽无疾痛害事，不可以不防微而杜渐也。"

（2）暑湿阻窍　暑湿炎热之季，汗出衣物潮湿，覆盖肌肤未能及时散去，又因日晒，湿气排泄不畅，蕴而肌肤腠理，暑湿阻窍。《外科证治全书·发无定处证》记载："初起斑点游走成片，久之可延蔓遍身，初无痛痒，久则微痒，由汗衣经晒着体，或带汗行日，至黑退便愈。"《疡医大全·癫癣部·汗斑门主论》记载："张仲景曰：汗斑乃暑热之时，人不知而用日晒之手巾，揩其身上之汗，便成此病。"

（3）风邪积热，气血失和　风邪与热邪留于肌肤腠理之间，气血不和而发病。《证治准绳·疡医·紫白癜风》记载："夫风邪积热居于肺府，久而不散，流溢皮肤，令人颈边、胸前、腋下、自然斑驳，点点相连，其色微白而圆，亦有紫色者，亦无痛痒，谓之疬风也。凡此皆风之与热，伏留肌腠之间，气血不和乃生此疾也。"

西医学认为本病是由球形/糠秕马拉色菌感染，在温度高，潮湿的地区和天气环境下，多汗体质，且具有一定的遗传性、易感性，以及长期内服糖皮质激素或免疫抑制剂等多种体内外因素的共同作用下发病。

二、临床诊断

（一）诊断

1. 临床表现

1）男女均可发病，男性多于女性，特别是中青年男性。任何年龄均可发病，包括婴幼儿。炎热的夏季多见，夏重冬轻。潮湿炎热的地区多发。

2）好发于皮脂腺丰富部位，如后背、前胸、面颈部、肩部。余部位较少见。

3）皮损为黄豆大小至指甲盖大小圆形或椭圆形或不规则形无炎症性斑疹，淡红色，或浅褐色，或深褐色，或黄褐色斑疹，表面覆盖薄薄细小稍透亮的糠秕状鳞屑，相邻部位融合成片，并可有暂时性的色素减退斑或色素加深（图11-3）。

4）一般无明显症状，日晒或夏季出汗较多时轻微瘙痒。

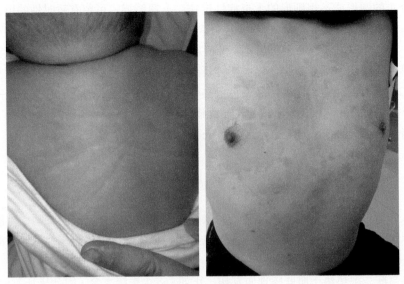

图11-3　花斑癣

2. 实验室检查

皮肤处鳞屑直接镜检可见成簇圆形或卵圆形孢子和短粗、两头钝圆的腊肠形菌丝。

（二）鉴别诊断

1. 白驳风（白癜风）

白癜风主要表现为皮损处为色素脱失斑，边缘可有色素沉着，边界较清晰，病变处毛发可变白，无鳞屑，无瘙痒，无季节性，无汗出过多加重史。真菌直接镜检阴性。伍德灯检查病变处为境界清晰、明亮的蓝白色斑片。

2. 风热疮（玫瑰糠疹）

本病初起有玫瑰红色的母斑，继之全身散在较小的玫瑰红色椭圆形子斑，上覆糠秕状鳞屑，其长轴与皮纹方向一致，具有自限性，一般4～6周可自然消退，春秋季多见，真菌镜检阴性。

3. 吹花癣（单纯糠疹）

皮损为圆形或椭圆形的色素减退斑，上覆少许糠秕样鳞屑，多见于儿童和青少年的面部，真菌镜检阴性。与日晒、维生素缺乏、肥皂清洗刺激及糠秕孢子菌感染等可能有关。

4. 丹癣（红癣）

本病是一种微细棒状杆菌引起的皮肤浅表感染性疾病，好发于腋下、乳房下及腹股沟等皮肤皱褶部位，皮损颜色稍红，鳞屑不易脱落，伍德灯检查病变处为珊瑚红色荧光。

三、辨证要点

本病根据皮损颜色、病程及体征进行辨证。素体热甚多汗，早期以感受风湿热，湿热蕴结，暑湿蕴阻肌肤腠理，久而不散导致；后期以气血不和，气滞血瘀，血滞络脉，局部失养而致。治疗上以清热利湿，调和气血为主。

四、治　疗

本病一般不需要中药内治，对于顽固性的紫白癜风患者，可适当内服中药，如加减苦参大造丸、加减何首乌散、加味二陈汤、胡麻散、通天再造散、龙蛇散、苍耳丸、防风通圣散、万灵丹等。紫白癜风中医治疗以外治法为主。

（一）内治方案

1. 湿热蕴结证
【症状】 后背、前胸、面颈部、肩部的淡红色，或浅褐色，或深褐色或黄褐色斑疹，或伴轻微瘙痒；头重如裹，肢体困重，小便短赤，大便燥结或黏滞，身重；舌质红，苔薄黄或黄腻，脉濡数。
【治法】 清热利湿，解毒化斑。
【方药】 苦参大造丸加减。
【加减】 口干盗汗、手足心热者，可加知母、黄柏、五味子等滋阴降火敛汗；便秘者，加大黄泻热通便。

2. 暑湿阻窍证
【症状】 后背、前胸、面颈部、肩部的淡红色，或浅褐色，或深褐色或黄褐色斑疹，或伴轻微瘙痒；心烦汗出，口渴喜饮，神疲，肢体困倦，或脘痞胸闷，小便不利；舌红，苔白或黄，脉虚数。
【治法】 清暑解热，化气利湿。
【方药】 苍耳丸加减。
【加减】 面赤唇红、舌红、烦躁不安者，加淡竹叶、黄连、栀子等泻火除烦；疲乏无力、精神不振、身热多汗者，加西洋参、麦冬、石斛等益气养阴生津。

3. 气血不和证
【症状】 后背、前胸、面颈部、肩部圆形的色素减退斑，或轻微瘙痒；舌红，苔白，脉滑。
【治法】 调和气血。
【方药】 万灵丹合胡麻散加减。
【加减】 语声低微、气短乏力、纳呆、便溏者，加入白术、苍术、茯苓、党参等益气健脾；脘腹胀痛、嗳气吞酸、饮食不消者，加香附、川芎、栀子、神曲等行气解郁；面色或唇甲青紫或肌肤甲错者，加桃仁、红花等活血化瘀。

（二）外治方案

外治方案同圆癣。

五、预 防 调 护

1）加强对患者紫白癜风基本知识的宣传，使之对预防和治疗本病有正确的认识。
2）对夏季汗出多者勤换衣，衣物、床单等要常换洗、热水煮沸、暴晒。

（李红毅　陈雨佳）

思维导图

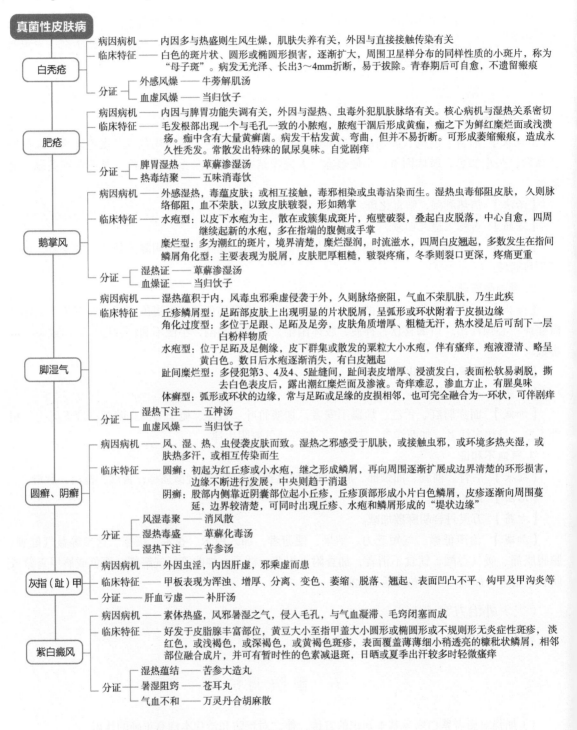

真菌性皮肤病

白秃疮
- 病因病机 —— 内因多与热盛则生风生燥，肌肤失养有关，外因与直接接触传染有关
- 临床特征 —— 白色的斑片状、圆形或椭圆形损害，逐渐扩大，周围卫星样分布的同样性质的小斑片，称为"母子斑"。病发无光泽、长出3～4mm折断，易于拔除。青春期后可自愈，不遗留瘢痕
- 分证
  - 外感风燥 —— 牛蒡解肌汤
  - 血虚风燥 —— 当归饮子

肥疮
- 病因病机 —— 内因与脾胃功能失调有关，外因与湿热、虫毒外犯肌肤脉络有关。核心病机与湿热关系密切
- 临床特征 —— 毛发根部出现一个与毛孔一致的小脓疱，脓疱干涸后形成黄痂，痂之下为鲜红糜烂面或浅溃疡。痂中含有大量黄癣菌。病发干枯发黄、弯曲，但并不易折断。可形成萎缩瘢痕，造成永久性秃发。常散发出特殊的鼠尿臭味。自觉剧痒
- 分证
  - 脾胃湿热 —— 萆薢渗湿汤
  - 热毒结聚 —— 五味消毒饮

鹅掌风
- 病因病机 —— 外感湿热，毒蕴皮肤；或相互接触，毒邪相染或虫毒沾染而生。湿热虫毒郁阻皮肤，久则脉络郁阻，血不荣肤，以致皮肤皲裂，形如鹅掌
- 临床特征
  - 水疱型：以皮下水疱为主，散在或簇集成斑片，疱壁破裂，叠起白皮脱落，中心自愈，四周继续起新的水疱，多在指端的腹侧或手掌
  - 糜烂型：多为潮红的斑片，境界清楚，糜烂湿润，时流滋水，四周白皮翘起，多数发生在指间
  - 鳞屑角化型：主要表现为脱屑，皮肤肥厚粗糙，皲裂疼痛，冬季则裂口更深，疼痛更重
- 分证
  - 湿热证 —— 萆薢渗湿汤
  - 血燥证 —— 当归饮子

脚湿气
- 病因病机 —— 湿热蕴积于内，风毒虫邪乘虚侵袭于外，久则脉络瘀阻，气血不荣肌肤，乃生此疾
- 临床特征
  - 丘疹鳞屑型：足跖部皮肤上出现明显的片状脱屑，呈弧形或环状附着于皮损边缘
  - 角化过度型：多位于足跟、足跖及足旁，皮肤角质增厚、粗糙无汗，热水浸足后可刮下一层白粉样物质
  - 水疱型：位于足跖及足缘处，皮下群集或散发的粟粒大小水疱，伴有瘙痒，疱液澄清、略呈黄白色。数日后水疱逐渐消失，有白皮翘起
  - 趾间糜烂型：多侵犯第3、4及4、5趾缝间，趾间表皮增厚、浸渍发白，表面松软易剥脱，撕去白色表皮后，露出潮红糜烂面及渗液。奇痒难忍，渗血方止，有腥臭味
  - 体癣型：弧形或环状的边缘，常与足跖或足缘的皮损相邻，也可完全融合为一环状，可伴剧痒
- 分证
  - 湿热下注 —— 五神汤
  - 血虚风燥 —— 当归饮子

圆癣、阴癣
- 病因病机 —— 风、湿、热、虫邪侵袭皮肤而致。湿热之邪感受于肌肤，或接触虫邪，或环境多热夹湿，或肤热多汗，或相互传染而生
- 临床特征
  - 圆癣：初起为红丘疹或小水疱，继之形成鳞屑，再向周围逐渐扩展成边界清楚的环形损害，边缘不断进行发展，中央则趋于消退
  - 阴癣：股部内侧靠近阴囊部位起小丘疹，丘疹顶部形成小片白色鳞屑，皮疹逐渐向周围蔓延，边界较清楚，可同时出现丘疹、水疱和鳞屑形成的"堤状边缘"
- 分证
  - 风湿毒聚 —— 消风散
  - 湿热毒盛 —— 萆薢化毒汤
  - 湿热下注 —— 苦参汤

灰指（趾）甲
- 病因病机 —— 外因虫淫，内因肝虚，邪乘虚而患
- 临床特征 —— 甲板表现为浑浊、增厚、分离、变色、萎缩、脱落、翘起、表面凹凸不平、钩甲及甲沟炎等
- 分证 —— 肝血亏虚 —— 补肝汤

紫白癜风
- 病因病机 —— 素体热盛，风邪暑湿之气，侵入毛孔，与气血凝滞、毛窍闭塞而成
- 临床特征 —— 好发于皮脂腺丰富部位，黄豆大小至指甲盖大小圆形或椭圆形或不规则形无炎症性斑疹，淡红色或浅褐色，或深褐色，或黄褐色斑疹，表面覆盖薄薄细小稍透亮的糠秕状鳞屑，相邻部位融合成片，并可有暂时性的色素减退斑，日晒或夏季出汗较多时轻微瘙痒
- 分证
  - 湿热蕴结 —— 苦参大造丸
  - 暑湿阻窍 —— 苍耳丸
  - 气血不和 —— 万灵丹合胡麻散

思考题

1. 如何诊断白秃疮？肥疮的临床表现有哪些？

2. 如何辨证治疗手癣？如何有效预防脚湿气复发？如何治疗顽固性癣病？

3. 灰指（趾）甲的治疗方案应当如何选择？

4. 如何治疗紫白癜风？紫白癜风相当于现代医学的哪个疾病？

第十二章 动物源性皮肤病

第一节 疥 疮

疥疮是由疥虫寄生在人体皮肤引起的一种接触性传染性皮肤病。好发于皮肤薄嫩部位,遇热及夜间奇痒,传染性很强,容易在集体或家庭中流行。临床表现以皮肤薄嫩、皱褶处丘疹、丘疱疹、隧道、结节为特点,部分可找到疥虫。《诸病源候论》载:"疥者……多生手足,乃至遍体……干疥者,但痒,搔之皮起,作干痂。湿疥者,小疮皮薄,常有汁出,并皆有虫,人往往以针头挑得,状如水内瘑虫。"中医文献称之为"虫疥""干疤疥"。

本病西医学亦称疥疮(scabies)。

一、病因病机

本病因疥螨侵袭,郁于皮肤所致;日久虫毒瘀滞,可致湿热内蕴。

疥螨分为人型疥螨和动物疥螨,是一种表皮内寄生虫,以啮食宿主的角质组织为生。人疥疮主要由人型疥螨引起,极少数由寄生于猫、犬等的动物疥螨引起。人型疥螨呈扁平椭圆形,虫卵经3~5天孵化成幼虫,再经2~3天变为若虫,经10~14天两次蜕皮变为成虫,平均寿命1~2个月。疥螨离开人体后可存活2~3天。疥螨在角质层内的机械性刺激、毒液及排泄物引起的变态反应、虫体在角质层内引起的异物反应均可致病。

二、临床诊断

(一)诊断

1.临床表现

本病好发于指缝、腕部、肘窝、腋窝、臀部及外生殖器等皮肤薄嫩部位,偶尔侵犯其他部位,一般不侵犯头面部,但婴幼儿患者可累及头面部及全身皮肤。皮损表现为散在分布的淡红色或正常肤色的丘疹、丘疱疹、隧道和结节(图12-1、图12-2)。隧道为疥疮的特异性皮损,好发于指间和腕屈侧,长约0.5cm,微微隆起,稍弯曲呈淡灰色或皮色。结节好发于阴囊、阴茎及臀部等处,常见于儿童及成人男性,为疥螨死亡后引起的异物反应。自觉奇痒,遇热或夜间尤甚;由于剧烈的搔抓皮肤上常出现抓痕、血痂,日久见苔藓样变或湿疹样变。继发感染可引起脓疱疮、疖病、痈等,甚至并发肾炎。

临床上少数有感觉神经病变或严重体残的患者,因对瘙痒反应不敏感或不能搔抓,容易发生结痂性疥疮（挪威疥疮），表现为大量的痂皮、鳞屑，甚至红皮病样改变，皮损内有大量疥螨，传染性极强。

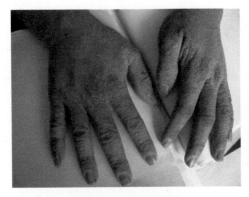 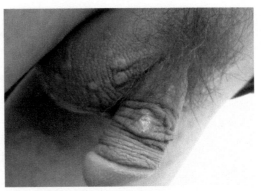

图12-1　疥疮皮损　　　　　　　图12-2　疥疮结节

2. 实验室检查

刮取患处丘疹、丘疱疹皮屑，在显微镜下可见疥虫或虫卵（图12-3）；如果发现隧道，可用针尖挑破直达闭端，挑取肉眼可看到的针头大灰白色小点，显微镜下可发现疥虫。

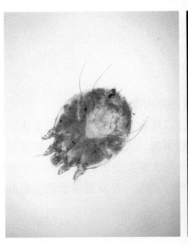 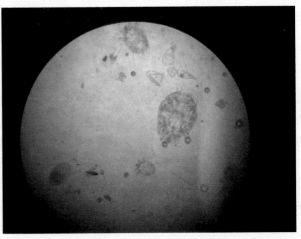

图12-3　疥虫

（二）鉴别诊断

1. 湿疮（湿疹）

湿疹任何年龄均可发生，无一定好发部位，皮损呈多形性、对称性、复发性，可有红斑、丘疹、丘疱疹、水疱、糜烂、渗出、结痂及苔藓样变等，无传染性。

2. 丘疹性荨麻疹

丘疹性荨麻疹多发于儿童，常见于夏秋季节，好发于四肢及腰腹部，皮损为散在纺锤形丘疹、丘疱疹及水疱，自觉瘙痒，容易复发。

3. 虱疮（虱病）

虱病主要发于阴部、腋下及头皮等毛发部位，皮损为继发性损害，如抓痕、血痂，指缝无皮损，在毛发及衣缝中可找到虱及虱卵。

三、辨 证 要 点

本病辨证依据发于皮肤薄嫩、皱褶处的丘疹、丘疱疹、隧道和结节，遇热及夜间瘙痒，有传染性，容易在集体或家庭中流行。

四、治　　疗

本病治疗以杀虫止痒为原则。外用药物治疗为主，瘙痒严重及继发感染时可对症治疗。

（一）内治方案

湿热蕴结证

【症状】　皮损以水疱、丘疱疹泛发为主，壁薄液多，破流脂水，浸淫湿烂；或脓疱叠起，或起红丝，臀核肿痛；舌质红，苔黄腻，脉滑数。

【治法】　清热化湿，解毒杀虫。

【方药】　黄连解毒汤合三妙丸加减。

【加减】　瘙痒甚者加白鲜皮、地肤子、百部、苦参；结节多者加皂角刺、贯众、牡蛎等。

（二）外治方案

临床常用5%～10%的硫软膏，小儿用5%，成人用10%；涂药方法：先用温肥皂水洗涤全身或中药花椒、地肤子煎水外洗后再搽药。一般先搽好发部位，再涂全身。

五、预 防 调 护

1）注意个人卫生，勤洗澡，勤换衣。

2）患者衣服、被褥均需煮沸消毒或在阳光下充分暴晒，以杀灭疥虫及虫卵。

3）彻底消灭传染源，在家庭或集体宿舍里发现患者应予分居或同时治疗。接触患者后应用肥皂水洗手。

4）改善环境卫生，加强卫生宣传，对公共浴室、旅馆、车船内的衣被用物应定期清洗消毒。

（叶建州　黄　虹）

第二节　虫　咬　伤

虫咬伤是指被螨虫、蚊、蠓、臭虫等叮咬或蜂蜇伤，接触其毒液或虫体、虫粉、虫毛而引起的一种急性炎性反应或过敏反应。皮损多以梭形风团样丘疹、丘疱疹为主，伴瘙痒。好发于夏秋季节。中医学关于本病的记载颇多，如隋代《诸病源候论》载有"蜂蜇""蜈蚣蜇""湿疥"。本病属于中医学"蜂蜇""蜈蚣蜇""湿疥""水疥""土风疮""射工伤""蜂叮疮"等范畴。

虫咬伤相当于西医学的虫咬皮炎（insect bite dermatitis）和丘疹性荨麻疹（papular urticaria）。

一、病因病机

本病因虫毒侵入肌肤，与气血相搏，蕴积化热；或虫毒入里，毒热内结脏腑而致。
西医学认为本病是虫类叮咬后，接触其毒液和毒毛，或其毒液注入体内引起的变态反应。

二、临床诊断

（一）诊断

皮损表现为丘疹、风团、瘀点或红斑、丘疱疹、水疱，皮损中心或可见叮咬痕迹（图12-4），伴剧烈瘙痒；红斑和水肿常于短期内消退，留有质坚丘疹；皮疹消退后，见短暂浅褐色色素沉着。好发于腰臀部和四肢。由于搔抓引起糜烂，有的可继发感染，或局部淋巴结肿大。一般以局部皮肤丘疹为主，少数严重者可伴有恶寒发热、头痛恶心、胸闷和呼吸困难等全身中毒症状。

由于虫类不同，临床皮损表现各有差异。

（1）**毛虫皮炎**　常见的有松毛虫、桑毛虫、刺毛虫等。毛虫的毒毛或刺毛为空心管道，内含激肽、脂酶及其他肽类物质的毒液，刺毛虫的毒液含有斑蝥素，毒毛极易脱落，接触刺伤皮肤，释放毒液，引起局部过敏反应。夏秋季节，野外活动、树下乘凉的人易患此病。好发于手、颈、肩、胸上部等暴露部位，剧烈瘙痒后，出现绿豆至黄豆大小的水肿性红色红斑、斑丘疹、丘疱疹、水疱、风团，中央常有针头大小的黑色或深红色刺痕，皮损可数个至数百个，病程1周左右。

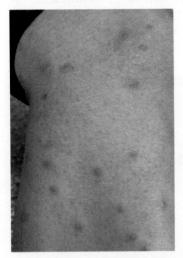

图12-4　虫咬皮炎

（2）**隐翅虫皮炎**　好发于夏秋季节，易发生于面、颈、四肢、躯干等暴露部位。皮损为条状、片状水肿性红斑基础上密集丘疹、水疱及脓疱，部分脓疱融合成片，可出现糜烂、结痂；自觉痒痛、灼热，病程约1周，愈后可留下暂时性色素沉着斑。

（3）**蜂蜇伤**　蜂蜇伤处皮肤有烧灼及痒痛感，继之出现红斑肿胀、风团，严重者可见水疱；皮损中央见黑色蜂刺。如被蜂群同时蜇伤，除发生大面积红斑、风团、肿胀外，可伴有恶心呕吐、胸闷、头晕等全身中毒过敏症状。

（二）鉴别诊断

1. 湿疮（湿疹）
湿疹是由多种内外因素引起的瘙痒剧烈的皮肤炎症反应。分为急性、亚急性、慢性三期。急性期有渗出倾向；慢性期则浸润、肥厚。也可直接表现为慢性湿疹。皮损具有多形性、对称性、瘙痒和易反复发作等特点。

2. 瘾疹（荨麻疹）
皮损以风团为主，发无定处，突然发生，消退迅速，退后不留痕迹。

三、辨 证 要 点

本病有蚊虫接触、叮咬史，叮咬部位出现红斑、风团、丘疹或水疱，伴红肿、瘙痒。

四、治　　疗

（一）内治方案

1. 热毒蕴结证

【症状】　蚊虫叮咬后，皮肤起红色风团，瘙痒，严重者糜烂溃脓；伴发热、头痛、恶心呕吐；舌质红，苔黄稍腻，脉滑。

【治法】　清热利湿，解毒杀虫。

【方药】　黄连解毒汤加减。

【加减】　瘙痒剧烈者，可加白鲜皮、地肤子、苦参；湿热重者，可加茵陈、土茯苓、六一散；皮损红肿、糜烂、溃脓者，可加五味消毒饮。

2. 脾虚湿盛证

【症状】　躯干四肢泛发散在风团样丘疹，呈纺锤形，部分丘疹中央可见米粒大小水疱，结痂，色红，皮疹以双下肢、臀部为重；舌质淡，苔薄，脉数。

【治法】　健脾除湿，祛风止痒。

【方药】　三豆饮加减。

【加减】　瘙痒剧烈者，可加白鲜皮、地肤子、乌梢蛇；消化不良者，可加炒神曲、山楂、槟榔；大便干燥者，可加炒枳实、炒厚朴；大便稀溏者，可加茯苓、炒白术。

（二）外治方案

1. 中药外治

（1）中药湿渍　出现大片红肿斑块、水疱破溃糜烂，可用新鲜马齿苋、七叶一枝花、蒲公英、紫花地丁，任选一种，捣烂外敷患处；或可用黄柏、苦参、马齿苋、白头翁、龙胆草、茵陈各等份，煎水局部冷湿敷。

（2）中药涂擦　如龙珠软膏、冰黄肤乐软膏。

2. 针灸治疗

（1）火针疗法　取皮损及其周围阿是穴，采用火针治疗。

（2）放血疗法　皮损局部放血治疗。

五、预 防 调 护

1）去山区树林工作、旅游，应注意个人防护，穿长袖衣服、长裤，皮肤暴露部位涂抹防虫咬药物，不要在草丛中坐卧休息。

2）夏季尽量使用蚊帐，饲养宠物应注意宠物的清洁卫生。

3）保持环境清洁卫生，经常清洗地毯，消灭害虫。

4）如有虫叮咬时不要拍打，应将其掸落。高度过敏体质者应随身携带急救药盒，其内包括肾上腺素、抗组胺药。

5）注意个人卫生，勤洗澡、勤换衣服，被褥常洗晒，凉席应烫晒后再用。

（叶建州　黄　虹）

第三节　虱　疮

虱疮是由虱寄生于人体、反复叮咬吸血引起的传染性皮肤病，根据寄生部位的不同及形态、习性的差异，分为头虱、体虱和阴虱。本病的特点是虱子寄生部位有皮疹，瘙痒，常可找到虱子或虫卵。主要通过人与人之间直接传播，亦可通过头巾、被褥、衣帽等物品间接传播；阴虱主要通过性接触传播。《临证指南医案》记载："男女阴毛生八脚虱，瘙痒难忍，抓破后色红，均由互相传染而来，名为阴虱疮"。

西医学统称为虱病（pediculosis）。

一、病 因 病 机

因洗浴不勤，内衣毛发污浊，虱虫寄生，积湿化热而成疮；或因接触染虫，或交媾不洁染虫，虱虫寄生，虱咬肌肤，虫毒浸淫而瘙痒、生疮。《医宗金鉴》记载："阴虱疮虫毛际内，肝肾浊热不洁生，瘙痒抓红含紫点，若还梅毒蜡皮形。"

西医学认为虱为节肢动物，属体外寄生虫；虱寄生人体吸吮血液而生存。虱刺咬皮肤时即将唾液腺分泌物（含有一种抗凝素与溶血素的物质）注入皮内，因此而产生皮疹。虱有相对宿主和寄生部位的特异性，如阴虱的卵适于黏附在阴毛上；体虱的卵则适于黏附在织物纤维上；头虱、体虱由直接接触或间接接触感染，阴虱主要为性接触传染。虱又是斑疹伤寒、回归热、战壕热等传染病的媒介。

二、临 床 诊 断

（一）诊断

1. 临床表现

（1）头虱病　主要发生于儿童，成人偶可受累。叮咬处有红斑、丘疹、抓痕、血痂，重者渗出的浆液可使头发粘连成束并散发臭味。瘙痒剧烈，继发细菌感染可致脓疱疮、疖病、淋巴结炎或湿疹样变。可见头虱爬行及虱卵黏附于发干。

（2）体虱病　叮咬处可见红斑、风团、丘疹，伴抓痕、血痂，久之可发生苔藓样变及色素沉着，剧烈瘙痒，若继发细菌感染可发生脓疱疮或疖病。在内衣衣领、裤腰、裤裆、衣缝等处易发现体虱及虱卵，严重者可在头巾、被褥上找到虱子及虱卵。

（3）阴虱病　主要发于外阴、肛周，阴毛部位及附近皮肤常见抓痕、血痂，患者的内裤上与阴毛区域相对应的部分常能见到大量散在分布的针尖大小的血迹；部分患者阴部皮肤可见特征性天蓝色瘀斑；严重者继发感染可见毛囊炎、脓疱疮表现。瘙痒剧烈，夜间为甚。可见阴毛上黏附有灰白色砂粒样虱卵和缓慢移动的阴虱（图12-5）；阴虱也可一半钻入皮内，一半露于皮外。患者或其配偶常有不洁性行为史，或发病前曾在外住宿。

2. 实验室检查

　　寄生虫检测　夹取阴毛根部棕褐色附着物置于载玻片上，滴加一滴浓度为10%的KOH溶液固定，略加热后，于显微镜下可见到阴虱虫体或虱卵（图12-6）。

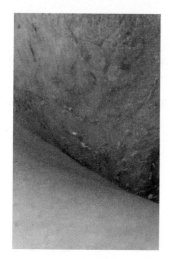

图12-5　虱病

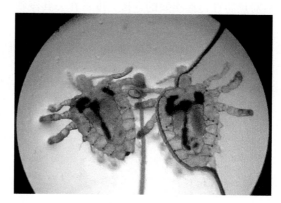

图12-6　虱

（二）鉴别诊断

疥疮

　　疥疮好发于皮肤薄嫩及皱褶处，指缝是最主要发病部位，剧烈瘙痒；可见特有的疥虫潜行隧道、丘疱疹和水疱等，阴囊结节常见。其中指缝皮疹、隧道、阴囊结节是主要鉴别点。

三、辨 证 要 点

　　本病治疗以灭虱及虱卵为主，一般不需内治，以外治法为主，对于阴虱症状较重者，可内外兼治，以清热利湿，解毒杀虫为原则。虱病是传染病，防重于治，应同时检查并治疗与患者密切接触的家庭成员。

四、治　　疗

（一）内治方案

湿热下注证

【症状】　阴部奇痒，搔抓后见红色丘疹，搔破皮后黄水淋漓；舌质红，苔黄厚腻，脉弦滑数。

【治法】　清热利湿，解毒杀虫。

【方药】　龙胆泻肝汤加减。

【加减】　瘙痒甚者，可加白鲜皮、地肤子、百部、苦参、蛇床子；黄水淋漓者，可加马齿苋、黄柏、金银花、萆薢、萹蓄等。

（二）外治方案

百部有较强的杀灭虱虫及虱卵的作用，可制成25%～50%百部酊或50%百部水煎溶液外用。

五、预防调护

1）注意养成良好的个人卫生习惯，勤洗澡、理发，勤换内衣。

2）加强对预防性传播疾病的宣传力度，在公共澡堂、浴池、旅馆等公共场所，个人洗澡用品等要自备。

3）患者的衣服、床上用品应单独烫洗消毒，以消除传染源；家庭、集体住宿中的患者要同时治疗。

4）个人要洁身自好，杜绝不正当的性行为。

（叶建州　黄　虹）

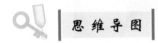 思维导图

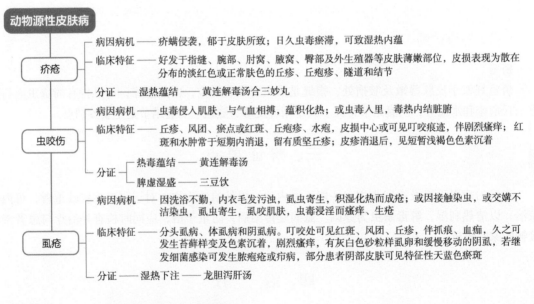

 思考题

1. 疥疮的皮损特点、发病部位？

2. 疥疮的治疗方法和用药有何特点？

3. 虫咬伤的临床表现及治疗原则？

4. 虱疮的发病部位及皮损特点？

5. 虱疮治疗需要注意哪些因素？

6. 动物源性皮肤病包括哪几种，分别有哪些临床特点？

第十三章 物理性皮肤病

第一节 日晒疮

日晒疮是一种因日光照射而引起的炎症性皮肤病。因日晒成疮而得名。急性期以曝光部位出现红斑、水疱或多形性皮损，自觉灼热、瘙痒，有明显季节性为临床特征，好发于春夏季节，以青年男女、儿童多见。慢性迁延患者，皮损表现为浸润性斑块、苔藓样变、结节，瘙痒剧烈，老年男性多见。明代《外科启玄·日晒疮》记载："三伏炎天，勤苦之人，劳于任务，不惜身命，受酷日晒曝，先疼后破而成疮者，非血气所生也。"

前者相当于西医学的日光性皮炎（solar dermatitis）、多形性日光疹（polymorphous light eruption），后者相当于西医学的慢性光化性皮炎（chronic actinic dermatitis）。

一、病因病机

本病总因禀赋不耐，腠理不密，日光暴晒所致。

（1）**热毒侵袭** 禀赋不耐，腠理不能耐受阳光照射，毒热之邪侵袭肌肤，而致局部焮红漫肿。

（2）**湿热蕴肤** 湿热内蕴，复感阳毒，盛夏暑湿与热毒之邪侵袭，与内湿相搏壅滞于肌肤，而出现红斑、水疱、糜烂等病变。

（3）**血虚夹毒** 毒邪日久蕴肤，耗伤阴血，血虚风燥，肌肤失养所致。

西医学认为，日光性皮肤病的发病机制主要分为光毒性反应和光超敏反应。光毒性反应是因皮肤受到了超过耐受量的日光照射，引起表皮、真皮的炎症反应，如日晒伤，其发病情况因日光强度、暴晒时间及个体皮肤敏感性而异。光超敏反应是一种淋巴细胞介导的迟发性超敏反应，如多形性日光疹，其发生也可能与遗传、免疫炎症、代谢异常等有关。

二、临床诊断

（一）诊断

1. 临床表现

1）本病常发生于春夏季。皮损好发于曝光部位，如头面颈（尤其额、双颧、双耳、颈部）、

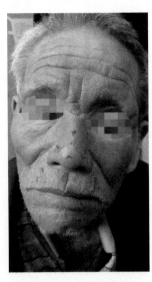

图13-1　日光性皮炎
红斑表面会出现丘疹。

颈前三角区、双手背、前臂等部位。若曝光时身体其他部位裸露，亦可发生于相应部位，严重者，躯干等被遮盖部位亦可累及。

2）皮损表现为红斑、肿胀、丘疹、丘疱、丘疱疹、水疱，甚至大疱，部分皮疹干涸后脱屑，愈后遗留不同程度的色素沉着（图13-1）。部分慢性迁延患者，皮损表现为浸润性斑块、苔藓样变、结节，可有抓痕、血痂，重者可化脓、坏死，愈后遗留浅表性瘢痕。

3）自觉皮肤灼热、瘙痒、刺痛，部分患者可伴有发热、头痛、恶心呕吐等全身症状。本病急性发作者病程为2～3周，慢性迁延者可达数年。

2. 实验室检查

（1）**紫外线红斑反应试验**　呈异常反应，主要表现为：①反应高峰时间晚（正常人12～24小时，患者常为48小时以后）。②红斑反应强度高。③红斑反应持续时间长（正常人3～5日，患者可持续8日以上）。④红斑反应消退后无明显色素沉着。⑤红斑反应开始消退时，红斑表面会出现丘疹。

（2）**光激发试验**　能确定疾病的作用光谱，对诊断多形性日光疹有重要价值。尤其是对于就诊时无皮损的患者，进行光激发试验很有必要。

（3）**光斑贴试验**　对怀疑有光致敏原的患者可行光斑贴试验证明其致敏物，本试验可能对遮光剂、芳香剂等多种变应原显示阳性。

（二）鉴别诊断

1. 猫眼疮（多形红斑）

皮疹好发于手足及面颊，多发于春秋季节，与日晒无关。皮损为多形性，红斑中央可见虹膜样损害。

2. 漆疮、膏药风（接触性皮炎）

漆疮、膏药风发病突然，皮损发于接触部位，与接触物形态基本一致，以红斑、丘疹、水疱为临床特点。脱离接触致敏物后可缓解。

3. 鬼脸疮（盘状红斑狼疮）

皮疹为浸润性红斑，境界清楚，边缘稍隆起，表面鳞屑固着，有角栓，持续不退。

4. 湿疮（湿疹）

皮损多形态，发生的部位与光线照射和季节的关系不大。

三、辨 证 要 点

本病内因是禀赋不耐，腠理不密，外因是日光暴晒，毒热之邪侵袭肌肤而发病。热毒、湿热蕴服而发，病程日久，耗伤阴血，而致血虚风燥，肌肤失养。治疗上重在清热解毒除湿，凉血祛风止痒；后期重在养血润燥。

四、治　疗

（一）内治方案

1. 热毒侵袭证

【症状】 受日光暴晒后皮肤出现潮红、肿胀、红斑、丘疹；自觉刺痛、灼热、瘙痒；伴口干欲饮，大便干结，小便短赤；舌红，苔薄黄，脉数。

【治法】 清热解毒，凉血退斑。

【方药】 清营汤加减。

【加减】 伴有口干欲饮者，可加生石膏清热止渴；大便干结者，可加大黄、枳实泻下通便；小便短赤者，可加白茅根、竹叶、滑石清热利尿。

2. 湿热蕴肤证

【症状】 受日光暴晒后皮肤出现潮红、红斑、丘疹、水疱、糜烂、渗液、结痂等多形性损害；自觉瘙痒、刺痛；伴身热，神疲乏力，食欲不振；舌红，苔黄腻，脉濡或滑数。

【治法】 清热除湿，凉血解毒。

【方药】 甘露消毒丹加减。

【加减】 皮肤灼痛者，可加紫背天葵清热解毒；瘙痒者，可加苦参、白鲜皮疏风清热、燥湿止痒。

3. 血虚夹毒证

【症状】 病程迁延日久，曝光部位尤其面部、双手、颈部皮肤出现浸润性斑块、粗糙肥厚、苔藓样变、结节、脱屑等；瘙痒剧烈、受热更甚；伴有口干不欲饮，爪甲失荣；舌淡，苔白，脉细。

【治法】 养血润燥，清热解毒。

【方药】 温清饮加减。

【加减】 瘙痒者，加白鲜皮祛风止痒。

（二）外治方案

1. 中药外治

（1）溻渍疗法　选黄连、黄芩、马齿苋、地榆等清热燥湿、凉血解毒中药水煎液湿敷，适用于红斑、水疱、糜烂皮损。

（2）涂擦疗法　干燥结痂脱屑者选用甘草油、紫草油；皮损干燥肥厚、苔藓样变、结节斑块等慢性皮疹者选用蛋黄油、除湿止痒软膏等。

2. 针灸治疗

（1）针刺疗法　面部发病者选印堂、四白、合谷，上肢发病者取内关、曲池，下肢发病者取三阴交、血海。

（2）放血拔罐疗法　用于慢性迁延肥厚性皮损。

五、预防调护

1）避免日光暴晒，外出应戴宽边遮阳帽、打遮阳伞、穿长袖衣裤等。

2）有本病发作史者，皮肤暴露部位可外擦防晒霜。

日晒疮案例
和知识拓展

3）发病期间忌食辛辣、鱼腥发物，饮食宜清淡，避免搔抓，防止继发感染。

4）避免进食莴苣、泥螺等光敏性食物，尽量避免应用磺胺类、四环素等光敏性药物及具有光敏性的化妆品。

（叶建州　杨雪松）

第二节　痱　子

痱子为夏季或炎热环境下常见的一种表浅性、炎症性皮肤病，中医文献中又名"痱""沸子""痤痱疮"等。本病好发于多汗部位，以皮肤汗孔处发生丘疹或明亮小疱疹，伴有刺痒为特点。多见于婴幼儿及肥胖者。

本病西医学称为痱（miliaria），亦称粟粒疹。

一、病 因 病 机

本病多由暑湿、炎热之气侵袭腠理，玄府闭塞所致。

（1）暑热侵袭　本病多由于盛夏酷暑，暑热熏蒸，炎热暑湿之气侵袭肌表，阻遏腠理，玄府不通，汗溢不畅，郁于皮肤所致。

（2）热毒炽盛　或体热汗出，腠理张开，突遇冷水淋激，玄府骤闭，汗不得泄，或高温作业，厚衣加身，体热汗出，湿热交蒸，易生本病。若经搔抓染毒，毒邪侵肤，则化为脓痱。

西医学认为，在高温闷热环境下，大量的汗液不易蒸发，使角质层浸渍肿胀，导致汗管变窄或阻塞，汗管内汗液滞留、压力增高、汗管破裂、汗液外渗周围组织而致病。此外，皮肤表面细菌大量繁殖产生毒素，也会加重炎症反应。

二、临 床 诊 断

（一）诊断

1. 临床表现

1）好发于颈部、前额、胸背及皮肤皱襞处。

2）皮损成批发生，疹退后常有轻度脱屑，有烧灼及刺痒感。根据汗管堵塞和汗液溢出部位的不同，可分为白痱、红痱（图13-2）、脓痱、深痱四种类型。

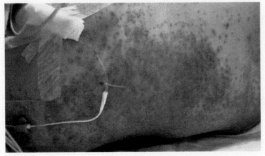

图13-2　红痱

2. 实验室检查

一般无特异性，部分患者皮损顶端有针尖大小的潜在性脓疱，细菌培养常为阴性。

（二）鉴别诊断

1. 暑热疮（夏季皮炎）

夏季皮炎发病有明显季节性，皮疹为大片红

斑基础上的丘疹、丘疱疹，好发于四肢伸侧、躯干，有剧痒，以成人多见。

2.急性湿疮（急性湿疹）

急性湿疹发病病因复杂，皮损不局限于多汗部位，呈多形性，易于渗出，瘙痒剧烈，易反复发作，无明显季节性。

三、辨证要点

本病多由于盛夏酷暑，暑热熏蒸，炎热之气侵袭肌表而致，有明显的季节性，暑热毒蕴肌肤，或素体热蕴，突遇冷水淋激，玄府骤闭，汗不得泄，热毒内郁而致。治疗上重在清热解毒止痒。

四、治　疗

（一）内治方案

1.暑湿证

【症状】 多汗部位，成批出现小丘疹、丘疱疹，周围绕以红晕，排列密集，或为晶莹透亮的小水疱，疱液澄清；自觉灼热刺痒；伴汗出，口渴，小便短赤；舌质红，苔黄，脉滑。

【治法】 清暑利湿。

【方药】 清暑汤加减。

2.热毒炽盛证

【症状】 多汗部位出现密集红丘疹、丘疱疹，同时伴有脓疱或疖肿；痒痛灼热，附近臖核肿大；伴口苦咽干，口渴引饮，大便干结；舌质红，苔黄，脉滑数。

【治法】 清热解毒，祛暑除湿。

【方药】 五味消毒饮合六一散加减。

【加减】 若口渴者，可加生地黄、石斛；身热多汗者，可加生石膏、知母。

（二）外治方案

（1）**中药渍渍疗法** 可选用金银花、蒲公英、紫草、苦参、马齿苋、茵陈、龙胆草等组方煎水泡浴，或10%黄柏溶液渍渍患处。

（2）**粉扑** 痱子粉、黄连扑粉。

五、预 防 调 护

1）室内通风散热，不过于潮湿，减少汗出。

2）衣着宜宽松透气，便于汗液蒸发。

3）勤洗澡、勤更衣，热体汗出应用温水洗澡，避免凉水清洗或淋雨，以免闭塞汗孔，洗后可扑些爽身粉或六一散。

4）小儿睡觉时，保持室内合适室温；出汗较多，应及时擦干，经常给小儿翻身。

5）适当饮用清凉解暑饮料，如绿豆汤、六一散、金银花泡水喝等。

6）避免搔抓，防止继发感染。

痱子病例和
知识拓展

（叶建州　杨雪松）

第三节　暑　热　疮

　　暑热疮是因气候炎热而引发的一类季节性的炎症性皮肤病，常在每年6～8月发病。皮损对称，好发于躯干、四肢伸侧，以每年夏季高温时皮肤发生的细小红色丘疹，灼热，奇痒难忍，天气转凉后自愈为临床特征，成年人多见。

　　本病相当于西医学的夏季皮炎（dermatitis aestivale）。

一、病 因 病 机

　　本病多因暑热炽盛所致。禀赋不耐，暑热毒邪侵袭，暑多夹湿，暑湿之邪搏结于肌肤而发病。暑为阳邪，其性升散，故皮疹颜色常偏于鲜红，易于泛发躯干、四肢。

　　（1）暑热侵袭　盛夏酷暑之时，暑热毒邪侵袭，暑湿之邪蕴于肌肤而发病。暑为阳邪，其性升散，皮损颜色偏于鲜红。

　　（2）暑湿蕴肤　暑湿入侵，肌腠受损，津液不固则外泄成湿，聚于皮下，则可见水疱；暑湿之邪蕴于肌肤不能外泄，内伤脾胃，则易出现脾胃运化枢机不利，易伴食少纳呆等症状。

二、临 床 诊 断

（一）诊断

1. 临床表现

　　1）常见于盛夏、酷暑之时。

　　2）皮损好发于躯干、四肢伸侧，呈对称分布，严重者可累及其他部位。皮损表现先为潮红，继而出现成片针头至粟米大小丘疹、丘疱疹，搔抓后可出现抓痕、血痂。

　　3）自觉皮肤灼热、瘙痒。

　　4）病程长短不定，脱离炎热环境，处理得当可数日内自愈。

2. 实验室检查

　　一般无异常改变。

（二）鉴别诊断

1. 湿疮（湿疹）

　　湿疮发病无明显季节性，皮疹呈多形性，红斑、丘疹、水疱、糜烂、渗液均可见，至秋凉后不会自愈，易转为慢性。

2. 汗淅疮（间擦疹）

　　汗淅疮多发生于湿热季节，好发于儿童和肥胖成人，皮疹易发生于皮肤皱褶部位，为边界清楚的鲜红或暗红色斑片，稍肿胀，表皮浸渍，易形成糜烂并有渗液。

三、辨 证 要 点

　　本病多发于盛夏暑热、暑湿盛行之时，暑热炽盛、暑多夹湿，暑为阳热之邪，皮损较红，暑湿之邪易伤脾胃，脾喜润恶燥，湿邪困脾，易出现纳呆等脾胃系病证，治疗上重在清暑利湿为法。

四、治 疗

（一）内治方案

1. 暑热侵袭证

【症状】 皮肤鲜红作痒，成片细小红色丘疹，灼热难忍；伴胸满心烦，食少纳呆，面赤多汗，渴喜冷饮，小便短赤；舌红，苔腻，脉洪大。

【治法】 清暑解毒，凉血清热。

【方药】 清暑汤加减。

【加减】 食少纳呆者，可加神曲、焦山楂、炒麦芽等消食化积；面赤多汗者，可加龙骨、牡蛎潜阳固涩；小便短赤者，可加竹叶、白茅根等清热通淋。

2. 暑湿蕴肤证

【症状】 皮疹发红，迭起粟疹或水疱，隐隐作痒；伴胸闷腹胀，食少纳呆，小便黄赤，大便不调；舌红，苔黄腻，脉滑数。

【治法】 清暑解毒，利湿化浊。

【方药】 龙胆泻肝汤加减。

【加减】 水疱渗出较多者，加苍术燥湿健脾；瘙痒甚者，加白鲜皮清热燥湿止痒。

（二）外治方案

治疗方案参考痱子。

五、预 防 调 护

1）防暑降温，保持室内通风，勤洗澡，保持皮肤清洁干燥。

2）饮食宜清淡，忌食辛辣、鱼腥发物；避免搔抓，防止继发感染。

3）皱褶部位保持局部干燥，洗浴后可外用爽身粉。

署热疮案例
和知识拓展

（叶建州 杨雪松）

第四节 冻 疮

冻疮是人体遭受寒邪侵袭引起的末梢部位局限性、瘀血性、炎症性皮肤病。病名始见于《诸病源候论·冻烂肿疮候》，其曰："严冬之夜，触冒风雪寒毒之气，伤于肌肤，血气壅涩，因即瘃冻，燃赤疼肿，便成冻疮，乃至皮肉烂溃，重者支节堕落。"中医学又称之为"冻风"。临床特点是手足、耳廓等末梢部位受冻后红肿发凉，遇热瘙痒，甚则起疱溃烂。好发于寒冷季节，多见于儿童、妇女和末梢血液循环不良者。

本病西医学也称为冻疮（pernio，chilblain）。

一、病因病机

本病多因寒邪外袭,阳气不达四末,寒凝肌肤,经脉阻隔,致气血瘀滞而致。

(1)寒凝血瘀 严寒侵袭,阴寒凝滞,导致气滞血瘀,血脉运行不畅,不能荣养肌肤,肌肤失于温煦而发为冻疮。

(2)气虚血瘀 素体阳气虚弱,气血运行无力,又受寒冷条件影响,寒性收引,阻滞气血运行,导致气滞血瘀而发冻疮。

(3)寒盛阳衰 极度严寒气候,阴寒太甚,内侵脏腑,直中少阴,则可见畏寒蜷卧、四肢厥冷、神志不清、脉微欲绝等阳气衰微的危重证候。

(4)瘀滞化热 寒邪入侵,气血瘀滞不通,日久郁而化热,热盛则肉腐而致疮面溃烂。

西医学认为,长期暴露于寒冷、潮湿的环境中,皮肤血管痉挛收缩,导致组织缺氧引起细胞损伤,久之血管麻痹扩张引起静脉淤血、毛细血管扩张、渗透性增加,血浆渗入组织间隙而引发本病。周围血液循环不良、缺乏运动、手足多汗、营养不良、贫血、鞋袜过紧等均可加重病情。

二、临床诊断

(一)诊断

1. 临床表现

1)好发于初冬、早春季节,寒冷潮湿环境。

2)皮损好发于四肢末端、面部和耳廓等暴露部位,常对称发生。

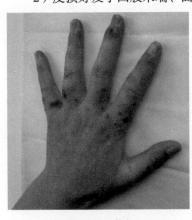

3)皮损特点为局限性水肿性紫红斑疹或斑块,边界清楚,触之局部温度变低,按之褪色,压力去除后红色逐渐恢复(图13-3)。如受冻时间长,可出现水疱、糜烂、溃疡,愈后留有色素沉着、色素脱失和萎缩性瘢痕。

4)自觉痛痒、麻木,受热后瘙痒加重,溃破后疼痛。

5)慢性病程,气候转暖可自愈,容易来年复发。

6)部分患者可能合并自身免疫性疾病,或伴有其他寒冷过敏性疾病。

2. 实验室检查

一般无特异性,部分患者需要排除冷球蛋白血症及结缔组织疾病。

图13-3 冻疮

(二)鉴别诊断

1. 猫眼疮(多形红斑)

猫眼疮多发生于春秋两季,以手、足、面、颈部多见,皮损呈多形性,风团样丘疹或红斑,颜色鲜红或紫暗,有特殊的"虹膜状"皮损可鉴别。

2. 手足逆冷(雷诺现象)

手足逆冷多由寒冷、情绪激动等诱发,好发于秋冬季节,多见于20~40岁的女性。受寒冷等刺激后,手指皮肤变苍白,继而变紫变红,最后恢复正常肤色,伴局部发冷、感觉异常、疼痛症状,但持续时间短暂,与冻疮红斑持续存在、短期难以消除不同,可鉴别。

三、辨证要点

本病主要分为四个证型，初期以严寒侵袭，阴寒凝滞，导致气滞血瘀，血脉运行不畅，不能荣养肌肤，肌肤失于温煦而致；若素体阳气虚弱，气血运行无力，外加寒邪侵袭。则易导致气虚血瘀；若气候极度严寒，阴寒太甚，内侵脏腑，直中少阴，则导致寒盛阳衰。治疗上初以温经散寒为主，待病程日久化热，热盛则肉腐致疮面溃烂，而成瘀滞化热，治疗上以清热解毒，活血止痛为主。

四、治　疗

（一）内治方案

1. 寒凝血瘀证

【症状】 局部麻木冷痛，肤色青紫或暗红，肿胀结块；或有水疱，发痒，手足清冷，遇热瘙痒；舌淡苔白，脉沉或沉细。

【治法】 温经散寒，养血通络。

【方药】 当归四逆汤加减。

【加减】 局部漫肿水疱者，加茯苓、车前子利水消肿。

2. 气虚血瘀证

【症状】 疮面不敛，疮周暗红漫肿，麻木；伴神疲体倦，气短懒言，面色少华；舌淡，苔白，脉细弱。

【治法】 益气养血，祛瘀通脉。

【方药】 人参养荣汤加减。

【加减】 疮周漫肿暗红者，加桃仁、红花活血化瘀。

3. 寒盛阳衰证

【症状】 时时寒战，四肢厥冷，感觉麻木，幻觉幻视，意识模糊，倦卧嗜睡，呼吸微弱，甚则神志不清；舌淡苔白，脉微欲绝。

【治法】 回阳救脱，散寒通脉。

【方药】 四逆加人参汤或参附汤加减。

【加减】 气虚者，加黄芪补气。

4. 瘀滞化热证

【症状】 局部坏死，疮面溃烂流脓，四周红肿色暗，疼痛加重；伴发热口干；舌红苔黄，脉数。

【治法】 清热解毒，活血止痛。

【方药】 四妙勇安汤加减。

【加减】 热盛者，加蒲公英、紫花地丁清热解毒；气虚者，加黄芪、党参补气健运；痛甚者，加延胡索、制乳香、制没药行气化瘀止痛。

（二）外治方案

1. 中药外治

（1）红灵酒外擦　活血消肿止痛。适用于皮损未破溃者。

（2）生姜辣椒酊外擦　温经散寒，活血解毒。适用于皮损未破溃者。

冻疮案例和
知识拓展

2. 针灸治疗

（1）**针刺疗法**　手部冻疮选用阳溪、阳池、合谷、外关等穴；足部冻疮选用解溪、公孙、通谷等穴。

（2）**放血疗法**　局部刺破，轻轻挤压出血。

（3）**艾灸**　根据寒则温之的原则，对患部实施悬灸法。

五、预防调护

1）本病重在预防，应注意防寒保暖；坚持体育锻炼，促进血液循环，提高机体对寒冷的耐受力。

2）在寒冷环境下生活及工作的人员要注意局部和全身干燥及保暖，尤其是对手足、耳鼻等暴露及末梢部位要加强保护，可涂防冻霜剂，手套、鞋袜不宜过紧。冬天户外工作，静止时间不宜过长，应适当活动以促进血液循环。

3）受冻部位不宜立即火烤和热水烫洗，防止溃烂生疮；冻疮未溃发痒时切忌用力搔抓，防止皮肤破溃感染。

4）加强营养，多吃豆类、肉类及蛋类等食品，有利于提高耐寒能力。积极治疗贫血等慢性消耗性疾病。

（叶建州　杨雪松）

第五节　鸡　　眼

鸡眼是足部长期受挤压或摩擦而致的角质增生物。因形似鸡眼而得名。中医文献中又称为"肉刺"。临床特点是好发于跖部或趾侧，皮损淡黄色，顶起硬凸，根陷肉里。多见于穿着紧窄鞋靴，长期行路或足部畸形者。隋代《诸病源候论·肉刺候》曰："脚趾间生肉如刺，谓之肉刺。肉刺者，由着靴急小，趾相揩而生也。"

本病西医学亦称鸡眼（clavus）。

一、病因病机

本病病因多由于穿尖鞋或足骨畸形，经长久站立或行走，使局部挤压、摩擦，致气血运行受阻、肌肤失养而成。鸡眼皮损为境界清楚、表面光滑的淡黄色或深黄色的倒圆锥状的角质栓，由于尖端压迫神经末梢，故行走时疼痛、压痛明显。

西医学认为鸡眼与长期机械刺激（如压迫和摩擦）引起的角质层过度增生有关。

二、临床诊断

（一）诊断

1. 临床表现

1）好发于跖部或趾侧，也可见于趾背及足跟，特别是骨节突出部位。

2）皮损为嵌入皮内的圆锥形角质栓，质硬，表面光滑，呈淡黄或深黄色，稍透明，黄豆大小或更大，境界清楚（图13-4）。

3）发生于两趾间的损害由于汗液浸渍，表面变软呈白色，故又称"软鸡眼"。

4）因角质尖端嵌入真皮，行走、局部受压时疼痛明显。

2. 实验室检查

组织病理检查显示全部病变组织为增厚的角质层，中心部角层更厚，呈"V"形凹入，钉突增生尤甚，其下方的真皮层因受压乳头变平，有少量细胞浸润。

（二）鉴别诊断

1. 跖疣

跖疣不限于足底受压部位，表面呈乳头状角质增生，皮纹中断，常有黑色出血点，挤压痛较明显。

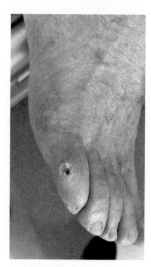

图13-4　鸡眼

2. 胼胝

胼胝表现为境界不清楚的黄色或蜡黄色半透明增厚的角质性斑块，扁平或稍隆起，表面光滑，质地坚实，严重者可有压痛。

三、辨 证 要 点

本病多因气血运行受阻、肌肤失养而成，治疗上，首先要去除诱因，尽量避免摩擦和挤压。

四、治　　疗

一般采用外治法，不需内服药物治疗。

1. 针灸疗法

（1）火针疗法　同疣。

（2）艾灸疗法　鸡眼表面涂凡士林或麻油后艾灸。

2. 西医外治疗法

可用鸡眼膏或50%水杨酸软膏外涂，注意保护周围正常皮肤，也可以选用手术、冷冻、二氧化碳激光等方法。

五、预 防 调 护

1）穿鞋应大小合适、质地柔软舒适，鞋内可衬厚软鞋垫。

2）患者不可自行乱挖或随便用药物腐蚀，以防邪毒感染。

3）足有畸形者应进行矫治。

（叶建州　杨雪松）

第六节　皲 裂 疮

　　皲裂疮是指发生于手足部的皮肤干燥粗糙，继而出现裂口的一种病证，多发于冬季，常见于成年人及体力劳动者。因手足肌肤发生枯裂、疼痛，常影响劳动生产。

　　本病相当于西医学的手足皲裂（rhagadia manus and pedalis）。

一、病因病机

　　本病主要是由于素体血热内蕴，加风邪侵袭，导致血脉阻滞，肌肤失于濡养，肌肤枯槁而成；或素体血虚，复因局部经常摩擦，致肌肤破裂，或水湿、外毒浸渍而成。本病以成年人发生率较高，主要表现为手掌、足跖部皮肤增厚、干燥、粗糙、龟裂，甚至出现皲裂、出血、疼痛等。其中拇指、示指突出部位、足跟及两侧部位最为好发。

　　（1）血热内蕴，风邪外袭　素体血热内蕴，外加风邪侵袭，导致血脉阻滞，营血外不得透达，肌体内部血热灼伤营阴，肌肤失于濡养，导致肌肤枯槁而成。

　　（2）血虚风燥，经脉阻滞　素体血虚，或因局部经常摩擦，致肌肤破裂，或水湿、外毒浸渍而成。久病成虚，久病成瘀，病久经脉阻滞；血虚而生风，风盛内动，气血、营阴不能濡养肌肤。

　　西医学认为，手足皮肤尤以掌跖皮肤的解剖生理是角质层较厚，且掌跖部位无毛囊和皮脂腺，缺乏皮脂保护的皮肤便容易发生皲裂；干燥、摩擦、外伤等因素，化学性酸、碱、有机溶剂等将皮脂溶解，皮肤失去润滑保护；生物性因素如真菌等感染后使皮肤角化过度，失去原有的保护能力，是发生本病的根本原因。

二、临 床 诊 断

（一）诊断

1. 临床表现

1）皮损分布于指屈侧、手掌足跟、足跖外侧等角质层增厚或经常摩擦的部位。

2）表现为沿皮纹发展的深浅、长短不一的裂隙（图13-5），自觉症状可以从无任何感觉到轻度刺痛或中度触痛。

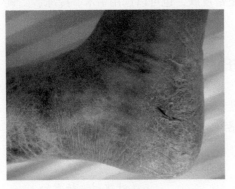

图13-5　皲裂疮

2. 实验室检查

一般无特异性。

（二）鉴别诊断

1. 湿疹

湿疹急性期以丘疱疹为主，有渗出倾向；慢性期以苔藓样变为主。

2. 足癣

足癣好发于趾间、足掌、足趾及足侧缘，可出现水疱、皮肤粗糙、增厚、干燥等情况，大部分瘙痒者伴有臭味。

三、辨 证 要 点

本病主要与血热内蕴、血虚风热有密切的关系，血热内蕴，风邪侵袭，血脉阻滞，肌肤失养，而致皲裂、干燥、枯槁而成；久病成虚，久病成瘀，病久气血、营阴不能濡养肌肤，而致本病。

四、治　　疗

（一）内治方案

1. 血热风燥证

【症状】　皮损增厚、干燥、粗糙、皲裂，伴疼痛，大便干结，小便黄赤；舌质红，苔薄黄，脉数。

【治法】　清热凉血，疏风止痒。

【方药】　荆芩汤加减。

【加减】　瘙痒者，加乌梢蛇、刺蒺藜祛风止痒；血热盛，加地榆凉血止血。

2. 血虚风燥证

【症状】　皮损干燥、粗糙，长时间行走用力后出血、疼痛难忍，病程缠绵，以秋冬季多发，大便偏干，小便黄；舌质淡红，苔薄黄，脉弦细。

【治法】　养血祛风，清热通络。

【方药】　当归饮子加减。

【加减】　若舌苔黄，加白鲜皮、地肤子清热利湿；疼痛明显，加全蝎通络止痛。

（二）外治方案

（1）中药熏洗　可用藿香、香薷、茵陈、透骨草、千里光、地骨皮、桃仁、杏仁煎汤熏洗，以达到清热凉血，疏风止痒，养血祛风，清热通络的目的。

（2）中药涂擦　皮损以干燥、脱屑为主者，可选用黄连膏、青黛膏外搽。

五、预 防 调 护

1）注意职业防护，尽量避免手足直接接触酸、碱、有机溶媒及吸水物质。

2）冬季注意保暖防寒，可外涂润肤霜。

3）有手足慢性皮肤病者应积极治疗。

皲裂疮案例
和知识拓展

（叶建州　杨雪松）

第七节　压　　疮

压疮是由于患者身体局部长期受压，影响血液循环，导致皮肤和皮下组织营养缺乏而引起的以组织坏死为特点的疾病，多见于长期卧床患者。

本病又称为褥疮、压力性溃疡（pressure ulcer）。

一、病因病机

中医学认为，本病因四肢不用，躯体受压，致气血不畅，经络闭阻，兼之患者多久病卧床，气血亏虚，故而肌肉难生。

西医学认为本病多因长期卧床且体位固定不变，以致身体局部长期受压所致。常见于昏迷、瘫痪等患者，还见于使用石膏、夹板或绷带时，衬垫不当，松紧不适，使局部组织长期受压患者。

二、临床诊断

（一）诊断

1）好发于受压骨突部位，如骶尾骨、坐骨结节、股骨粗隆、足外踝及足跟等。

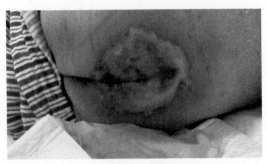

图13-6　压疮

2）局部皮肤苍白、灰白，轻度水肿，境界清楚，若病情加重可出现水疱，破溃后形成溃疡，浅者达皮下组织，深者可达肌肉、骨或关节，表面有坏疽形成，继发感染后可引起败血症（图13-6）。

（二）鉴别诊断

坏疽性脓皮病

坏疽性脓皮病是一种非感染性中性粒细胞性皮病，以复发性、疼痛性溃疡为特征，常伴有炎症性肠病、白血病等系统疾病。

三、辨证要点

本病因四肢不用，躯体受压，致气血不畅，经络闭阻，兼患者多久病卧床，久病成虚，久病成瘀，气血亏虚，在治疗上多采用中医传统换药方法，以拔毒祛腐生肌为主。

四、治　疗

在治疗上多采用中医传统换药方法，可选用黄连膏、冰石散、拔毒生肌散、解毒生肌膏等，根据皮损情况换药。在外科换药的基础上，可配合健脾益气、补血生肌的中药。

五、预防调护

1）对于体质衰弱、昏迷的患者，重视基础护理，仔细观察，尽早发现症状，及时处理。

2）避免受压，定时翻身，每1～2小时变换一次体位，保持受压部位皮肤清洁干燥。

3）促进局部的血液循环，经常按摩受压部位。

4）发生褥疮后，应加强创面处理，预防感染。

（叶建州　杨雪松）

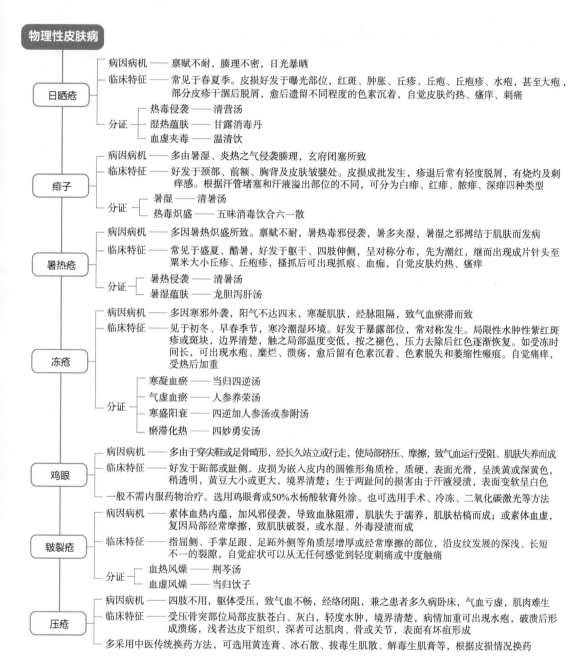

思维导图

物理性皮肤病

日晒疮
- 病因病机 —— 禀赋不耐，腠理不密，日光暴晒
- 临床特征 —— 常见于春夏季。皮损好发于曝光部位，红斑、肿胀、丘疹、丘疱、丘疱疹、水疱，甚至大疱，部分皮疹干涸后脱屑，愈后遗留不同程度的色素沉着，自觉皮肤灼热、瘙痒、刺痛
- 分证
  - 热毒侵袭 —— 清营汤
  - 湿热蕴肤 —— 甘露消毒丹
  - 血虚夹毒 —— 温清饮

痱子
- 病因病机 —— 多由暑湿、炎热之气侵袭腠理，玄府闭塞所致
- 临床特征 —— 好发于颈部、前额、胸背及皮肤皱襞处。皮损成批发生，疹退后常有轻度脱屑，有烧灼及刺痒感。根据汗管堵塞和汗液溢出部位的不同，可分为白痱、红痱、脓痱、深痱四种类型
- 分证
  - 暑湿 —— 清暑汤
  - 热毒炽盛 —— 五味消毒饮合六一散

暑热疮
- 病因病机 —— 多因暑热炽盛所致。禀赋不耐，暑热毒邪侵袭，暑多夹湿，暑湿之邪搏结于肌肤而发病
- 临床特征 —— 常见于盛夏、酷暑，好发于躯干、四肢伸侧，呈对称分布，先为潮红，继而出现成片针头至粟米大小丘疹、丘疱疹，搔抓后可出现抓痕、血痂，自觉皮肤灼热、瘙痒
- 分证
  - 暑热侵袭 —— 清暑汤
  - 暑湿蕴肤 —— 龙胆泻肝汤

冻疮
- 病因病机 —— 多因寒邪外袭，阳气不达四末，寒凝肌肤，经脉阻隔，致气血瘀滞而致
- 临床特征 —— 见于初冬、早春季节，寒冷潮湿环境。好发于暴露部位，常对称发生。局限性水肿性紫红斑疹或斑块，边界清楚，触之局部温度变低，按之褪色，压力去除后红色逐渐恢复。如受冻时间长，可出现水疱、糜烂、溃疡，愈后留有色素沉着、色素脱失和萎缩性瘢痕。自觉痛痒，受热后加重
- 分证
  - 寒凝血瘀 —— 当归四逆汤
  - 气虚血瘀 —— 人参养荣汤
  - 寒盛阳衰 —— 四逆加人参汤或参附汤
  - 瘀滞化热 —— 四妙勇安汤

鸡眼
- 病因病机 —— 多由于穿尖鞋或足骨畸形，经长久站立或行走，使局部挤压、摩擦，致气血运行受阻、肌肤失养而成
- 临床特征 —— 好发于跖部或趾侧，皮损为嵌入皮内的圆锥形角质栓，质硬，表面光滑，呈淡黄或深黄色，稍透明，黄豆大小或更大，境界清楚；生于两趾间的损害由于汗液浸渍，表面变软呈白色
- 一般不需内服药物治疗。选用鸡眼膏或50%水杨酸软膏外涂。也可选用手术、冷冻、二氧化碳激光等方法

皲裂疮
- 病因病机 —— 素体血热内蕴，加风邪侵袭，导致血脉阻滞，肌肤失于濡养，肌肤枯槁而成；或素体血虚，复因局部经常摩擦，致肌肤破裂，或水湿、外毒浸渍而成
- 临床特征 —— 指屈侧、手掌足跟、足跖外侧等角质层增厚或经常摩擦的部位，沿皮纹发展的深浅、长短不一的裂隙，自觉症状可以从无任何感觉到轻度刺痛或中度触痛
- 分证
  - 血热风燥 —— 荆芩汤
  - 血虚风燥 —— 当归饮子

压疮
- 病因病机 —— 四肢不用，躯体受压，致气血不畅，经络闭阻，兼之患者多久病卧床，气血亏虚，肌肉难生
- 临床特征 —— 受压骨突部位局部皮肤苍白、灰白、轻度水肿，境界清楚，病情加重可出现水疱，破溃后形成溃疡，浅者达皮下组织，深者可达肌肉、骨或关节，表面有坏疽形成
- 多采用中医传统换药方法，可选用黄连膏、冰石散、拔毒生肌散、解毒生肌膏等，根据皮损情况换药

思考题

1. 日晒伤如何与湿疮相鉴别？
2. 痱、暑热疮、冻疮、皲裂疮的诊断要点是什么？
3. 鸡眼、跖疣的皮损形态是什么？
4. 哪些物理因素可以引起皮肤病，分别有哪些临床特点？
5. 黄连膏、冰石散、拔毒生肌散等的区别是什么？

第十四章 过敏性皮肤病

第一节 瘾 疹

　　瘾疹是一种皮肤出现红色或苍白色风团，时起时消的瘙痒性皮肤病。临床上以皮肤作痒，时起红斑、风团疙瘩，发无定处，时隐时现，消退后不留痕迹为特征。任何年龄、季节均可发病，有15%～20%的人一生中发生过本病，超敏体质者发病多见。《诸病源候论》中记载："夫人阳气外虚则多汗，汗出当风，风气搏于肌肉，与热气并，则生瘰。"也有中医文献称其"赤白游风""发风丹"，俗称"风疹块"。

　　本病相当于西医学的荨麻疹（urticaria）。

一、病因病机

　　瘾疹的发生总由禀赋不耐，风邪侵袭，营卫失和所致。

　　（1）**风寒、风热之邪外袭**　卫外不固，风寒、风热之邪侵袭，外邪与气血相搏于肌肤腠理之间，营卫失调而发病。

　　（2）**胃肠湿热**　饮食不节，过食辛辣腥膻发物，或肠道寄生虫，使肠胃积热动风，内不得疏泄，外不得透达，郁于皮毛腠理之间而发病。

　　（3）**气血两虚**　气血亏虚，气虚则卫外不固，易受风邪侵袭；血虚则肌肤失养，化燥生风，风邪阻滞肌肤腠理而发本病。

　　西医学认为荨麻疹病因复杂，与食入或吸入过敏物质、感染、药物、物理及精神因素或昆虫叮咬、遗传因素及患有某些内科疾病等有关。其中肥大细胞活化脱颗粒，释放组胺、合成细胞因子及炎症介质等引起血管扩张及血管通透性增加，导致真皮水肿被认为是荨麻疹发病的中心环节。

二、临床诊断

（一）诊断

1. 临床表现

1）可发生在身体的任何部位，或局限或泛发。

2）皮损为红色或淡白色风团，多突然发生，大小不等，小如芝麻，大似蚕豆、核桃，或如手掌大小，常随搔抓而扩大、增多，有的融合成环状、地图状等多种形态（图14-1）。风团成批出现，时隐时现，持续时间长短不一，但一般不超过24小时，消退后不留任何痕迹，部分患者一天内反复发作多次。

3）自觉剧痒、烧灼或刺痛。

4）部分患者可有怕冷、发热等全身症状；如侵犯消化道黏膜，可伴有恶心呕吐，腹痛，腹泻等症状；喉头和支气管受累时可导致喉头水肿及呼吸困难，有明显气闷窒息感，甚至发生晕厥；严重者可出现心率加快、呼吸急促、血压下降等过敏性休克症状。

5）急性者病程在6周以内；慢性者可反复发作，迁延数月甚至数年。

6）特殊类型瘾疹：①血管性水肿：发生在眼睑、口唇、阴部等组织疏松部位，局部肿胀，边缘不清，肤色或淡红色，表面光亮，无其他皮疹，多为单发，偶见多发。一般持续1～3天后逐渐消退，也有持续更长时间或反复发作者。常伴发喉头水肿引起呼吸困难，甚至窒息死亡。②皮肤划痕症：也称人工荨麻疹。表现为用手搔抓或钝物划过皮肤后，沿划痕出现条状隆起，伴瘙痒，随后自行消退（图14-1）。可持续多年。③寒冷性瘾疹：接触冷风、冷水或冷物后，暴露或接触部位出现风团或水肿性斑块。④胆碱能性瘾疹：多见于青年人，好发于运动、情绪紧张、使用激素、受热、进热食及饮酒后，很快出现2～4mm大小的圆形丘疹性风团，多见于头皮、躯干上肢，自觉瘙痒、麻刺感或烧灼感，有时仅有瘙痒而无皮损。

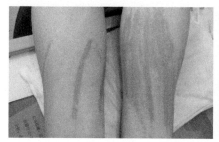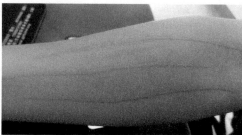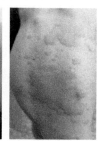

图14-1 荨麻疹

2. 实验室检查

1）急性荨麻疹可通过血液白细胞计数及分类明确是否为感染因素引起。感染引起的瘾疹血白细胞总数升高，中性粒细胞升高。

2）过敏原点刺试验或血清IgE检测可检测吸入、食入过敏原。皮肤划痕症患者常出现假阳性结果，不宜做点刺试验。

（二）鉴别诊断

1. 水疥（丘疹性荨麻疹）

丘疹性荨麻疹为绿豆至花生米大小的红色风团样丘疹，质地稍硬，多为纺锤形，顶端有水疱，搔抓后呈风团样肿大。本病与蚊虫叮咬有关，多见于婴幼儿及儿童。

2. 荨麻疹性血管炎

荨麻疹性血管炎起病常伴不规则高热，躯干或四肢近端风团样损害，可持续数天，风团内可见紫癜样损害，消退后遗留色素沉着或脱屑，本病常伴低补体血症、关节炎及腹部不适。主要发生于中年女性。

三、辨 证 要 点

本病可以根据病情分为急性期和慢性期。急性期外邪侵袭，客于肌表；或胃肠湿热，郁于腠理。以发病急骤，瘙痒剧烈为特点。风寒束表、风热犯表致营卫失调；胃肠湿热，复感风邪，外风内热搏结于腠理是主要原因。治疗上重在疏风解表，通腑泄热。慢性期主要因气血亏虚所致，气虚不能运化血液直达肌腠，致其失于濡养，以虚燥为特点，治疗上重在益气养血，祛风止痒。

四、治　　疗

（一）内治方案

1.风寒束表证

【症状】　风团色淡红或苍白，瘙痒明显，遇寒或风吹则加重，得温则减，伴恶风畏寒，冬季多发，口不渴；舌淡红，苔薄白，脉浮紧。

【治法】　疏风散寒，调和营卫。

【方药】　麻黄桂枝各半汤加减。

【加减】　伴畏寒怕冷者可加肉桂、附子以温阳散寒。表虚恶风者，可加玉屏风散、荆芥以疏风固表；头痛、身痛者，可加川芎、秦艽、桑枝以活血通络。

2.风热犯表证

【症状】　风团色红，灼热剧痒，遇热加重，得冷则减，伴有发热，恶风恶寒，口渴咽干，甚至咽喉肿痛；舌质红，苔薄白或薄黄，脉浮数。

【治法】　疏风清热止痒。

【方药】　消风散合银翘散。

【加减】　瘙痒剧烈者加白鲜皮、地肤子以祛风止痒。风团鲜红灼热者，加牡丹皮、赤芍以清热凉血；咽喉肿痛者，加玄参、金银花以解毒利咽；瘙痒剧烈，夜寐不安者，加白蒺藜、生龙骨、生牡蛎疏风潜镇止痒。

3.胃肠湿热证

【症状】　风团片大，色红，瘙痒剧烈，发疹的同时伴脘腹疼痛，恶心呕吐，神疲纳呆，大便秘结或泄泻；舌质红，苔黄腻，脉弦滑数。

【治法】　疏风解表，通腑泄热。

【方药】　防风通圣散加减。

【加减】　热重加大青叶、白花蛇舌草；湿重可合用平胃散。大便不成形者，去大黄、芒硝，加茯苓、白术健脾利湿；恶心呕吐者，加半夏、竹茹燥湿和胃；有肠寄生虫者，加乌梅、使君子、槟榔杀虫导滞。

4.气血两虚证

【症状】　风团色淡红或呈肤色，反复发作，瘙痒不甚，迁延不愈，常因劳累而发或劳累后加重；多伴有头晕乏力，失眠多梦，心悸气短，面容少华；舌质淡，苔薄，脉细弱。

【治法】　益气养血，祛风止痒。

【方药】　当归饮子加减。

【加减】 心烦失眠甚者加合欢皮、远志、炒枣仁、夜交藤、珍珠母安神止痒。口干咽燥者加麦冬、桔梗以利咽生津；瘙痒较甚者，加首乌、苦参以养血润肤止痒。

（二）外治方案

（1）**针刺疗法** 风团发于上半身者，取穴曲池、内关；发于下半身者，取穴血海、足三里、三阴交；发于全身者，配风市、风池、大椎、风门、肺俞等；脾胃不和者，加中脘、天枢、足三里；气血两虚者，加膈俞、肝俞、脾俞。

（2）**艾灸** 脾胃不和者，选取神阙、中脘、足三里等进行治疗，起到祛风散寒、温通经络、扶正祛邪的作用。

（3）**穴位埋线** 以风门穴、风市穴及风市前穴（风市穴前三寸）为主穴，配以辨证选穴进行治疗。

（4）**穴位贴敷** 可选取双侧曲池、风市、血海以及神阙、双侧肺俞、肾俞、脾俞、膈俞等穴位。

（5）**刺络放血疗法** 有清泻血热作用，适用于荨麻疹急性发作期。

（6）**耳穴治疗** 取穴肺区、脾区、神门、皮质下、肾上腺、交感等。

瘾疹知识
拓展

（三）重症治疗方案

病情急重，风团广泛，伴喉头水肿，呼吸困难，或伴血压下降，过敏性休克者，应立即抢救。皮下注射0.1%肾上腺素0.5ml，并静脉或肌内注射糖皮质激素。

五、预防调护

1）本病重在预防，积极寻找和去除诱因，调整胃肠功能，治疗慢性病灶，避免吸入、食入已发现的过敏物。远离已知过敏原，特殊类型荨麻疹患者需避免接触致病的环境、药品及食物。

2）注意劳逸结合，锻炼身体，增强体质，睡眠充足，避免劳损。

3）注意饮食均衡，避免暴饮暴食，以免造成胃肠功能紊乱；宜清淡饮食，忌食鱼腥虾蟹等海味，忌辛辣之品、酒等。

4）保持平和愉悦的心情及积极乐观的心态，出现暴躁、抑郁、焦虑、愤怒等情绪时，及时给予自我暗示或疏导。

（叶建州 廖承成）

第二节 湿 疮

湿疮是一种由多种内外因素所引起的炎症性皮肤病。因皮损总有湿烂、渗液、结痂而得名。可发生于任何年龄、性别和季节，严重影响患者的生活质量。临床上以皮疹多形态，对称分布，有渗出倾向，自觉瘙痒，反复发作，易成慢性为特点。男女老幼皆可罹患，而以先天禀赋不耐者为多。根据病程可分为急性、亚急性、慢性三型。急性期皮损红肿，常有渗出；慢性期皮损以肥厚、苔藓样变为主。

中医文献依据其皮损特点、发病部位而有不同的名称。若泛发全身，浸淫遍体者，称"浸淫疮"；以身起红粟，瘙痒出血为主者，称"血风疮"或"粟疮"；发于耳部者，称"旋耳疮"；发于乳头者，称"乳头风"；发于手足部者，称"瘸疮"；发于脐部者，称"脐疮"；发于阴囊者，称"肾囊风"或"绣球风"。现统称为湿疮。

《医宗金鉴·外科心法要诀》记载："浸淫疮，此证初生如疥，搔痒无时，蔓延不止，抓津黄水，浸淫成片，由心火、脾湿受风而成""血风疮，此证由肝脾二经湿热，外受风邪，袭于皮肤，郁于肺经，致遍身生疮，形如粟米，搔痒无度。抓破时，津脂水浸淫成片，令人烦躁、口渴、搔痒，日轻夜甚"。

本病相当于西医学的湿疹（eczema）。

一、病因病机

湿疮的发生，总由禀赋不耐，风、湿、热邪阻滞肌肤所致。

（1）**湿热浸淫**　先天禀赋不耐，皮肤腠理不固，易受外界风湿热邪侵袭而发病；或因饮食不节，过食香辣辛燥之品，或嗜酒伤及脾胃，脾失健运，湿热内生，复外感风湿热邪，内外合邪，两相搏结，浸淫肌肤。

（2）**脾虚湿蕴**　或情志不畅，肝气郁滞，疏泄不利，木克脾土，痰湿内生；或素体脾虚，脾为湿困，水湿停滞，蕴结肌肤。

（3）**血虚风燥**　或脾虚生化乏源，或因湿热蕴久，耗伤阴血，日久生风化燥，致肌肤失养。

急性期，以湿热为主，常夹有风邪；亚急性期多脾虚湿蕴，郁而化热；慢性期，湿热未清，血虚风燥。

西医学认为本病病因复杂，其发病与多种内外因素有关，是一种迟发性的变态反应。体内诱因包括慢性感染病灶、内分泌及代谢改变、神经精神因素、遗传因素、个体易感性等；体外因素包括食物、吸入物、生活环境、动物皮毛、各种化学物质等。

二、临床诊断

（一）诊断

根据皮疹多形态，有渗出倾向，对称分布，瘙痒剧烈，反复发作，慢性期皮损肥厚、苔藓化等特征可做出诊断。

根据病程和皮损特点，一般将湿疮分为急性、亚急性、慢性三型。初发可为任何一型，各型可相互转化。

（1）**急性湿疮**　相当于西医学的急性湿疹。

1）起病较快，可发于身体的任何部位，亦可泛发全身，以面部、耳、手足、前臂、小腿等处多见，对称分布。

2）皮损多形性，潮红肿胀斑片、密集丘疹、丘疱疹、小水疱，常融合成片；可因搔抓导致糜烂、渗液及结痂，甚至继发感染化脓。皮损中心较重，外周散在分布，边界不清。

3）瘙痒剧烈。

4）可转为亚急性、慢性，愈后易复发。

（2）**亚急性湿疮**　相当于西医学的亚急性湿疹。

1）常因急性期未能及时治疗，或处理失当，致病程迁延所致；亦可初发即呈亚急性。

2）较急性期皮损红肿及渗出减轻，以丘疹、结痂、鳞屑为主，仅有少量丘疱疹及轻度糜烂。

3）自觉瘙痒。

4）可转为慢性湿疮；再次接触诱因或治疗不当，亦可导致急性发作。

（3）**慢性湿疮**　相当于西医学的慢性湿疹。

1）常由亚急性湿疮反复发作转变而来；也可起病即为慢性。

2）好发于手、足、小腿、肘窝、乳房、外阴、肛门等处，多对称发病。

3）患部皮肤增厚粗糙，或苔藓样变，暗红或紫褐色，常伴有少量抓痕、血痂、鳞屑及色素沉着，可间有渗出、结痂。

4）阵发性瘙痒，夜间或精神紧张、饮酒、食辛辣发物时加剧。

5）病程较长，反复发作，时轻时重。

（4）**特定部位湿疮**　某些特定部位湿疮，临床表现有一定的特异性。

1）旋耳疮（耳部湿疹）：多发生在耳后皱襞处，也可见于耳轮上部及外耳道，皮损表现为红斑、渗出、结痂及皲裂，有时带脂溢性，常两侧对称。

2）头部湿疮（头部湿疹）：多由染发剂、生发剂、洗发剂等刺激所引起。呈弥漫性，甚至累及整个头皮，表现为红斑、渗出、结痂，痂多时可将头发黏结成团，或化脓感染，伴有臭味，甚至可使头发脱落。

3）乳头风（乳房湿疹）：主要见于女性。乳头及乳晕红肿、糜烂、渗出，上覆以鳞屑及黄色痂皮，自觉瘙痒，可出现皲裂、疼痛。

4）脐疮（脐部湿疹）：脐窝及周围鲜红或暗红色斑片，或有糜烂、结痂，常有臭味，自觉瘙痒，病程较长。

5）瘑疮（手部湿疹）：由于手接触致病因素机会较多，故手部湿疮极为常见。好发于手掌及指端，可蔓延至手背和手腕部，皮损多表现为暗红斑、水肿、脱屑；慢性时肥厚粗糙，冬季易皲裂，病程较长，顽固难愈。

6）肾囊风（阴囊湿疹）：为湿疮中较常见的一种。局限于阴囊皮肤，有时可延至肛周，甚至阴茎部。急性期表现为皮肤肿胀、潮红、轻度糜烂、渗出、结痂；日久皮肤浸润变厚，色素加深，上覆鳞屑，瘙痒剧烈，夜间更甚，常影响睡眠和工作。

7）小腿湿疮（小腿湿疹）：好发于小腿下1/3内侧，常伴有浅表静脉曲张，皮损呈暗红色斑片，小丘疹、丘疱疹、糜烂、渗出、结痂；日久皮肤变厚，色素沉着，可伴发小腿溃疡（图14-2）。

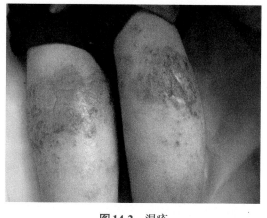

图14-2　湿疹

8）钱币状湿疮（钱币状湿疹）：是湿疮的一种特殊类型，因其皮损似钱币状而得名。好发于手足背、四肢伸侧。皮损为红色小丘疹或丘疱疹，密集融合成钱币状斑片，渗出较多；慢性期皮损肥厚，表面有结痂及鳞屑，周围散发丘疹、水疱，常呈"卫星状"。自觉瘙痒剧烈，反复发作，不易治愈。

9）自身敏感性湿疹：患者原有湿疮损害，常见的是钱币状湿疮或小腿湿疮。由于较多的渗出、结痂或继发感染，以致组织分解产物或细菌产物被机体作为自身抗原吸收，而引起超敏反应。

表现为原有皮损的周围或全身泛发丘疹、丘疱疹或小水疱。

（二）鉴别诊断

1. 漆疮（接触性皮炎）

接触性皮炎需与急性湿疹相鉴别（表14-1），接触性皮炎常有明确的接触史，皮损局限于接触部位，皮疹形态单一，境界清楚，病程短，去除病因后，易治愈。

表14-1　急性湿疹与接触性皮炎鉴别

	急性湿疹	接触性皮炎
病因	病因复杂，常不明确	常有明显的病因
好发部位	任何部位，常对称发生	主要局限于接触部位
皮疹	多形性，丘疹，水疱等	较单一，有红肿、水疱
皮损境界	边界弥漫不清	境界清楚
接触史	不明确	有
主观症状	瘙痒剧烈	瘙痒或灼热感
转归	常有复发倾向	去除病因，较快痊愈，不再接触即不复发

2. 牛皮癣（神经性皮炎）

神经性皮炎应与慢性湿疹相鉴别，神经性皮炎皮损多见于颈项部、肘部、骶尾部，无多形性皮疹，典型损害为苔藓样变，边界清楚，干燥而无渗出倾向。

3. 鹅掌风与脚湿气（手足癣）

手足癣皮损境界清楚，多从单侧发病，好发于掌跖或指（趾）间，有小水疱、脱屑等，向对侧传染蔓延，多伴有甲损害，冬轻夏重，真菌镜检阳性。

4. 掌跖脓疱病

红斑基底部出现小而深的无菌性脓疱，数天后干涸脱屑，对称分布，可自行消退，反复发作，指间受累罕见，脓疱真菌镜检阴性。

三、辨证要点

本病根据病程和临床表现分为急性期、亚急性期和慢性期。急性者多湿热浸淫，以瘙痒剧烈及渗出倾向为特点，治疗以清热利湿止痒为主；亚急性者多为脾虚湿蕴，渗出及瘙痒较前减轻，治疗重在健脾利湿止痒；慢性者多是久病耗伤阴血，致血虚风燥，以皮损浸润肥厚和苔藓样变为特点，治疗以养血润肤、祛风止痒为主。

四、治　疗

（一）内治方案

1. 湿热浸淫证

【症状】起病急，皮损潮红多伴皮温升高，可见丘疹、丘疱疹等多形性损害，对称分布，瘙痒剧烈，搔抓后可有糜烂、渗出；可伴心烦口渴、身热不扬，大便干，小便短赤；舌质红，苔黄腻，脉滑或滑数。

【治法】　清热利湿止痒。

【方药】　龙胆泻肝汤合萆薢渗湿汤加减。

【加减】　糜烂、渗出多者加苦参、土茯苓、马齿苋、滑石、茵陈以清热利湿；瘙痒剧烈者加白鲜皮、地肤子、苦参祛风止痒；出现脓疱加金银花、连翘、黄连清热解毒；热重可合荆芩汤。

2. 脾虚湿蕴证

【症状】　起病较缓，皮损潮红或暗红，可见丘疹、丘疱疹、水疱、鳞屑等，对称分布，抓破后糜烂、渗出、结痂；可伴肢倦乏力，纳差，腹胀便溏或大便黏腻；舌质淡红，苔薄白或白腻。

【治法】　健脾利湿止痒。

【方药】　除湿胃苓汤或参苓白术散加减。

【加减】　皮损色红者，加牡丹皮、黄芩清热凉血；肢倦乏力重者可加苍术、厚朴燥湿理气；纳呆脘满者，加陈皮、鸡内金燥湿消食；发于上肢加桑枝；发于下肢加牛膝、萆薢。

3. 血虚风燥证

【症状】　病程较长，反复发作；皮损暗红，上覆干燥鳞屑，瘙痒剧烈，或皮损粗糙肥厚，表面有抓痕、血痂，颜色暗红或有色素沉着，阵发性瘙痒，夜间加重；可伴口干不欲饮，唇甲色淡，纳差，腹胀，眠差；舌质淡，苔薄白，脉细弦。

【治法】　养血润肤，祛风止痒。

【方药】　当归饮子或四物消风散加减。

【加减】　口干甚者加生地黄、白芍、麦冬养阴生津；皮损肥厚者，加秦艽、丹参、鸡血藤以活血通络；夜间痒甚，失眠多梦，加夜交藤、珍珠母以安神止痒。

（二）外治方案

1. 中药外治

（1）中药涂擦　急性期，以红斑、丘疹为主，水疱较少，无渗出者可选择炉甘石洗剂、三黄洗剂、芩柏洗剂外涂，少量渗出者用黄连粉、青黛散外扑；或选用苦参、黄柏、地肤子、荆芥等煎汤。亚急性期选用三黄洗剂、青黛散加甘草油或植物油调外搽。慢性期选用青黛膏、湿毒膏、润肌膏等涂搽。

（2）中药湿敷　适用于急性或亚急性湿疹，选用黄柏、生地榆、马齿苋、苦参等煎汤冷湿敷；或用复方黄柏液涂剂湿敷。

（3）中药封包　适用于慢性湿疹偏肥厚或结节性皮损。方法：将黄芩、当归、甘草、黄柏、大黄、马齿苋等中药打粉，加入蜂蜜、凡士林等基质制作成软膏，或选用普连膏等制剂，涂抹皮损处，再予以敷料或保鲜膜封包。

（4）中药熏蒸　适用于慢性湿疹皮损偏肥厚且无明显渗出者。选用蛇床子、威灵仙、紫草、当归等。

2. 针灸治疗

（1）针刺疗法　辨证选穴。主穴：大椎、曲池、合谷、风市、三阴交、阿是穴。配穴：湿热浸淫证，配阴陵泉、陶道、肺俞等；脾虚湿蕴证，配脾俞、胃俞等；血虚风燥证，配膈俞、肝俞、血海等。

（2）火针疗法　适用于局限性慢性湿疹，皮损肥厚、浸润明显者。

（3）刺络拔罐　适用于慢性湿疹皮损肥厚、苔藓样变或瘙痒患处。

五、预防调护

1）本病的诱发因素多，预防的重点应尽可能寻找并去除发病原因。

2）避免各种外界刺激，如热水烫洗、搔抓、肥皂水洗涤、过度清洁，以防感染及病情加重。

3）忌食辛辣香燥、荤腥发物，清淡饮食。

4）注意防晒及皮肤保湿。

湿疮知识
拓展

5）急性湿疮或慢性湿疮急性发作期间，应暂缓注射各种疫苗。

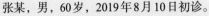

案　例

张某，男，60岁，2019年8月10日初诊。

1年前，因饮食不慎，致躯干、四肢泛发红斑、丘疹，瘙痒剧烈，曾至外院就诊，予"依巴斯汀"口服，外用"地奈德乳膏"，病情好转，但仍反复发作，1周前，进食海鲜后，皮疹加重，故来就诊。刻下症见：躯干、四肢泛发红斑、丘疹、水疱，瘙痒剧烈，影响睡眠，纳食可，二便调，舌质红，苔黄腻，脉滑数。

【中医诊断】　湿疮。

【西医诊断】　慢性湿疹。

【辨证】　湿热浸淫型。

【治法】　清热利湿止痒。

【处方】　龙胆草10g，苦参10g，通草6g，车前子（另包）10g，土茯苓30g，炒黄芩15g，千里光30g，重楼15g，刺蒺藜10g，蜈蚣2条。

共3剂，水煎，早晚饭后半小时服。

同时外用青鹏软膏；依巴斯汀，必要时每晚一颗。

忌服辛辣刺激及鱼虾荤腥，清淡饮食；避免剧烈搔抓。

【二诊】　服药1周后复诊，红斑色变淡，部分皮疹消退，瘙痒较前减轻，夜间可间断入睡，舌质红，苔黄腻，脉滑数。患者病情好转，清热利湿之法奏效，效不更方，继续服用上方1周，停用依巴斯汀。

【三诊】　1周后复诊，皮疹大部分消退，遗留部分色素沉着，瘙痒基本缓解，夜间睡眠可，二便调，舌质淡红，苔白稍腻，脉滑。改用三仁汤加味。

【处方】　杏仁10g，白蔻仁10g，薏苡仁30g，厚朴15g，通草6g，滑石（另包）20g，竹叶10g，法半夏9g，千里光30g，重楼15g，蜈蚣2条。

3剂，水煎，早晚饭后半小时服。

【点评】　患者为老年男性，平素饮食失宜，致脾胃虚弱，湿浊内生，又过食鱼腥发物，助湿生热，湿热郁于肌腠，故见红斑、丘疹、瘙痒不适等症，湿热互结，致病情缠绵难愈，瘙痒不适及热扰心神，故眠差。舌质红，苔黄腻，脉滑数，均为湿热之征。清热利湿是治疗湿疮的首要之法，方中龙胆草大苦大寒，善清肝胆实火，又能清下焦湿热，臣以炒黄芩，燥湿清热，泻火解毒，以加强清热燥湿泻火之功。宋代陈无择《三因极一病证方论》云："治湿不利小便，非其治也。"故合用渗湿泻热之车前子、通草导湿热下行，使病邪从小便而去。湿热蕴结，皮肤瘙痒难忍，配伍苦参清热燥湿，祛风杀虫，通利小便，解毒止痒，可治湿热疮毒、疥癣诸证；千里光清热解毒止痒，祛风除湿；重楼祛风除湿活络，清热解毒；土茯苓，性味淡平，渗利导泄，能利湿清热，清血解毒，对湿热蕴结之无名毒气，红赤痛痒等皮肤病有独特疗效，共为佐使药。加入刺蒺藜以祛风止痒，蜈蚣，"凡疮病诸毒皆能消之"。统观全方，既能清热泻火，渗利湿热，又可解毒止痒，标本兼治，是治疗湿热型皮肤病的效方。

（叶建州　廖承成）

第三节　汗疱湿疹

　　汗疱湿疹是一种发于掌跖部的水疱性皮肤病，临床表现为手掌、手指侧缘表皮深处的针尖至粟粒大小的水疱，有瘙痒及烧灼感，水疱干涸后出现脱屑，严重者可发生皲裂、感染等，慢性病程，易复发，严重影响患者的生活质量。本病多发生于春末夏初，夏季加重，冬天可自愈。多见于青少年。属中医学"马蚁窝""田螺泡"范畴。清代《疡医大全》曾记载："马蚁窝，乃无意脚马蚁而成，或风湿结成，多生手足，形似蚁窝，俨如针眼，奇痒入心，破流脂水。"

　　本病相当于西医学的汗疱疹（pompholyx）。

一、病因病机

　　（1）**湿热蕴肤**　多因饮食不节，过食肥甘厚味，损伤脾胃，而使得湿热内蕴，加之湿热之邪侵袭，内外两邪相搏，浸淫肌肤而发病，湿邪致病可使病情反复发作，缠绵难愈。

　　（2）**脾虚湿蕴**　素体脾虚，运化失司，脾为湿困，水湿停滞，蕴结肌肤。

　　（3）**血虚风燥**　或脾虚生化乏源，或因病程较长，湿热之邪蕴积手足，气血运行受阻，耗伤阴血，化燥生风而致血虚风燥，肌肤失于濡养。

　　西医学认为本病是一种非特异性皮肤湿疹样反应，病因尚不明确，曾认为是由于手足多汗，汗液潴留于皮肤之中而发病。目前发现镍、铬等金属的系统性过敏及精神因素可能是本病的重要原因。

二、临床诊断

（一）诊断

1. 临床表现

1）一般于春末夏初开始发病，夏季加剧，入冬自愈，常每年定期发作。

2）分散或群发于手掌、手指侧面及指端，少见于手背、足底，常对称分布。

3）典型损害为位于表皮深处的小水疱，米粒大小，呈半球形，略高于皮面，无炎症反应，水疱内含清澈浆液，发亮，偶尔可变为浑浊，水疱一般不自行破裂，干涸后形成脱皮，露出红色新生上皮，薄而嫩（图14-3）。此时常伴有疼痛。

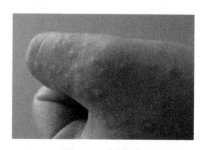

图14-3　汗疱疹

4）可有瘙痒、灼痛等自觉症状。

2. 实验室检查

皮肤组织病理可观察到表皮内形成微水疱和肉眼可见到水疱的海绵水肿性皮炎。与汗腺无关。

（二）鉴别诊断

1. 水疱型手足癣

水疱型手足癣常先有足癣再有手癣，多为一侧性，一般不对称，可侵犯指甲引起甲癣，侵犯手背，引起边缘呈弧形的皮损，真菌检查阳性。

2. 掌跖脓疱病

掌跖脓疱病主要表现为掌跖部位红斑基础上出现密集脓疱，脓疱干涸、脱屑后留下红色的嫩薄表皮，新旧脓疱并发，反复发作，需与汗疱湿疹感染后出现脓疱进行鉴别，该病无明显季节性，脓疱为无菌性脓疱，组织病理可见表皮内单房脓疱，脓液内中性粒细胞浸润。

3. 剥脱性角质松解症

皮损主要表现为表皮剥脱，白色鳞屑上小环形领圈，与汗疱疹十分类似，但是无明显深在性小水疱。

4. 癣菌疹

皮损表现为水疱较浅，疱壁较薄，常有活动的皮癣菌病灶，治愈后癣菌疹即自愈。

三、辨证要点

本病在初起时以湿热之邪为主，湿邪困阻于脾，脾为湿困，运化失职，水湿停滞，侵袭肌肤，郁结不散，与暑热之邪相合，充于腠理肌肤，治疗时当注重清热除湿，健脾利湿。后期水疱干涸，病灶可见脱屑、干燥、皲裂等，此期因湿热久郁，蕴积手足，阻滞气血运行，耗伤阴血，化燥生风，肌肤失养，故治疗当以滋阴养血，润肤生肌，祛风润燥为主。

四、治 疗

（一）内治方案

治疗方案同湿疮。

（二）外治方案

1. 中药外治

中药浸泡 常选用土茯苓、苦参、地肤子、紫草、生地黄、白鲜皮、地榆、黄连、黄柏、紫草等。

2. 针灸治疗

（1）针刺疗法 选用曲池、三阴交、血海、足三里等穴位。

（2）梅花针叩刺法 选局部水疱处轻轻叩刺。

（3）火针治疗 用针尖迅速刺破水疱。火针具有祛风化湿，泻热解毒之功，可促进气血流动，使湿热风邪无存留之处。

五、预防调护

汗疱疹案例和知识拓展

1）保持生活作息规律，不熬夜，适度活动。

2）注意饮食清淡，忌食辛辣、煎炸之物，避免烟、酒。

3）保持心情舒畅，情绪稳定，避免烦躁恼怒。

4）避免接触刺激性物质，如金属、碱性洗衣液、香料等，每次清洗手足后及时擦干以保持干燥，并涂抹温和润肤剂。

（叶建州 廖承成）

第四节 四 弯 风

四弯风好发于肘窝、腘窝等四肢弯曲处，以湿疹样皮疹，伴剧烈瘙痒，反复发作为临床特点，并可伴有过敏性哮喘、过敏性鼻炎等特应性病史，多于婴幼儿时期发病，并迁延至儿童期和成人期。《医宗金鉴》记载："四弯风，生腿脚弯，每月一发最缠绵，形如风癣风邪袭，搔破成疮痒难堪。"中医文献中又称为"奶癣""湿疮""浸淫疮""胎疮"等。

本病相当于西医学的特应性皮炎（atopic dermatitis，AD）。

一、病因病机

本病的发生内因多因禀赋不耐，胎毒遗热，外感淫邪，饮食失调，致心火过胜，脾虚失运而发。

（1）**心脾积热** 母体多食辛辣炙煿，遗热胎毒，素体偏热，以致心火过胜，脾失运化，食积化火成热，而成脾热。

（2）**心火脾虚** 先天禀赋不足加之后天饮食不节，心火独胜，燔灼于外，而脾虚失其健运，化源不足，不养肌肤。

（3）**脾虚湿蕴** 脾为太阴湿土，喜燥恶湿，若因脾胃虚弱或是饮食损伤，致脾运失常，水湿内停，泛溢肌腠而发。

（4）**血虚风燥** 湿热之邪充于腠理，浸淫肌肤，日久导致阴血耗伤，化燥生风，水湿不化，津液输布失常，肌肤失于濡养。

西医学认为本病的发生是内外多因素共同作用产生的结果，目前认为与遗传因素、皮肤屏障功能缺失、免疫调节失衡、环境因素有密切的关系。本病具有明显的家族遗传倾向，患者家族中常有特应性皮炎史。皮肤屏障功能受损被认为是本病的发病基础，致使表皮丢失水分增加，而加剧瘙痒等症状。

二、临床诊断

（一）诊断

1.临床表现

（1）**婴儿期** 大部分患者在1岁以内发病，初发为面颊部瘙痒性红斑，继而在红斑基础上出现针尖大小的丘疹、丘疱疹，密集成片，皮损呈多形性，境界不清楚，搔抓、摩擦后很快形成糜烂、渗出和结痂等，可扩展至头皮、额、颈、手腕、四肢等，抓破后可继发感染，一般在2岁之内好转，部分患者病情迁延至儿童期。

（2）**儿童期** 多在婴儿期缓解，1~2年后发生并加重，部分也可自婴儿期迁延而来。皮损好发于四肢屈侧或伸侧，常限于腘窝、肘窝等处，其次为眼睑、颜面和颈部。皮损呈暗红色，渗出

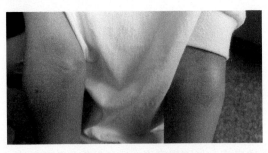

图14-4 特应性皮炎

较婴儿期轻，常伴抓痕等继发皮损，久之形成苔藓样变，此期瘙痒仍较剧烈，形成"瘙痒-搔抓-瘙痒"的恶性循环（图14-4）。

（3）青年成人期 指12岁以后青少年期及成人阶段，可从儿童时期迁延而来或是直接发生，好发于肘窝、腘窝、四肢、躯干，某些患者掌跖部位明显。皮损常表现为局限性苔藓样变，有时可呈急性炎症。亚急性湿疹样改变，部分患者皮损表现为泛发性干燥丘疹。瘙痒剧烈，搔抓出现血痂、鳞屑、色素沉着等继发皮损。

（4）特应性病史 部分患者或直系亲属可同时具有其他过敏性疾病，如过敏性哮喘、过敏性鼻结膜炎等。

2. 实验室检查

（1）过敏原检测 过敏原是引起特应性皮炎的重要环境因素，包括食入、吸入性和接触性过敏原。在儿童早期，食物是主要的过敏原，随着年龄的增长，对吸入物过敏逐渐增多。可通过查找过敏原避免诱发因素。

（2）可伴有外周血液中嗜酸性粒细胞升高，血清IgE水平升高等。

（二）鉴别诊断

1. 白疕（寻常性银屑病）

典型银屑病皮损特点为红色丘疹或斑块，反复发作后皮损呈皮革样或苔藓样改变，类似慢性湿疹样皮损。反向性银屑病常累及皱褶部和屈侧皮肤，表现为鳞屑红斑，也易与特应性皮炎混淆。但银屑病表面覆盖多层干燥的银白色鳞屑，刮除鳞屑可见薄膜现象和点状出血，同时可伴有甲改变。

2. 面游风（婴儿脂溢性皮炎）

婴儿脂溢性皮炎常见于出生后不久的婴儿，头皮局部或全部被有灰黄色或棕黄色油腻鳞屑，有时亦累及眉区、鼻唇沟、耳后等处，瘙痒程度较轻。

三、辨 证 要 点

婴儿期以心火为主，因胎毒遗热，郁而化火，火郁肌肤而致，治疗以清心火为主。儿童期以心火脾虚交织，心火扰神，脾虚失运，湿热蕴结肌肤而发病，治疗以清心培土为主。青少年和成人期，因久病心火耗伤元气，脾虚气血生化乏源，而见血虚风燥，肌肤失养，当养血润燥。

四、治 疗

（一）内治方案

1. 心脾积热证

【症状】 脸部红斑、丘疹、脱屑或头皮黄色痂皮，伴糜烂渗液，有时蔓延到躯干和四肢，哭闹不安，可伴有大便干结，小便短赤。指纹呈紫色达气关或脉数。本型常见于婴儿期。

【治法】 清心导赤。

【方药】 三心导赤饮加减。

【加减】 瘙痒明显，可加白鲜皮、地肤子燥湿止痒；大便干结，可加火麻仁、莱菔子理气润肠通便。

2. 心火脾虚证

【症状】 面部、颈部、肘窝、腘窝或躯干等部位反复发作的红斑、水肿，或丘疱疹、水疱，或有渗液，瘙痒明显，烦躁不安，眠差，纳呆；舌尖红，脉数。

【治法】 清心培土。

【方药】 培土清心方。

【加减】 皮损鲜红者，可加栀子、牡丹皮、黄芩清热凉血解毒；瘙痒剧烈者，可加苦参、白鲜皮、地肤子燥湿止痒；眠差，可加龙骨、牡蛎重镇安神；便溏，可加苍术、茯苓、陈皮健脾燥湿。

3. 脾虚湿蕴证

【症状】 四肢或其他部位散在的丘疹、丘疱疹、水疱，倦怠乏力，食欲不振，大便溏稀；舌质淡，苔白腻，脉缓或指纹色淡。

【治法】 健脾渗湿。

【方药】 除湿胃苓汤。

【加减】 瘙痒明显者，可加地肤子、白鲜皮、防风、蝉蜕等燥湿疏风止痒。皮损渗出，可加萆薢、茵陈、马齿苋利湿解毒；纳差，可加谷芽、山药健脾醒脾；腹泻，可加炒黄连、陈皮燥湿止泻。

4. 血虚风燥证

【症状】 皮肤干燥，肘窝、腘窝常见苔藓样变，躯干、四肢可见结节性痒疹，继发抓痕，瘙痒剧烈，面色苍白，形体偏瘦，眠差，大便偏干；舌质偏淡，脉弦细。本型常见于青少年和成人反复发作的稳定期。

【治法】 养血祛风。

【方药】 当归饮子加减。

【加减】 皮肤干燥明显者，可加沙参、麦冬、石斛养阴润燥；情绪急躁者，可加钩藤、牡蛎重镇安神、息风止痒；眠差者加酸枣仁、合欢皮养心解郁安神。

（二）外治方案

1. 中药外治

（1）溻渍法 常用药物有马齿苋、蛇床子、黄柏、苦参、白鲜皮、土槿皮、鱼腥草、甘草、土茯苓等。用于急性皮疹、红斑、丘疹、水疱或者糜烂渗出者。

（2）涂擦法 常用药物有紫草膏、肤痔清软膏、四黄软膏等。用于慢性皮疹、干燥、肥厚脱屑者。

2. 针灸治疗

（1）针刺疗法 可选择合谷、足三里、神门、太冲、三阴交等穴位。

（2）放血疗法 针刺曲池、大椎等穴位或者体表的小静脉放出少量血液，以到达热随血泻，血行风自灭的治疗效果。或者局部皮损严重处放血。

四弯风知识
拓展

五、预防调护

1）沐浴时选择低敏无刺激的洁肤用品，其pH最好接近正常表皮pH（约为6），并在沐浴后立即使用润肤剂，冬季根据皮肤干燥的情况使用富含脂类的润肤剂，有利于修复皮肤屏障。

2）避免各种机械刺激、化学物质刺激，如搔抓、漂白剂、毛织物、羊毛脂、甲醛、香料刺激。

3）避免饮酒和辛辣食物，进行适当的食物干预，如果食物和皮疹之间有明确的因果关系，建议避食3~6个月，并观察皮疹改善情况。

4）保持心情愉悦，适当进行体育锻炼。

案　例

周某，男，5岁，2019年7月20日初诊。

患儿出生后自颈部屈侧开始出现红斑、丘疹伴瘙痒，逐渐延至四肢、躯干，反复发作至今。来诊可见颈部及四肢屈侧明显红斑、丘疹，伴少量糜烂渗出、抓痕、血痂，以腘窝、肘窝、手腕为重。全身皮肤干燥，瘙痒剧烈，夜间常因瘙痒而难以入睡，纳差，便溏，小便正常。舌淡，苔薄白腻，脉细滑。父亲有过敏性鼻炎及慢性湿疹病史。

【中医诊断】 四弯风。

【西医诊断】 特应性皮炎。

【辨证】 脾虚湿蕴。

【治法】 健脾除湿止痒。

【处方】 苍术10g，白术15g，茯苓15g，陈皮10g，薏苡仁10g，芡实10g，防风10g，徐长卿10g，地肤子5g，白鲜皮5g，龙骨5g，牡蛎5g，麦冬10g。

共7剂，每日1剂，早晚饭后半小时温水冲服（配方颗粒）。

外用马齿苋、黄柏、黄连、千里光、藿香煎汁湿敷，每日1次，外用润肤剂涂擦。

配合盐酸西替利嗪糖浆5ml，每日1次，与中药间隔1小时服用。

【二诊】 服用7剂后复诊，红斑、丘疹逐渐消退，颜色变淡，可见遗留暗褐色色素沉着，干燥性丘疹，已无渗出性皮损，瘙痒缓解，进食较前增多，眠可，二便正常。舌淡，苔薄白，脉细滑。于原方基础上，去苍术、芡实、地肤子、白鲜皮、龙骨、牡蛎，加北沙参10g、生地黄10g、太子参10g，再予7剂，外用湿敷剂改为隔日1次，继续每日外用润肤剂。

【三诊】 服用7剂后复诊，皮疹均已消退，仅遗留部分色素沉着，已无明显瘙痒，皮肤干燥情况好转，纳眠可，二便调。舌淡红，苔薄白，脉细。续予前方3剂，嘱患儿家长将外用湿敷改为药浴，每周2次即可，续用润肤剂，停服盐酸西替利嗪糖浆，并注意日常护理，定期随访。

【点评】 本例患儿自出生起，于颈部屈侧反复发作红斑、丘疹，伴有剧烈瘙痒，父亲伴有慢性湿疹及过敏性鼻炎病史，可分析其发病与其先天禀赋不足，脾胃虚弱，失于运化，致水湿内困，并外受风湿之邪，内外合邪泛溢肌肤相关，便溏、纳差、舌淡、苔薄白腻，脉细滑诸症也表明患儿脾胃功能失常，不能健运。因此治疗时当以健脾除湿止痒为主，以苍术、白术、茯苓、陈皮、薏苡仁等药物健脾利湿，恢复脾之健运，使水湿得化，再以防风、徐长卿、地肤子、白鲜皮等药物祛风止痒，龙骨、牡蛎重镇安神止痒，佐以麦冬养阴生津以缓诸药之辛燥。同时配合外用药物湿敷，内外合治，加强疗效。一诊用药之后，患儿皮损已有明显消退，瘙痒缓解，纳差、便溏等症消失，但久病耗伤元气，气血生化乏源，血虚风燥，见皮肤干燥明显，故去苍术、芡实、地肤子、白鲜皮、龙骨、牡蛎等燥湿止痒祛风之药，而加入北沙参、生地黄、太子参等滋阴养血润燥。二诊后，患儿皮肤干燥减轻，病情好转，再予3剂巩固疗效，并全程配合润肤剂，促使皮肤功能修复，使病情得到长期控制。

（叶建州　廖承成）

第五节 漆 疮

漆疮有广义与狭义之分。狭义漆疮是指因接触油漆后所引起的皮肤或黏膜的急性过敏性炎症反应；广义漆疮是指由于接触某些外源性物质后，在皮肤黏膜接触部位发生的急性或慢性炎症反应。本病的特点是发病前有明显的接触史，接触部位皮肤红肿，或起丘疹、水疱，瘙痒，除去病因后可痊愈。

漆疮病名出自《诸病源候论·漆疮候》："漆有毒，人有禀性畏漆，但见漆便中其毒。喜面痒，然后胸臂胫腨皆悉瘙痒，面为起肿，绕眼微赤……亦有性自耐者，终日烧煮，竟不为害也。"在中医文献中根据接触物质的不同而有不同的名称，如因贴膏药引起者，称为"膏药风"；接触马桶引起者，称为"马桶癣"；擦胭脂、化妆品引起者，称"粉花疮"等。

本病相当于西医学的接触性皮炎（contact dermatitis，CD）。

一、病因病机

本病的发生总由禀赋不耐，皮毛腠理不密，感受不耐之邪，多为湿热毒邪，与气血相搏而发病。接触不耐之邪，可为药物，塑料，橡胶制品，染料，某些植物的花粉、叶、茎，动物毒素或昆虫毒毛等，使毒邪侵入皮肤，蕴郁化热，邪热与气血相搏而发病。体质因素是本病发生的主要原因，同一物质，禀赋不耐者接触后发病。

（1）风热蕴肤 禀赋不耐，头面暴露部位腠理不密，不慎接触致病物质，风携毒热循腠理入侵，正气抗邪，邪热郁于腠理，损伤肌肤，发为此病。

（2）湿热毒蕴 毒热入侵，损伤肌腠，津液不固，外泄成湿，或聚于皮下，或泄于肤表；毒热入血，热伤血络，血滞不行而见红肿。

（3）血虚风燥 久病耗血，血虚肌肤失养，外受风邪，而见干燥脱屑；久病伤阴燥血，血虚风燥，故见肌肤甲错。

西医学认为，接触性皮炎因发病机制不同而分为刺激性接触性皮炎和变应性接触性皮炎两种。前者多因接触细胞毒性或腐蚀刺激性物质，如强酸、强碱和斑蝥等引发，以上物质都可以直接损害人体皮肤而发病；后者主要为典型Ⅳ型变态反应，有一定的潜伏期，首次接触后不发生反应，经过1～2周后再次接触同样的致敏物质而引发。

二、临床诊断

（一）诊断

1. 临床表现

1）有明确的致病物接触史，接触后有一定的潜伏期。变态反应性接触性皮炎多在接触致病物4～5天后，再次接触致病物时，数小时或一天左右发病；若接触的是强刺激物（原发刺激性接触性皮炎），皮损可立即发生，无潜伏期。

2）好发于面颈、四肢等暴露部位，多为急性发作。

3）典型皮损为境界清楚的红斑，轻度水肿或粟粒大小密集红色丘疹；严重时皮损红肿，上有丘疱疹、水疱、大疱等；皮损迁延不愈时可表现为增生肥厚、苔藓样变（图14-5）。临床所见以单

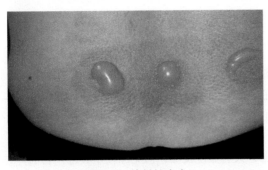

图14-5 接触性皮炎

一损害为主。皮损形态与接触物有关。

4）患者自觉瘙痒或灼痛。

5）去除病因或经恰当处理后，可在1～2周内痊愈。若反复接触或处理不当可转化为亚急性或慢性。

6）特殊类型：淹尻疮（尿布皮炎），因尿布更换不及时，尿液经产氨细菌分解后产生较多的氨刺激皮肤所致。皮损以臀部、会阴部为主，表现为大片潮红斑片，亦可见斑疹、丘疹，境界清楚。

2. 实验室检查

（1）皮肤组织病理检查　急性皮炎显示表皮细胞海绵水肿及表皮内水疱形成，疱内少量淋巴细胞和中性粒细胞；真皮浅层血管扩张，血管周围淋巴细胞浸润，可见嗜酸性粒细胞和中性粒细胞。亚急性皮炎显示表皮可见灶性角化不全，轻度棘层肥厚，细胞内水肿、海绵形成及少数水疱；真皮浅层血管周围有较多的淋巴细胞浸润。慢性皮炎显示表皮有角化过度和角化不全，棘层肥厚，表皮突延长；真皮浅层血管周围较少淋巴细胞浸润，乳头层胶原纤维束增粗。

（2）皮肤镜检查　急性期镜下可见红斑，偶可见少许鳞屑；慢性期镜下见暗红背景，点、球状血管，呈灶性分布；可见呈灶性分布的黄色或白色鳞屑。

（3）斑贴试验　将可疑致敏物用适当溶液配成一定比例的浓度进行斑贴试验，若阳性则提示患者对被试物过敏。

（二）鉴别诊断

1. 急性湿疮（急性湿疹）

急性湿疹的病因复杂，常有内在因素，皮损呈多形性、泛发性、对称性，境界不清楚，去除接触物后不一定好转，慢性病程，有复发倾向。

2. 丹毒

丹毒无致病物接触史，发病时可伴有全身症状，如寒战、高热、头疼、恶心等；皮疹以水肿性红斑为主，形如云片，色若涂丹；自觉灼热、疼痛，一般无瘙痒症状；其中无接触史，疼痛，高热是主要鉴别点（表14-2）。

表14-2　急性接触性皮炎与丹毒鉴别

	急性接触性皮炎	丹毒
病史	常有明显接触史	局部皮肤黏膜破损感染
皮损	红斑、肿胀、丘疹、水疱等	以水肿性红斑为主，灼热
自觉症状	瘙痒、灼痛等	疼痛
全身症状	一般无	寒战、高热、头疼、恶心等
血常规	基本正常	白细胞总数与中性粒细胞升高

3. 刺激物接触性皮炎与变应性接触性皮炎鉴别

两者鉴别诊断见表14-3。

表14-3　刺激物接触性皮炎与变应性接触性皮炎鉴别

	刺激物接触性皮炎	变应性接触性皮炎
接触者发病	任何人	仅少数人
药理性反应	是	否
初次接触所需激发时间	0～2天	4～20天
量-效关系	有关	无关或不明显
复发性	不定	易复发
接触物去除后的转归	可迅速痊愈	一般1～2周消退
早期表皮病变	以表皮上部为主	以表皮下部为主
早期炎症细胞浸润	以中性粒细胞为主	以单核细胞为主

三、辨 证 要 点

本病可以根据病程长短分为急性、亚急性和慢性接触性皮炎。急性期风、湿、热、毒之邪较盛，以风热蕴肤、湿热毒蕴为特点；风、湿、热、毒蕴于肌肤，气血、脉络瘀滞不通，肌肤受损是主要表现；治疗重在疏风清热，除湿解毒凉血。慢性期主要因久病血虚，肌肤失养，血虚生风化燥，故以血虚风燥为特点，治疗重在养血润肤，祛风止痒。

四、治　　疗

（一）内治方案

1. 风热蕴肤证

【症状】　起病急，好发于头面部，皮损为红斑或丘疹、肿胀，自觉瘙痒、灼热；心烦，口干，小便黄；舌红，苔薄白或薄黄，脉浮数。

【治法】　疏风清热止痒。

【方药】　消风散加减。

【加减】　皮肤红肿明显者，可加赤芍、水牛角等清热凉血消斑；灼热明显者，可加知母、蒲公英等清热解毒。

2. 湿热毒蕴证

【症状】　起病急骤，皮肤鲜红肿胀，密集水疱或大疱，疱破后糜烂渗液，自觉灼热瘙痒；伴身热，口渴，小便黄，大便干；舌红，苔黄，脉弦滑。

【治法】　清热除湿，凉血解毒。

【方药】　龙胆泻肝汤合化斑解毒汤加减。

【加减】　皮色鲜红者，可加水牛角、牡丹皮、赤芍清热凉血；糜烂，渗液者，可加土茯苓、地肤子清热利湿；肿痛者，可加蒲公英、紫花地丁清热解毒。

3. 血虚风燥证

【症状】　病程长，多属反复接触弱刺激物所致。皮损肥厚、脱屑、皲裂，或呈苔藓样变，瘙痒剧烈；舌淡红，苔薄白，脉弦细。

【治法】　养血润肤，祛风止痒。

【方药】　当归饮子加减。

漆疮案例

【加减】　干燥，脱屑者，可加玄参、麦冬养阴润燥；皮损肥厚者，可加蜈蚣、乌梢蛇等搜风止痒。

（二）外治方案

1. 中药外治

（1）**中药湿敷**　急性期皮损糜烂、渗出明显者，选用苦参、马齿苋、黄柏、茵陈、龙胆草等组方煎水冷敷患处，或10%黄柏溶液湿敷患处。

（2）**中药封包**　慢性期皮损肥厚，苔藓样变者，选用黑豆馏油软膏、润肌膏涂搽，在涂药后用保鲜膜封包皮损，促进药物吸收，提高治疗效果。

2. 针灸治疗

（1）**针刺疗法**　主穴：大椎、委中、曲池、合谷、血海、膈俞、阿是穴。随症（证）配穴：瘙痒重加神门；糜烂渗液加阴陵泉；血虚风燥取足三里、脾俞、风市健脾，补气血，祛风。

（2）**火针疗法**　将针烧红后直刺皮损，1周1次。

（3）**放血疗法**　局部皮损肥厚处采用散刺放血法，直达病所，效果明显。也可选用大椎穴、膈俞穴刺络放血配合拔罐。

五、预防调护

1）彻底清洗接触部位，避免热水、肥皂水、搔抓等刺激。

2）寻找并去除病因，避免再次接触致病物及其理化性质相似物。

3）与职业有关者，应改善工作条件，加强防护措施。

4）多饮水，多食新鲜的蔬菜、水果，忌食辛辣、油腻、鱼腥等发物。

5）忌用热水或肥皂水清洗患部，避免摩擦、搔抓，禁用刺激性强的外用药物。

（叶建州　廖承成）

第六节　药　毒

药毒是指药物通过口服、注射、吸入或皮肤黏膜直接用药等途径进入人体后所引起的皮肤或黏膜的急性炎症反应。其临床特点是发病前有用药史，并有一定的潜伏期，常突然发病，皮损形态多样，颜色鲜艳，可泛发或仅限于局部，病情轻重不一，严重者可累及多个系统，甚至危及生命。男女老幼均可发病，尤以禀赋不耐者为多见。《诸病源候论·蛊毒病诸候·解诸药毒候》曰："凡药物云有毒及有大毒者，皆能变乱，于人为害，亦能杀人。"中医文献中又称之为"中药毒""药毒疹"。

本病相当于西医学的药物性皮炎，亦称为药疹（drug eruption）。

一、病因病机

药毒的发生总由禀赋不耐，药毒内侵所致。

（1）**脾失健运，湿热蕴肤**　常因禀赋不耐，过食肥甘厚味，脾失健运，蕴化湿热，加之药毒入侵，内不得疏泄，外不得透达，湿热毒邪相结，外壅肌肤而发病。

（2）**热毒炽盛，燔灼营血** 先天禀赋不耐，素体血热，复受药毒，郁而化火，毒热炽盛，燔灼营血，外泛肌肤，内攻脏腑。

（3）**久病耗损，气阴两虚** 热毒内蕴日久，伤津耗气，以致气阴两虚，肌肤失养，甚者阴损及阳，病情危殆。

西医学认为本病的病因存在着个体和药物两方面的因素。由于遗传因素（过敏体质）、某些酶缺陷、机体病理或生理状态的影响，不同个体对药物反应的敏感性差异较大，同一个体在不同时期对药物的敏感性也不同。药疹的发病机制复杂，一般分为变态反应与非变态反应两大类，其中变态反应是引起药疹的主要原因。变态反应机制主要有Ⅰ～Ⅳ型变态反应。非变态反应机制主要有药物直接诱导炎症介质的释放、药物通过影响代谢过程诱发炎症反应、过量反应、蓄积作用、酶缺陷或抑制、光毒性反应、激素作用等。

二、临床诊断

（一）诊断

1. 临床表现

发病前有用药史。有一定的潜伏期，首次发病多在用药后5～20天，平均7～8天发病。重复用药常在24小时内发病，短者甚至在用药后瞬间发病。皮损形态多样，颜色鲜艳，可泛发或仅限于局部。临床常见以下几种类型。

（1）**荨麻疹型** 皮损表现为大小不等、形状不规则的风团，多泛发全身。这种风团性皮疹较一般荨麻疹色泽红，持续时间长，自觉瘙痒，可伴有刺痛、触痛，部分患者伴有关节痛、腹痛、腹泻等症状，严重者可引起过敏性休克。亦可出现口唇、包皮、喉头等皮肤黏膜部位的血管神经性水肿。

（2）**麻疹型或猩红热型**（图14-6） 此型较常见，发病多突然，常伴有畏寒、发热等全身症状。皮损表现为猩红热样（散在或密集的红色针头至米粒大小的丘疹或斑丘疹，对称分布，泛发全身，以躯干为多，严重者可伴发小出血点）或麻疹样（片状红斑，从面颈、上肢、躯干向下发展，很快泛发全身，病情好转后出现糠状或大片脱屑），一般无内脏损害。

（3）**固定红斑型** 皮损为类圆形或椭圆形的水肿性红色或紫红色斑，边界清楚，炎症剧烈者中间可形成水疱，愈后常遗留深褐色色素沉着斑，经久不退，如再服相同药物后则在原发皮损处出现同样的皮损，也可增加新的损害，数目可单个或多个。皮损好发于皮肤黏膜交界处，如口唇、包皮、肛门等处，也可发生于身体任何部位。皮损一般7～10天可消退，但发于阴部而出现水疱、溃疡者，病程较长。

（4）**多形红斑型** 皮损为豌豆至蚕豆大小的圆形或椭圆形水肿性红斑或丘疹，中央常有水疱，边缘呈紫色，对称分布于四肢。并常伴有发热、关节痛、腹痛等。严重者侵入眼、口、外阴等处黏膜，发生水疱、糜烂，剧烈疼痛。

（5）**湿疹皮炎型** 常由外用药引起，局部接触致敏药物，引起接触性皮炎后，若再内服、注射或外用相同或类似的药物，即可发生泛发性或对称性湿疹样皮疹。

（6）**剥脱性皮炎型** 本型较为严重，初次用药潜伏期多在20天以上，起初皮损表现为麻疹样或猩红热样，其后迅速发展弥漫成片，全身皮肤呈现潮红、肿胀，伴以渗液、结痂，约2周后全身皮肤出现大片叶状鳞屑剥脱，黏膜亦可有充血、水肿、糜烂等。常伴有恶寒、发热、呕吐、恶心等全身症状，亦可合并淋巴结肿大、蛋白尿、肝大、黄疸等全身症状。病程常超过1个月，重者因全身衰竭或继发感染而死亡。

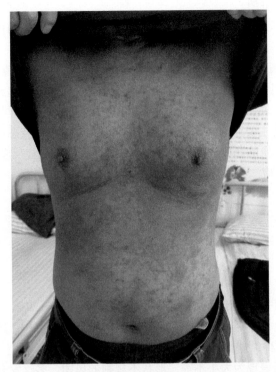

图14-6 药疹

（7）大疱性表皮松解型 是药疹中最严重的一型。其特点是发病急，常有高热、烦躁不安，甚至昏迷。皮损开始常在腋窝、腹股沟出现大片鲜红色或紫红色斑片，自觉灼痛，迅速扩大融合成片，发展至全身，表面出现大小不等的松弛性水疱，尼氏征阳性，极易破裂，形成大面积的表皮坏死松解，如烫伤样表现。黏膜也有大片坏死剥脱。全身中毒症状严重，常伴有高热和内脏病变。严重者常因继发感染、肝肾功能障碍、电解质紊乱或内脏出血而死亡。

除上述类型外，还有紫癜型、血管炎样型、苔藓样疹型、痤疮样疹型及光感型药疹、药物超敏综合征等。

2. 实验室检查

1）血常规检查见白细胞数增多，常伴有嗜酸性粒细胞升高，或白细胞、红细胞或血小板减少。

2）重症药疹出现多脏器受累者可见肝功能异常，血清转氨酶增高；肾功能异常，出现血尿、蛋白尿，血尿素氮、肌酐增高；水电解质紊乱；心脏受累可见心电图异常。

（二）鉴别诊断

1. 疫痧（猩红热）

疫痧无用药史，是一种急性呼吸道传染病，多发于小儿，发病骤然，伴高热、头痛、咽痛，全身症状明显，皮损呈弥漫性针头大小的点状红色丘疹，肘窝、腋窝、腹股沟处可见排列成线条状瘀点，初期舌乳头红肿肥大，可见杨梅舌，口周苍白圈为其特征。

2. 麻疹

麻疹是病毒感染引起的呼吸道传染性疾病，经9～11天潜伏期后，出现流鼻涕，眼部充血，怕光，分泌物增多，初期口腔黏膜可见白色小点，周围有红晕，首发症状出现2～5天后出现全身斑丘疹，发疹时高热，出疹5～7天后体温下降，皮损开始消退。

3. 阴部热疮（生殖器疱疹）

固定型疱疹可表现为生殖器部位斑疹，严重的可出现水疱或大疱，起病前有用药史；生殖器疱疹一般表现为生殖器可见红斑及簇状水疱伴有疼痛感，抽血进行疱疹病毒抗体检查为阳性。

4. 瘾疹（荨麻疹）、湿疮（湿疹）、猫眼疮（多形红斑）等

荨麻疹、湿疹、多形红斑等应与相应类型药毒相鉴别。这些疾病用药前无用药史及潜伏期，有原发病自身的病程，皮疹发展不如药毒迅速、颜色不如药毒鲜艳。

三、辨证要点

本病可以根据病情分为轻型药毒和重型药毒，严重者可危及生命，因此首先应停用一切可疑致敏药物。因禀赋不耐，脾失健运，蕴化湿热，药毒入侵，湿热毒邪相结，外壅肌肤而致，治疗以清热利湿解毒为主。因素体血热，复受药毒，郁而化火，毒热炽盛，燔灼营血，外泛肌肤而致，治疗以清营解毒为主。因久病伤津耗气，气阴两虚，而致肌肤失养，治以益气养阴清热为主。

四、治　疗

（一）内治方案

1. 湿毒蕴肤证

【症状】 皮损为红斑、水疱，甚则糜烂、渗液，表皮剥脱；伴剧痒，烦躁，口干，大便燥结，小便黄赤，或有发热；舌红，苔薄白或黄，脉滑或数。

【治法】 清热利湿解毒。

【方药】 萆薢渗湿汤加减。

【加减】 湿热较甚者，可加龙胆草、栀子以清热利湿；瘙痒剧烈者，可加浮萍、白蒺藜以祛风止痒。

2. 热毒入营证

【症状】 皮损鲜红或紫红，甚则紫斑、血疱；伴高热，神志不清，口唇焦燥，口渴不欲饮，大便干，小便短赤；舌绛，苔少，或镜面舌，脉洪数。

【治法】 清营凉血，泻火解毒。

【方药】 清营汤加减。

【加减】 高热、口渴者，可加石膏、天花粉以清热生津；紫斑、尿血者，可加大蓟、小蓟、白茅根以凉血止血；神昏谵语者，可加安宫牛黄丸或紫雪丹以清热开窍。

3. 气阴两虚证

【症状】 皮损消退，伴低热，口渴，乏力，气短，大便干，小便黄；舌红，苔少，脉细数。

【治法】 益气养阴清热。

【方药】 增液汤合益胃汤加减。

【加减】 脾胃虚弱者，可加茯苓、白术、山药以健脾；气短者，可加黄芪以益气；低热者，可加太子参以益气清热。

（二）外治方案

（1）中药湿渍　皮损有浸渍湿烂者，可选用马齿苋洗剂，或黄柏、黄连、大黄、地榆、龙胆草等煎水湿敷，湿敷后外涂紫草油等保护。

（2）中药涂擦　①皮疹以红斑、丘疹为主者，可选用三黄洗剂外搽。②皮损以干燥、脱屑为主者，可选用黄连膏、青黛膏外搽。③阴部黏膜糜烂及溃疡者，可选用月白珍珠散，麻油调敷患处。④重型药毒有大疱及表皮松解者，用无菌注射器抽出疱液，外扑六一散。

（3）中药熏洗　药毒消退期皮疹颜色暗红，可选用鸡血藤、丹参等活血化瘀中药煎剂外洗治疗。

五、预防调护

1）用药前仔细询问患者的药物过敏史，避免使用已知过敏药物及化学结构相似的药物。

2）合理用药，临床用药时应严格掌握用药指征、药量及使用时限。避免滥用药物，对过敏体质者应尽量选用致敏性低的药物。

3）用药前按规定做皮肤过敏试验，如注射青霉素、血清制品、普鲁卡因等药前应做皮试，皮试前应做好抢救措施准备以应急。

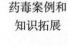

药毒案例和
知识拓展

4）用药过程中要注意观察用药后的反应，遇到全身出疹、瘙痒，要考虑药疹的可能，应及时诊断并处理。

5）多饮开水，忌食辛辣、鱼腥等发物。

6）皮损忌用热水烫洗或搔抓。

7）重型药毒患者应加强皮肤护理，防止继发感染。

（叶建州　廖承成）

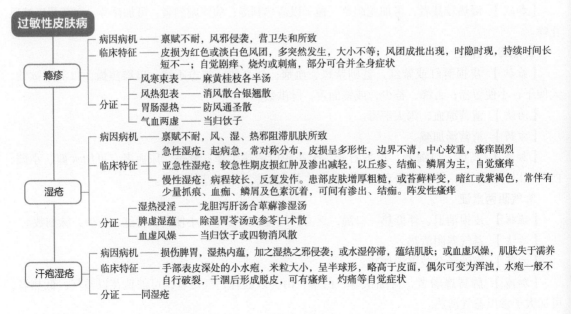

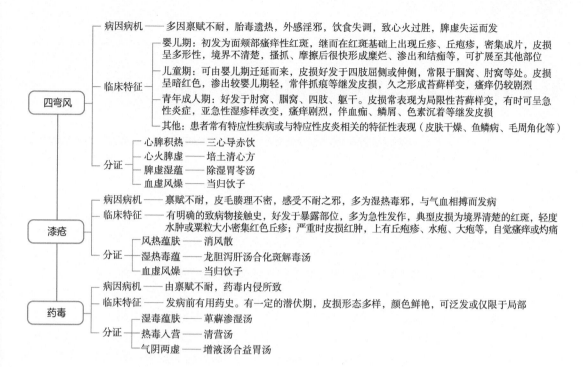

四弯风

病因病机 —— 多因禀赋不耐，胎毒遗热，外感淫邪，饮食失调，致心火过胜，脾虚失运而发

临床特征
- 婴儿期：初发为面颊部瘙痒性红斑，继而在红斑基础上出现丘疹、丘疱疹，密集成片，皮损呈多形性，境界不清楚，搔抓、摩擦后很快形成糜烂、渗出和结痂等，可扩展至其他部位
- 儿童期：可由婴儿期迁延而来，皮损好发于四肢屈侧或伸侧，常限于腘窝、肘窝等处。皮损呈暗红色，渗出较婴儿期轻，常伴抓痕等继发皮损，久之形成苔藓样变，瘙痒仍较剧烈
- 青年成人期：好发于肘窝、腘窝、四肢、躯干。皮损常表现为局限性苔藓样变，有时可呈急性炎症、亚急性湿疹样改变，瘙痒剧烈，伴血痂、鳞屑、色素沉着等继发皮损
- 其他：患者常有特应性疾病或与特应性皮炎相关的特征性表现（皮肤干燥、鱼鳞病、毛周角化等）

分证
- 心脾积热 —— 三心导赤饮
- 心火脾虚 —— 培土清心方
- 脾虚湿蕴 —— 除湿胃苓汤
- 血虚风燥 —— 当归饮子

漆疮

病因病机 —— 禀赋不耐，皮毛腠理不密，感受不耐之邪，多为湿热毒邪，与气血相搏而发病

临床特征 —— 有明确的致病物接触史，好发于暴露部位，多为急性发作，典型皮损为境界清楚的红斑，轻度水肿或粟粒大小密集红色丘疹；严重时皮损红肿，上有丘疱疹、水疱、大疱等，自觉瘙痒或灼痛

分证
- 风热蕴肤 —— 消风散
- 湿热毒蕴 —— 龙胆泻肝汤合化斑解毒汤
- 血虚风燥 —— 当归饮子

药毒

病因病机 —— 由禀赋不耐，药毒内侵所致

临床特征 —— 发病前有用药史。有一定的潜伏期，皮损形态多样，颜色鲜艳，可泛发或仅限于局部

分证
- 湿毒蕴肤 —— 萆薢渗湿汤
- 热毒入营 —— 清营汤
- 气阴两虚 —— 增液汤合益胃汤

思考题

1. 荨麻疹的诊断要点？

2. 如何辨证治疗荨麻疹、湿疮、特应性皮炎、药毒？

3. 湿疮如何预防调护，减少复发？

4. 汗疱疹的鉴别诊断？

5. 特应性皮炎的诊断？

6. 特应性皮炎的外治方法？

7. 哪些物品易导致接触性皮炎？

8. 各型药毒的临床表现？

9. 药毒的预防调护有哪些？

10. 临床常见的过敏性疾病有哪几种，分别有何临床特点？

第十五章　红斑丘疹鳞屑性皮肤病

第一节　白疕

白疕是一种遗传与环境共同作用诱发、免疫介导的慢性、复发性、炎症性、系统性疾病，典型临床表现为鳞屑性红斑或斑块，局限或广泛分布，无传染性，治疗困难，常罹患终身。《证治准绳·疡医》记载："遍身起如风疹、疥、丹之状，其色白不痛，但搔痒，抓之起白疕，名曰蛇虱。"《外科大成》曰："白疕肤如疹疥，色白而痒，搔起白屑，俗呼蛇风。"《医宗金鉴·外科心法要诀》曰："白疕生于皮肤，形如疹疥，色白而痒，搔起白皮。"中医古籍文献中还有"松皮癣""干癣"等病名与白疕有类似的临床特点及病因病机。《诸病源候论·治干癣诸方》记载："干癣，但有匡郭，皮枯索，痒，搔之白屑出是也。"《医宗金鉴·外科心法要诀》记载："松皮癣，状如苍松之皮，红白斑点相连，时时作痒。"

本病与西医学所说的银屑病（psoriasis）类似。

一、病因病机

本病由内外因素共同作用致病。其病因病机复杂，内因与先天禀赋、七情、饮食有关，外因与六淫邪气有关。核心病机为血热毒蕴，引发气血津液阻滞失调，日久则会伤及脏腑经络。

（1）血热内蕴　素体血分蕴热，加之过食肥甘辛发，脾失健运，湿热内蕴；或七情内伤，肝气不舒，气机阻滞，心火旺盛，热伏血分；或外感六淫邪气，引动内热；血热外达于体表，壅滞扰动于腠理络脉之间而成本病。

（2）血燥风盛　病久或反复发作，阴血被耗，气血失和，化燥生风。

（3）血瘀阻络　七情内伤，气机不畅，气滞血瘀，或病久经脉阻滞，瘀滞肌肤。

（4）热毒炽盛　血热炽盛，兼感毒邪，蒸灼皮肤，气血两燔，则郁火流窜，泛溢肌肤，形成红皮；若热聚成毒，侵害肌肤，则见密集脓疱。

（5）风湿痹阻　若风寒湿热，痹阻经络，深入筋骨，则关节肿痛变形。

西医学认为银屑病的确切病因与发病机制尚未完全阐明。遗传背景、环境因素、免疫应答异常等因素相互作用，最终导致角质形成细胞异常增殖和（或）关节滑膜与软骨细胞的炎症反应。

二、临床诊断

（一）诊断

1. 临床表现

1）可发生于任何年龄，男女患病率相近，约2/3的患者在40岁以前发病。可有家族史。

2）寻常性银屑病皮损初为针尖至扁豆大的炎性红色丘疹，常呈点滴状分布，迅速增大，表面覆盖多层银白色鳞屑，状如云母。鳞屑剥离后，可见薄膜现象及筛状出血，基底浸润，可有同形反应。斑块状银屑病表现为界限清楚的红色斑块，直径一到数厘米不等，数量不一，可少量散在分布，也可多发，小斑块融合成大斑块，甚至覆盖全身。斑块表面通常干燥，脱屑明显。

3）好发于头皮、四肢伸侧，以肘关节伸侧多见，常泛发全身。

4）部分患者可见指（趾）甲病变，轻者呈点状凹陷，重者甲板增厚，光泽消失。或可见于口腔、阴部黏膜。发于头皮者可见束状毛发。

5）起病缓慢，易于复发。有明显季节性，一般冬重夏轻。临床分为进行期、静止期、退行期。

6）特殊类型：①脓疱性银屑病，又分为泛发型及局限型。泛发型：发病急骤，数周内遍及全身。皮损在寻常性银屑病或正常皮肤上迅速出现针尖至粟粒大浅在无菌性小脓疱，淡黄色或黄白色，密集分布，常融合成片状脓湖，迅速发展至全身，伴肿胀、疼痛。有沟纹舌，指（趾）甲肥厚、浑浊。病程数月或更久，可反复周期发作，也可发展为红皮病。常伴高热、关节痛；并发肝、肾系统损害，也可因继发感染、器官功能衰竭而危及生命。局限型又分为掌跖脓疱型和连续性肢端皮炎。②关节病性银屑病，常在寻常性银屑病的基础上出现侵蚀性关节病变，可与皮损同时或先后出现，病程迁延、易复发，晚期可出现关节强直，导致残疾。③红皮病性银屑病（图15-1），表现为全身皮肤弥漫性潮红、浸润肿胀伴大量鳞屑；皮疹间有片状正常皮肤（皮岛）；此时银白色鳞屑及点状出血等银屑病特征往往消失；指（趾）甲浑浊变厚、变形，甚至

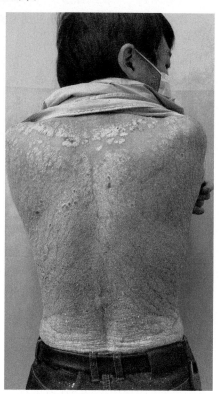

图15-1 银屑病

脱落；可伴全身症状，如发热、表浅淋巴结肿大等；病程较长，易反复。

2. 实验室检查

（1）**组织病理** 角化过度、角化不全，在早期皮损中角质层内或角质层下可见由中性粒细胞构成的Munro微脓肿。颗粒层变薄或消失，棘层增厚，表皮突延长，其末端常较宽，可与邻近的表皮嵴相结合。表皮内一般无海绵形成，但在真皮乳头顶部的棘层可见显著的细胞间水肿。真皮乳头上延成杵状，其顶端棘层变薄，该处常无颗粒层细胞。真皮上部有轻度到中度炎症细胞浸润。真皮乳头部血管扭曲扩张，管壁轻度增厚，血管周围可见组织细胞、淋巴细胞、中性粒细胞。

（2）**皮肤镜** 可见红色背景上均匀分布的点状血管，并可见白色鳞屑。不同的放大倍数下可见不同的血管模式，如发卡状血管、环状血管或球状血管，其中发卡状血管和环状血管是银屑病

皮损的特异性血管，因真皮乳头上方棘层变薄，当皮肤镜与扩张血管存在夹角时，表现为环状血管或发卡状血管，角度垂直时，表现为点状或球状血管。

（二）鉴别诊断

1. 面游风（脂溢性皮炎）

皮损好发于头皮、面颈、胸背等部位。典型皮损为红斑基础上的油腻性鳞屑，皮损边界不明显，无薄膜现象及点状出血。

2. 风热疮（玫瑰糠疹）

皮疹好发于躯干和四肢近端，呈圆形或椭圆形，皮疹长轴与皮纹一致，细薄糠秕样脱屑，可有母斑。病程多只有数周，消退后极少复发。

3. 狐尿刺（毛发红糠疹）

糠状鳞屑性红斑周围常能见到毛囊性角化丘疹，掌跖皮肤常有过度角化。

4. 副银屑病

鳞屑性炎症性丘疹、斑块，长期存在。皮疹发病部位不定，无薄膜现象及点状出血。

5. 杨梅疮（二期梅毒疹）

二期梅毒发生于感染梅毒2～4个月后，皮疹广泛分布于躯干、四肢、掌跖及面部，呈孤立或群集的斑丘疹及丘疹，铜红色，丘疹顶端为扁平或尖顶状，大小不一，表面光滑或有鳞屑。皮疹基本无瘙痒等感觉。

6. 汗疱湿疮（汗疱疹）

掌跖脓疱型银屑病需与汗疱疹鉴别。后者原发损害为水疱，炎症明显，瘙痒剧烈。

7. 鬼脸疮（盘状红斑狼疮）

盘状红斑狼疮呈慢性经过，皮损境界清楚，中央轻度萎缩，边缘略高起，形如盘状，损害表面覆有灰褐色黏着性鳞屑，鳞屑下有角质栓，伴毛细血管扩张、色素沉着和色素减退。

8. 灰指甲（甲癣）

指（趾）甲银屑病需与甲癣鉴别。甲癣先自游离缘或侧缘发病，甲屑内可查到真菌，同时可伴有手足癣。

三、辨证要点

寻常性银屑病采用"从血论治"的辨治方法。此处的"血"是指气血津液的"血"，气血津液为一整体，互相影响，故此，需以血的辨证为主，兼顾气、津液。主要是依据红斑鳞屑的特点进行辨证，基本证型为血热证、血燥证和血瘀证，常兼有风、湿、毒。特殊类型的银屑病，如红皮病性、关节性、脓疱性，因伴有全身症状，辨证还需结合卫气营血辨证、皮损辨证等。病程日久亦会伤及脏腑经络，根据伴随的症状，进行脏腑辨证。

四、治　疗

（一）内治方案

1. 血热内蕴证

【症状】 本证多见于银屑病进行期，发病急骤，新生点状皮疹迅速出现，后皮疹迅速扩大，皮疹鲜红，鳞屑较多，易于剥离，可见点状出血，同形反应常见，瘙痒明显，常伴有心烦易怒、口干舌燥、咽喉肿痛、便秘溲赤等全身症状；舌质红或绛，舌苔白或黄，脉弦滑或数。

【治法】 清热解毒，凉血活血。

【方药】 凉血解毒汤合犀角地黄汤加减。

【加减】 湿热盛者症见瘙痒重，口苦口黏，心烦，舌红，苔黄腻，脉滑，加龙胆草、黄芩、苦参、生栀子、大黄、六一散、车前草；热毒盛者症见点滴状皮疹，发热，咽红，咽痛，扁桃体肥大，舌红，脉浮数，加北豆根、金莲花、青黛、锦灯笼、生石膏、知母、水牛角；风热盛者症见瘙痒明显，恶风，头胀痛，鼻塞流黄涕，咳嗽，舌边尖红，苔白或微黄，脉浮，加荆芥、防风、蝉蜕。

2. 血燥风盛证

【症状】 多见于银屑病静止期、退行期。病程日久，皮疹颜色淡红，皮肤干燥、脱屑。可伴口干咽燥，女性月经量少；舌质淡红，舌薄白或少苔，脉细或缓。

【治法】 养血解毒，滋阴润肤。

【方药】 当归饮子合养血解毒汤加减。

【加减】 偏阴虚者见五心烦热，形体瘦，舌红，少苔或剥苔，脉细，加南北沙参、麦冬、玉竹、石斛；偏血虚者见面色萎黄或淡白，口唇、爪甲色淡，月经延后或色淡量少，舌淡苔白，脉沉或细，加白芍、黄精；偏脾虚者见便溏，纳呆，腹胀，舌体胖大、有齿痕，脉濡或濡弱，加苍术、白术、黄芪、党参、山药、茯苓。

3. 血瘀阻络证

【症状】 病程较长，反复发作，经年不愈，皮损紫暗或色素沉着，鳞屑较厚，可呈蛎壳状，或伴有关节活动不利，舌质暗红，有瘀斑，苔薄，脉细涩。

【治法】 活血化瘀，养血润燥。

【方药】 桃红四物汤或活血散瘀汤加减。

【加减】 气滞者见胁肋疼痛或刺痛，脘腹闷胀，胀痛常随情绪变化而增减，纳少嗳气，脉弦，加柴胡、当归、郁金、香附、枳实、枳壳；瘀热者加酒大黄、泽兰、赤芍。

4. 热毒炽盛证

【症状】 多见于红皮病性或脓疱性泛发型。全身皮肤潮红、肿胀，大量脱屑，或有密集小脓疱，灼热痒痛；伴有壮热、畏寒、头痛、口干、便干溲赤；舌红绛，苔黄腻或少苔，脉弦滑。

【治法】 清热泻火，凉血解毒。

【方药】 犀角地黄汤合清瘟败毒饮或解毒凉血汤加减。

【加减】 同血热内蕴证的加减。

5. 风湿阻络证

【症状】 多见于关节病型银屑病。初期关节红肿热痛，后期畸形弯曲，多侵犯远端指（趾）关节。皮疹红斑不鲜，鳞屑色白较厚，抓之易脱，常冬季加重或复发，夏季减轻或消失。可伴畏冷，关节酸痛等症状，瘙痒不甚。皮疹或轻或重，皮损的病情变化多与关节症状的轻重相平行。舌质淡红，苔薄白或腻，脉濡滑。

【治法】 祛风除湿，和营通络。

【方药】 独活寄生汤加减。

【加减】 皮疹肥厚，瘙痒明显者，加全蝎、蜈蚣、地龙、威灵仙、秦艽；伴口淡、畏寒怕冷，舌淡红，苔薄白，脉沉紧者，加羌活、独活、附子、干姜；脾肾两虚见头晕耳鸣，腰酸膝软，神疲肢倦，气短懒言，纳少便溏，夜尿频多，眼眶黯黑或面有黯斑，舌质淡，苔薄，脉沉弱者，加山茱萸、菟丝子、山药、仙茅、淫羊藿。

（二）外治方案

1. 中药外治

（1）**药膏涂擦疗法**　进行期以安抚保护，凉血解毒为主，如白凡士林、硅霜、芩柏膏、黄连膏、青黛膏外擦，禁用刺激性强的药物。静止期和退行期以润肤止痒，化瘀散结为主，可选用黄连膏、黑豆馏油软膏等外擦。肥厚的斑块可采用封包的方法。

（2）**药浴疗法**　中药浴、硫黄浴、谷糠浴等均可去除鳞屑、清洁皮肤、润肤止痒，又可改善血液循环和新陈代谢，畅达气血，软坚散结，适用于各型银屑病。大多用于静止期或退行期。可选用马齿苋、苦参、侧柏叶、楮桃叶、徐长卿、蛇床子、苍耳子、千里光、黄柏、地骨皮、白鲜皮等煎水，放温后洗浴浸泡，再外搽芩柏膏、黄连膏、青黛膏等，还可以在药浴后配合窄波紫外线光疗。

（3）**中药溻渍疗法**　中药处方同药浴，如马齿苋、苦参、侧柏叶、楮桃叶、徐长卿、蛇床子、苍耳子、千里光、黄柏、地骨皮、白鲜皮等。

2. 针灸治疗

（1）**穴位注射疗法**　适应证为各种类型的银屑病。常用穴位：血海、曲池、足三里、三阴交。常用药物：双黄连注射液、复方丹参注射液及自身静脉血。

（2）**拔罐疗法**　留罐法适用于点滴状、斑块状银屑病及关节病型银屑病；闪罐法适用于斑块状银屑病；走罐法适用于点滴状及斑块状银屑病静止期、退行期；刺络拔罐适用于点滴状、斑块状银屑病静止期及退行期和关节病型银屑病。

（3）**针刺疗法**　适用于点滴状、斑块状银屑病静止期及退行期，关节病型银屑病。常用穴位：主穴取合谷、曲池、血海、三阴交；配穴：瘙痒且皮损多发生在四肢加风市，多发生在头皮加风池，多发生在躯干加风门，病情反复难愈加肺俞、膈俞、足三里等。

（4）**穴位埋线疗法**　适用于各种类型的银屑病。常用穴位：肺俞、心俞、肝俞、脾俞、肾俞、足三里、血海等穴，每次以2～4个穴位为宜。

（5）**火针疗法**　注意直刺皮损，不进行正常皮肤的刺激，避免同形反应。

五、预防调护

1）心理辅导：银屑病属于典型的心身疾病，对患者进行心理辅导是必要且有效的。多与患者沟通，使之保持良好的心态，树立战胜疾病的信心，避免精神过度紧张和焦虑，有利于病情向良好的方向转归。

2）生活规律：保持充足的睡眠，起居有常，不熬夜，不纵欲，不过劳。

3）饮食有节：养成良好的饮食习惯，不饮酒，不吸烟。多食新鲜蔬菜、水果，忌食辛辣、腥发、油腻食品。

4）加强锻炼：适量运动，适量汗出能够辅助减轻病情。

5）杜绝诱因：在秋冬、冬春季节交替之时，要特别注意预防感冒、咽炎和扁桃体炎。

6）避免刺激：避免各种物理性、化学性物质和药物的刺激，防止外伤。

7）外用药物时，须从温和无刺激药物开始，浓度由低到高，不要长期大面积使用皮质类固醇激素类药膏，避免不良反应的发生。

六、知识拓展

白疕的辨证思路以辨血为主，分为血热、血燥、血瘀，常兼有风、湿、毒，辨证的依据常以皮损的特点为主，是为局部辨证。日久亦会伤及脏腑，根据伴随症状进行辨证，常见肝郁气滞、肝肾亏虚、脾虚失蕴等，是为整体辨证。应整体辨证与局部辨证相结合。

现代医学研究显示本病为遗传背景、环境诱因、免疫应答异常等因素相互作用所致。免疫机制的研究取得了较大进展：T淋巴细胞异常活化，在表皮或真皮层浸润为银屑病的重要病理生理特征，表明免疫系统参与本病的发生和发展过程。新近研究表明，树突细胞及其他抗原提呈细胞（APC）产生IL-23，诱导CD4$^+$辅助性T淋巴细胞——Th17细胞分化增殖，分化成熟的Th17细胞可分泌IL-17、IL-21、IL-22等多种Th17类细胞因子，刺激角质形成细胞过度增殖或关节滑膜细胞的炎症反应。因此Th17细胞及IL-23/IL-17轴在银屑病发病机制中可能处于关键环节，并成为新的治疗靶点。

（周冬梅）

第二节　风　热　疮

风热疮是一种炎症性、自限性皮肤病，临床以覆有糠秕状鳞屑的玫瑰色斑疹为典型皮损，常伴不同程度的瘙痒，中青年人多见。《洞天奥旨》指出："风热疮多生于四肢，胸胁，初起如疙瘩，痒而难忍，爬之少快，多愈久搔未有不成疮者。"中医文献中又有"风癣""血疳"等病名。

本病相当于西医学的玫瑰糠疹（pityriasis rosea）。

一、病因病机

本病的发生内因多与血热内蕴，化燥生风有关，外因多与风热邪气，闭塞腠理有关，多内外合邪发为本病。

（1）风热蕴肤　风热之邪外袭，郁阻于肌肤腠理，不得宣泄，化热生燥，耗伤津液，致使肌肤失养而致病。

（2）风热血热　过食辛辣炙煿，或情志抑郁化火，导致血热内蕴，复感风热之邪，内外合邪，郁阻肌肤而致病。

西医学认为本病病因与发病机制尚不明确，目前认为和病毒感染、药物过敏等因素有关。

二、临床诊断

（一）诊断

1. 临床表现

1）本病女性发病率略高于男性，多累及中青年，春秋季多见。

2）好发于躯干和四肢近端，初起皮损常表现为孤立的玫瑰色或淡红色斑，椭圆形或环状损害，境界清楚，上覆糠秕样细薄鳞屑，称为母斑或前驱斑。母斑出现1～2周，在躯干、颈部及四肢近侧端相继成批出现较小的状同母斑的皮疹，称为子斑。

3）母斑直径可达2～5cm或更大，其中央色泽鲜艳呈橙红色，边缘微隆起呈淡红色，斑片中央先脱屑有痊愈倾向，留下领圈状鳞屑性活动性边缘。子斑的形态与母斑相同，但略小，直径为0.5～2cm，其长轴与皮纹平行。

4）常伴不同程度的瘙痒。本病有自限性，病程一般为6～8周，也有数月甚至数年不愈者，但愈后一般不复发。

2. 实验室检查

（1）皮肤组织病理检查　显示表皮角化不全，轻度棘层肥厚，灶状海绵形成，并有淋巴细胞进入。真皮浅部水肿，毛细血管扩张，真皮乳头有红细胞外渗。浅层血管丛周围可见以淋巴细胞为主的炎细胞浸润。

（2）皮肤镜检查　可见灶性分布的线状血管，呈边缘分布的白色鳞屑（"领圈状"脱屑）。

（二）鉴别诊断

1. 白疕（银屑病）

皮疹为红色斑块，上覆厚层银白色鳞屑，刮除鳞屑，可见淡红色发亮的薄膜，剥去薄膜可见点状出血。病程缓慢，易复发，冬重夏轻，有家族史。

2. 紫白癜风（花斑癣）

紫白癜风好发于胸背及腋下多汗部位，表现为色素减退或和色素沉着结合的鳞屑性斑。多发于青壮年，病程慢性，一般冬轻夏重，真菌检查阳性。

3. 杨梅疮（二期梅毒疹）

皮疹数目更多、分布更广，皮疹形态多形性，常累及掌跖、黏膜，可无鳞屑或少许鳞屑。梅毒血清学检查阳性。

三、辨 证 要 点

本病可以根据临床表现分为风热蕴肤证和风热血热证。风热蕴肤证因风热侵袭肌表，化热生燥，耗伤津液，导致肌肤失养，治疗上重在疏风清热止痒。风热血热证以血热与风热相搏，郁阻肌肤为特点，治疗上重在清热凉血疏风。

四、治 疗

（一）内治方案

1. 风热蕴肤证

【症状】起病急，皮损为淡红色椭圆形或圆形淡红色斑片，上覆少许糠秕状鳞屑，瘙痒轻微，舌红，苔薄白或薄黄，脉浮数。

【治法】疏风清热止痒。

【方药】消风散加减。

【加减】痒甚者，加白僵蚕、白鲜皮。

2. 风热血热证

【症状】皮损多发，为色鲜红或玫瑰红色斑片，鳞屑较多，瘙痒剧烈，伴有心烦、口渴、尿赤等；舌红，苔薄，脉滑数。

【治法】清热凉血疏风。

【方药】凉血消风散加减。

【加减】血热甚者加牡丹皮、赤芍、白茅根；便干者加大黄。

（二）外治方案

1. 中药外治

（1）中药熏蒸　常选用防风、桑叶、蝉衣、金银花、连翘、生地黄、赤芍、牡丹皮、紫草、板蓝根药液熏蒸以祛风清热、凉血滋阴。

（2）中药外洗　马齿苋、艾叶、花椒、薄荷、黄柏及龙胆草，煎水外洗治疗。

2. 针灸治疗

（1）针刺治疗　取穴：足三里、大杼、大椎、肺俞、血海、合谷、太冲，采用泻法。配穴：风热蕴肤证取风池和风市疏散风热；风热血热证取肝俞和膈俞清热凉血。

（2）刺络拔罐　取委中、足三里，躯干上部可加大杼、肺俞，躯干中部可加膈俞、肝俞，腰以下可加肾俞。

五、预 防 调 护

1）保持心情舒畅，情绪乐观，避免忧思恼怒。

2）忌食辛辣及鱼腥发物，忌烟、酒。

3）多食蔬菜、水果，保持大便通畅。

（刘焕强　段行武）

第三节　狐 尿 刺

狐尿刺是一种少见的慢性鳞屑性、角化性、炎症性皮肤病，临床表现为黄红色鳞屑性斑片和角化毛囊性丘疹，先天发病，或后天获得，皮损多对称性分布，可有不同程度的瘙痒、紧绷、烧灼感等自觉症状，日晒后病情加重，本病可见于任何年龄，少数病例可自愈。清代《医宗金鉴·狐尿刺》记载："此证初起红紫斑点，肌肤干燥，闷肿焮痛。"中医文献中"狐狸刺"等病名也指本病。也有些学者认为古籍中"狐尿刺"的描述和现代"接触性皮炎""皮肤感染"等病相类似。

本病相当于西医学的毛发红糠疹（pityriasis rubra pilaris）。

一、病 因 病 机

本病的发生外因与气血不和，风邪袭腠，肌肤气血失于濡煦有关。内因多与脾失健运，气血生化不足，津液失于敷布，肌肤不得润养有关。核心病机主要与局部肌肤失养关系密切。

（1）脾失健运，津液不布　脾运不健，运化失常，气血生化不足，津液失于敷布，肌肤不得润养发为本病。

（2）气血不和，风邪乘袭　气血不和，风邪袭腠，留恋肌肤，局部气血失于濡煦，肌肤失养而致本病。

西医学认为本病原因不明，目前主要有以下学说：遗传因素、维生素缺乏、表皮角化障碍、内分泌功能障碍、肿瘤、感染、化学刺激和精神障碍等。本病病理可并见角化过度和角化不全。

二、临 床 诊 断

（一）诊断

1. 临床表现

1）本病少见，男女均可发病，患病率无明显差异。10岁以前和40～60岁是两个高发年龄区间，少数患者可自愈。

2）初起时多为头皮灰白色糠秕状鳞屑，继而累及面部，表现为干性脂溢性皮炎，可泛发全身；初期也可表现为掌跖毛囊角化性丘疹或橘红色斑片。典型皮损表现为具有角质栓的毛囊性丘疹，毳毛可脱落，常对称生于头面、躯干、四肢伸侧、手背、颈旁、臀部，尤以一、二指指背处最为显著，具有诊断意义。

3）半数以上的患者伴有掌跖角化过度，还可出现甲板下角化出血、黏膜糜烂、斑块等症状。

4）可有不同程度的瘙痒、紧绷、烧灼感，病程多呈慢性。

5）重者可出现干燥性红皮病，无典型毛囊角化性丘疹，可见直径约为1cm的岛屿状正常皮肤，称皮肤岛。

2. 实验室检查

（1）皮肤组织病理检查　病理可因病程和活检部位不同而不同，临床多选取含有较多毛囊的新发皮损做活检。表皮可见角化过度，毛囊口角质栓和局灶性角化不全，部分病例增厚的角质层处可见水平和垂直方向上的角化不全、角化过度并见，棘层松解，可伴角化不全，真皮上部毛细血管扩张，真皮轻度淋巴细胞和组织细胞浸润。角质形成细胞对β-D半乳糖染色增加。

（2）皮肤镜检查　可见黄红色斑片上黄色角化栓，角化栓周围可有白领征，还可见簇状斑点状血管。

（二）鉴别诊断

1. 白疕（银屑病）

银屑病可有大量片状鳞屑，刮去鳞屑后可有薄膜现象和点状出血，表皮可见中性粒细胞形成的Munro微脓疡。

2. 面游风（脂溢性皮炎）

本病需与发生于面部、头皮的脂溢性皮炎鉴别，但脂溢性皮炎无毛囊角化性丘疹。

3. 紫癜风（扁平苔藓）

皮损为紫红色扁平多角形丘疹，表面可有白色细碎鳞屑，有Wickham纹，多不见于头皮、掌跖部位，组织病理可鉴别。

三、辨 证 要 点

本病可以根据病情分为急性期和慢性期。急性期气血失和，风热侵袭，局部肌肤失荣，邪气壅滞。邪盛为主，治疗上重在调和气血，疏风清热。慢性期主要因脾失健运，气血生化不足、津液难布所致，以虚、瘀为特点，治疗上重在健脾助运，输布津液。

四、治　　疗

（一）内治方案

1. 气血不和，风热侵袭证

【症状】起病急，皮损蔓延迅速，其色潮红，上覆白屑，自觉瘙痒；舌红苔白，脉浮数。

【治法】调和气血，疏风清热。

【方药】清风散加减。

【加减】伴心悸失眠者加合欢皮、夜交藤、珍珠母；伴腹胀、纳呆、便溏者加白术、苍术、砂仁。

2. 脾失健运，津液失布证

【症状】病程日久，皮损泛及全身，皮损颜色暗红、肥厚，肌肤干燥粗糙，伴乏力气短，腹胀纳呆，大便不调；舌淡少津，脉细无力。

【治法】健脾助运，输布津液。

【方药】参苓白术散加减。

【加减】症见情志抑郁者可加用柴胡、郁金、玫瑰花、青皮等疏肝解郁；症见肌肤甲错、遍身疼痛不适者，可加川芎、桃仁、红花等活血化瘀止痛。

（二）外治方案

1. 中药外治

（1）中药湿敷　急性期常选用蒲公英、防风、赤芍、当归、白蒺藜、白鲜皮等中药药液湿敷，祛风散邪，调和气血，防止疾病播散全身；慢性期多采用当归、红花、鸡血藤、路路通、丹参等活血、润肤止痒，多采取闭合性湿热敷。

（2）中药熏蒸　急性期常选用疏风清热，凉血消斑的药物，如金银花、连翘、生地黄、牡丹皮、白茅根、紫草、赤芍、当归等；慢性期多采用健脾益气、养血润肤的药物，如苍术、白术、陈皮、当归、赤芍、鸡血藤等，熬取药液后坐浴桶上熏蒸15～20分钟。

2. 针灸治疗

（1）刺络拔罐法　急性期气血失和、风热侵袭适用本法，主穴取大椎穴，消毒针灸针后快速点刺，手法宜轻、快，以微微出血为度。

（2）闪罐法　选取背部肺俞、风门、脾俞穴。

五、预 防 调 护

1）保持心情舒畅，情绪乐观，避免忧思恼怒。

2）规律作息，保证充足睡眠，注意劳逸结合，避免劳损。

3）避免过度搔抓，做好日常防晒，选择宽松透气、面料舒适的衣物，避免感染，加强保湿润肤。

4）合理饮食，以高蛋白、低脂、低糖饮食为主，多食新鲜瓜果蔬菜、谷物、虾、肉、蛋、奶等，避免辛辣食物、烟酒。

狐尿刺案例

（李玲玲　段行武）

第四节　紫癜风

紫癜风是一种慢性炎症性疾病，临床通常表现为紫色的多角形瘙痒性斑疹，边界清楚，好发于四肢屈侧，常累及黏膜，发于口腔黏膜的紫癜风中医学称"口蕈"，本病中年女性多见，易复发，无传染性。《太平圣惠方·治紫癜风诸方》指出："夫紫癜风者，由皮肤生紫点，搔之皮起，而不痒痛者也。此皆风湿邪气客于腠理，与血气相搏，致荣卫痞涩。风冷在于肌肉之间，故令色紫也。"

本病相当于西医学的扁平苔藓（lichen planus，LP）。

一、病因病机

本病的发生内因多与肝肾阴虚、虚火熏蒸于上，或饮食失节，脾胃不调，湿热内生，或情志失和，气郁化火，局部肌肤气血瘀滞有关。外因多因风湿热侵袭，局部气血瘀滞。核心病机与风湿热侵袭，局部气郁血瘀关系密切。

（1）风湿热侵袭，气血瘀滞　外受风湿热邪，郁于皮肤黏膜，局部肌肤气血瘀滞而发。

（2）脾胃不调，湿热内生　饮食不节，或忧思过度，损伤脾胃，湿热内生，外兼风邪侵扰，则风湿热邪，阻于肌腠，壅滞经络，外发体肤。

（3）情志失和，气郁血瘀　情志不畅，肝郁气滞，或气郁化火，阻于皮肤黏膜，灼伤血络，局部气血瘀滞而生。

（4）肝肾阴虚，虚火上炎　肝肾阴虚，水火不济，虚火上炎，熏蒸口腔黏膜而发。

西医学认为本病原因不明，有多种因素参与，目前认为可能与遗传、自身免疫、神经精神功能失调、感染、药物、慢性病灶、代谢和内分泌紊乱等因素有关。现代研究认为其发病机制主要是通过各种细胞因子介导的$CD4^+$、$CD8^+$T淋巴细胞共同参与的细胞免疫反应。

二、临床诊断

（一）诊断

1. 临床表现

1）男女均可发病，女性多见，中年女性为好发人群。病程较久，可持续数周或数月，初起较急，数日内可扩展至全身。少数可自行消退。

2）皮损可发生在身体各处，常发生在腕屈侧、前臂、小腿内侧、踝、股内、腰背、腹等处，亦可累及颊、唇、舌部。

3）典型皮损为呈多角形或近圆形的扁平隆起、边界清晰的紫色丘疹，表面平滑光亮，如涂蜡脂。Wickham纹（用液态石蜡涂拭皮损表面，可见灰白色网状浅细纹理）是其特征表现，皮损常多发，可逐渐扩大融合成片，外伤、搔抓处可伴同形反应。

4）常累及黏膜，口腔黏膜最常受累，表现为颊黏膜上白色网状细纹，口唇可见糜烂、渗液及黏附性鳞屑。甲受累可致甲板变薄、出现纵嵴（沟）或翼状胬肉，甚至甲脱落。

5）阵发性剧痒，亦可见微痒或不痒者；可引起头皮瘢痕性永久脱发；皮损日久可发生癌变。

6）特殊类型：其他特殊表现皮损可见色素型、大疱型、萎缩型和溃疡型。

2. 实验室检查

（1）皮肤组织病理检查　显示皮损早期为表皮朗格汉斯细胞浸润，真表皮交界处浅表毛细血管周围淋巴细胞和组织细胞浸润，角质细胞坏死形成胶样小体。发展后的皮损表皮角化过度，颗粒层楔形增厚，基底层液化变性，真皮浅层淋巴细胞呈带状浸润，可见嗜酸性无结构的胶样小体及噬黑素细胞。

（2）皮肤镜检查　可见叶脉状、网状Wickham纹。

（二）鉴别诊断

1. 牛皮癣（神经性皮炎）

神经性皮炎好发于颈项、肘部、腘窝等处，皮疹呈苔藓样变，无Wickham纹及黏膜损害。

2. 白疕（银屑病）

点滴型银屑病和非典型泛发性扁平苔藓皮损相类，肥厚性扁平苔藓与斑块型银屑病皮损相似，但银屑病鳞屑较多，可有蛎壳样鳞屑，用玻片刮除后有薄膜现象和点状出血。

3. 松皮癣（皮肤淀粉样变性）

皮肤淀粉样变性多见于小腿伸侧、肩部，为绿豆大小多发圆顶丘疹，互不融合，表面无光泽，中有色素沉着，组织病理示真皮乳头淀粉样物质沉积，可与之鉴别。

三、辨 证 要 点

本病可以根据病情分为急性期和慢性期。急性期多为风湿热邪，蕴结肌肤，气血瘀滞所致，起病多急骤，皮损多发，瘙痒剧烈，有同形反应，治宜清热除湿，祛风通络。慢性期主因风热久羁，肝肾阴虚，虚火上炎，或脾胃不调，湿热内生，瘀阻经络，病程较长，皮损色暗，干槁脱屑，治疗上重在补益肝肾，滋阴降火，燥湿清热，活血化瘀。

四、治　疗

（一）内治方案

1. 风湿热盛，气血瘀滞证

【症状】　起病较急，皮疹紫红，或孤立散在，或聚集成片，多沿抓痕发生新皮损，瘙痒剧烈，口干身热，心烦急躁；舌红苔腻，脉滑数。

【治法】　清热除湿，祛风通络。

【方药】　乌蛇驱风汤加减。

【加减】 症见心烦不寐者可加用栀子、豆豉、生龙牡等清心除烦安神；症见食欲不振、腹泻便溏者，可加白术、党参、砂仁等益气健脾。

2. 脾胃不调，湿热内生证

【症状】 皮损糜烂渗出明显，皲裂疼痛，脓血相兼，伴舌红苔腻，脉滑数，便结溲赤；舌红苔腻，脉滑数。

【治法】 燥湿清热，解毒祛邪。

【方药】 甘露消毒饮加减。

【加减】 伴烦躁易怒者加川楝子、柴胡、青皮等清肝泻火；伴口唇糜烂者可加鸡内金、川牛膝、玄参等引火下行，清热生津。

3. 情志失和，气郁血瘀证

【症状】 病久不退，疹色紫蓝，密集分布，或融合成块，干燥枯槁，情志抑郁，烦躁易怒，胸胁胀痛，月经量少；舌暗瘀斑，脉细涩。

【治法】 疏肝理气，活血化瘀。

【方药】 丹栀逍遥散合血府逐瘀汤加减。

【加减】 伴心悸失眠者加合欢皮、夜交藤、珍珠母；伴腹胀、纳呆、便溏者加白术、苍术、砂仁。

4. 肝肾阴虚，虚火上炎证

【症状】 皮损多发生于口舌或外阴黏膜处，多有糜烂渗出，灼热疼痛，或脓血相兼，伴头晕耳鸣，五心烦热，腰膝酸软等；舌红苔少，脉细数。

【治法】 补益肝肾，滋阴降火。

【方药】 知柏地黄丸加减。

【加减】 皮损糜烂结痂、渗出较多时，加苦参、薏苡仁、地肤子等。

（二）外治方案

1. 中药外治

（1）中药外涂 急性皮疹剧烈瘙痒可用三黄洗剂外涂；肥厚性皮损可用黄连膏、润肌膏外涂；糜烂溃疡处可选用冰硼散、锡类散、珠黄散、六神丸等外涂。瘙痒明显者可用百部酊外涂。

（2）中药洗浴 常选用祛湿润燥，通络活血药物，如苦参、桂枝、当归、丹参、白芍、火麻仁等。

2. 针灸治疗

（1）针灸疗法 线状扁平苔藓可根据皮疹部位，循经取穴，面积较大的皮损，采用皮损围刺。配穴：风湿热证取血海、风池、合谷清热凉血；肝郁气滞证取肝俞、期门、膻中疏肝理气；脾虚湿盛证取足三里、脾俞、胃俞、三阴交健脾祛湿；肝肾阴虚证取肝俞、肾俞、三阴交、太溪滋补肝肾。

（2）火针疗法 对于慢性肥厚性皮损可采用火针局部点刺。

（3）艾灸 可用艾条在暗红肥厚性皮损局部雀啄灸或回旋灸。渗出明显时或急性期不建议艾灸。

3. 按摩疗法

对于慢性肥厚性皮损，用双手沿局部经络循行路线按摩，并按揉局部皮损，促进局部皮肤血液循环。

五、预防调护

1）保持心情舒畅，情绪乐观，避免忧思恼怒。

2）规律作息，保证充足睡眠，注意劳逸结合，避免劳损。

3）保护皮肤和黏膜，选择宽松透气、面料舒适的衣物，柔软的牙具，避免摩擦、热水刺激。

4）多食富含维生素B的食物，如新鲜瓜果蔬菜、谷物、鸡蛋、肝脏等，避免辛辣食物、烟酒。

紫癜风案例

（李玲玲　段行武）

第五节　猫　眼　疮

猫眼疮是一种皮肤出现红斑，状似猫眼的急性炎症性皮肤病，临床表现为发病急骤，皮损形态多样，可有红斑、丘疹、水疱、大疱、紫癜和风团等，以靶形或虹膜状红斑为典型皮损。常见于年轻人，多发于春秋季节。《医宗金鉴·外科心法》指出："初起形如猫眼，光彩闪烁，无脓无血，但痛痒不常，久则近胫。"中医文献中又有"雁疮""寒疮"等病名。

本病相当于西医学的多形红斑（erythema multiforme）。

一、病因病机

本病多因素体禀赋不耐，血热或内有蕴湿，复感风热或风寒之邪；或因饮食不节，食入禁忌发物，以致营卫不和，气血凝滞，郁于肌肤而发。

（1）寒湿阻络　素体阳虚，阳气不能达于四末，卫外不固，风寒之邪乘虚而入，以致营卫失和，气血凝滞肌肤而发。

（2）风热蕴肤　外感风热之邪，侵袭肌肤以致营卫失和，气血不畅阻于肌肤而发。

（3）湿热内蕴　饮食不节，过食肥甘厚腻、辛辣炙煿之品，伤及脾胃，运化失司，湿浊内生，蕴久化热，湿热蕴阻肌肤而发。

（4）火毒炽盛　素体血热，复感毒邪，热毒内蕴，燔灼营血，以致火毒炽盛，蕴结肌肤而发。

西医学认为本病病因不明，感染、药物、食物及物理因素均可引起本病，单纯疱疹病毒是最常见的诱发因素。

二、临床诊断

（一）诊断

1. 临床表现

1）本病常见于年轻人，春秋季节好发。

2）前驱症状有头痛、发热、四肢倦怠、食欲减退、关节和肌肉酸痛、扁桃体炎及呼吸道感染等。

3）根据病变范围和症状轻重程度分为轻症、重症两型。

轻症：全身症状不重，皮疹多形，有红斑、丘疹、风团、水疱、大疱和紫癜等，黏膜较少受累。皮损主要为红斑，初为0.5～1.0cm大小圆形或椭圆形水肿性红斑，颜色鲜红，境界清楚，向周围逐渐扩大，典型皮损呈靶形或虹膜样改变。有瘙痒或轻度疼痛和灼热感。皮损常2～4周消退，易复发。

重症：发病急骤，全身症状严重。皮损为水肿性鲜红色或暗红色虹膜样斑片或瘀斑，迅速扩大，相互融合，泛发全身，其上出现水疱、大疱、血疱、糜烂、血痂，常伴有不同程度的黏膜损伤。病程3～6周，部分患者预后差。

2.实验室检查

（1）皮肤组织病理　显示表皮内可见个别角质形成细胞坏死，基底细胞液化变性，表皮下水疱形成；真皮乳头水肿，血管扩张，红细胞外渗，血管周围淋巴细胞及少数嗜酸性粒细胞浸润。

（2）皮肤镜检查　边缘呈脊状，可见棕色点，中央可见黄色区域及红斑，其间可见蓝色斑片。

（二）鉴别诊断

1.离心性环状红斑

红斑呈环状、多环状，缺乏典型的靶形损害，常无黏膜损害。

2.药毒（固定红斑型药疹）

固定红斑型药疹患者有服药史，红斑孤立存在，好发于皮肤黏膜交界处和口腔周围，消退后遗留色素沉着。

3.火赤疮（寻常性天疱疮）

皮损以大疱为主，尼氏征阳性，无靶形损害，组织病理示表皮有棘刺松解现象，直接免疫荧光检查显示表皮内有IgG细胞间抗体。

三、辨证要点

本病根据临床表现可以分为寒湿阻络证、风热蕴肤证、湿热内蕴证、火毒炽盛证。寒湿阻络证以感受风寒邪气侵袭，气血凝滞肌肤为特点，治疗上重在温散寒邪、活血通络。风热蕴肤证以风热侵袭肌表，气血不畅阻于肌肤为特点，治疗上重在疏风清热、凉血解毒。湿热内蕴证以湿浊内生，蕴久化热，湿热蕴阻皮肤为特点，治疗上重在清肝泻火，健脾利湿。火毒炽盛证以火毒蕴结肌肤为特点，治疗上重在清热凉血、除湿解毒。

四、治　疗

（一）内治方案

1.寒湿阻络证

【症状】皮损颜色较暗，遇寒则加重，关节疼痛，下肢沉重，手足发凉，大便不干或溏，小便清长；舌质淡，苔白，脉沉细或迟缓。

【治法】温散寒邪，活血通络。

【方药】当归四逆汤加减。

【加减】 气虚者加党参、黄芪；关节疼者，加秦艽、独活。

2. 风热蕴肤证

【症状】 皮损色红或鲜红，可有水疱，自觉瘙痒、灼热，常有发热，咽干，咽痛，关节疼痛，大便干，小便黄；舌质红，苔白或微黄，脉浮数。

【治法】 疏风清热，凉血解毒。

【方药】 消风散加减。

【加减】 灼热明显者加牡丹皮、白茅根、紫草；咽痛明显者加山豆根、马勃；痒甚者加白鲜皮、白蒺藜。

3. 湿热内蕴证

【症状】 皮损水肿明显，色鲜红，水疱较多，可见糜烂渗出，自觉痒痛。伴有身重乏力，口中黏腻，纳呆呕吐，大便黏腻不爽，小便黄；舌质红，苔黄腻，脉弦滑。

【治法】 清肝泻火，健脾利湿。

【方药】 龙胆泻肝汤加减。

【加减】 恶心呕吐者加半夏、竹茹。

4. 火毒炽盛证

【症状】 起病急骤，皮损泛发全身，可见水疱、大疱、血疱、糜烂、结痂，有发热等全身症状，口腔、眼部及二阴黏膜损害严重，大便秘结，小便黄赤；舌质红，苔黄，脉滑数。

【治法】 清热凉血，除湿解毒。

【方药】 清瘟败毒饮合导赤散加减。

【加减】 重症高热不退者，可加羚羊角粉冲服；大便秘结者加大黄；热盛口干者加拳参、竹叶。

（二）外治方案

1. 中药湿敷

取鲜马齿苋、地榆，水煎湿敷，每日2～3次，以清热凉血解毒。

2. 针灸治疗

（1）针罐并用 在皮损处围刺，出针后在皮损处散刺放血，随即拔罐。

（2）针刺疗法 主穴：阿是穴（皮疹局部）、血海、足三里。配穴：寒湿阻络证加列缺、合谷；风热蕴肤证加大椎、曲池、外关；湿甚加阴陵泉。

（3）艾灸 用灸条悬灸患部，可配合悬灸足三里、合谷穴。

五、预防调护

1）积极寻找病因，停用一切可疑药物。

2）重症皮肤糜烂者，应积极防止感染。

3）忌食辛辣、鱼腥发物，忌烟酒。

4）多食蔬菜、水果，保持大便通畅。

（刘焕强 段行武）

第六节 吹 花 癣

吹花癣是一种以干燥脱屑性浅色斑为特征的皮肤病，临床表现为大小不等的圆形或椭圆形淡白色斑片，表面覆以细薄的糠状鳞屑，多无自觉症状。好发于儿童颜面部，春季多见。中医文献中"桃花癣""面上风癣""虫斑"的记载与本病表现相符。

本病相当于西医学的白色糠疹（pityriasis alba），又名单纯糠疹（pityriasis simplex）。

一、病因病机

本病好发于春季，春季风木当令，阳气升发，多见风热之邪，风热郁肺，随阳气上升怫郁肌肤而发本病；或是平素饮食不节，损伤脾胃，脾失健运，生湿蕴热，上蒸颜面，发为本病。

西医学认为本病发病机制尚不明确，有研究认为可能与感染因素如糠秕马拉色菌有关，未能证明本病与肠道寄生虫感染有关。风吹、日晒、皮肤干燥可能是本病的诱因。

二、临床诊断

（一）诊断

1. 临床表现

1）多发于儿童及青少年，春季多见，其他季节亦可发生。

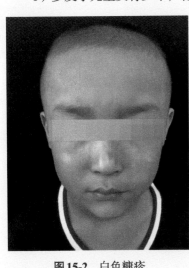

图15-2 白色糠疹

2）面部，尤其是颊部最常受累，偶可见于颈部、躯干和四肢。通常皮损有多个，亦可单个发生。

3）皮损初期为淡红色斑，数周后红斑消退，变成淡白色斑，大小不一，境界不甚清晰，表面干燥，覆有白色细糠状鳞屑（图15-2）。

4）多无自觉症状，有时有轻度瘙痒。

5）病程因人而异，可持续数月。部分患者的色素减退性白斑可持续1年乃至更久。

2. 实验室检查

（1）皮肤组织病理检查 显示表皮轻度海绵形成，轻中度角化过度，灶性角化不全，可见毛囊角质栓，皮脂腺略萎缩。

（2）伍德灯检查 可见明显的皮损，呈黄白色或灰白色而无荧光。

（二）鉴别诊断

1. 白驳风（白癜风）

白癜风任何年龄均可发病，可发生于任何部位，无自觉症状。典型皮损为色素完全脱失性白斑，大小不等，边界清楚，有的白斑中间可见散在的色素岛，进展期可发生同形反应。

2. 紫白癜风（花斑癣）

花斑癣好发于颈部、胸背部、腋下，常夏季加重，冬季减轻或消退。皮损为黄豆至蚕豆大小圆形或类圆形斑疹，边缘清楚，表面覆以细碎鳞屑。新发皮损色深呈褐色或淡褐色，陈旧皮损色淡白。真菌检查阳性。

3. 贫血痣

贫血痣表现为单发或多发的色素减退斑，多发生在躯干。单发或多发，边界清楚。以手摩擦局部，周围皮肤发红而白斑不红。

三、辨证要点

本病可以根据病因分为外感邪气与饮食不节两种。外感邪气者，风热怫郁肌表为主要表现，治疗上宜疏风清热止痒。饮食不节者，表现为脾失健运，生湿蕴热，治疗上重在健脾益气。

四、治疗方案

（一）内治方案

1. 风热外袭证

【症状】　斑疹新发，其色淡红，可有瘙痒，遇热加重；舌质红，苔薄白或薄黄，脉浮数。

【治法】　疏风清热止痒。

【方药】　银翘散加减。

【加减】　斑疹色红明显者，加牡丹皮、赤芍；伴咽喉肿痛者，加板蓝根、桔梗。

2. 脾失健运证

【症状】　常反复发作，斑疹色白或淡红，上覆干燥糠秕状鳞屑，面色萎黄，精神不振，形体偏瘦，食欲不振，饮食不佳，腹胀，腹泻或便秘；舌淡或有齿痕，苔白，脉细弱或沉缓。

【治法】　健脾益气。

【方药】　参苓白术散加减。

【加减】　纳呆脘腹满者，加陈皮、鸡内金、山楂；皮疹干燥脱屑明显伴瘙痒者，加当归、白蒺藜。

（二）外治方案

1. 外用药膏

本病中药外治可外用润肤霜如硅油乳膏，角质促成剂如2%水杨酸软膏、5%尿素软膏等。

2. 针灸治疗

不欲饮食，或饮食积滞者，针刺足三里、中脘、天枢、梁门；脾胃虚弱者，配胃俞、脾俞。

五、预防调护

1）避免日光暴晒，慎用含香料和药物性化妆品，忌用刺激性外用药物。

2）避免过度清洁皮肤。

3）注意皮肤保湿，避免皮肤过于干燥。

4）饮食均衡，避免暴饮暴食，忌辛辣刺激食物。

（李建红　段行武）

第七节　急性苔藓痘疮样糠疹

急性苔藓痘疮样糠疹（pityriasis lichenoides et variolifor-mis acuta，PLEVA），其病因不明，起病急、好发于儿童和青少年，皮疹主要以丘疹、丘疱疹为主，可见出血、坏死和结痂的改变，病程具有自限性，愈后可留下痘疮样瘢痕。

关于本病是否属于副银屑病的亚型目前存在争议。有学者认为本病属于副银屑病的一种亚型，本病曾被命名为痘疮样型副银屑病、急性点滴状副银屑病；也有学者认为本病是一种淋巴细胞增生性疾病。本病在中医古籍中未发现有相应的记载。

一、病因病机

（1）风热夹湿　患者多因先天脾胃虚弱，或因后天饮食不节损伤脾胃，脾失健运则湿邪内生，复与外感风热之邪相结，内外交蒸，风热夹湿、郁于肌肤而发病。

（2）湿热瘀阻　湿热之邪阻于局部，日久化瘀成毒，留滞腠理脉络而致皮疹暗红、出血、坏死、溃疡；日久伤阴耗血，化燥生风，而致干燥、脱屑。

西医学认为本病病因尚不明确，认为可能是由于一些外来抗原的刺激，如细菌、病毒感染引起的T淋巴细胞增生性皮肤病，或者是免疫复合物介导的超敏反应。

二、临床诊断

（一）诊断

1. 临床表现

1）本病临床较为少见，可见于任何年龄段，男性多于女性，好发于儿童和青少年。

2）皮损可发于躯干、四肢、腋窝和臀部，很少侵犯掌跖和黏膜。

3）典型皮损为淡红、棕红或红褐色针尖至黄豆大小的斑疹、丘疹、丘疱疹，中央易出血坏死形成暗红色或黑色痂皮，可形成溃疡。愈后可留有色素沉着、色素减退或痘疮样瘢痕。皮损成批发生，同一患者可见不同类型的皮损同时出现（图15-3）。

4）一般无自觉症状，部分病例可有瘙痒，发生深在性水疱时可有烧灼感。病程长短不一，可呈急性、亚急性或慢性经过。

2. 实验室检查

1）多数患者无特殊改变。严重患者可有白细胞、C反应蛋白、血沉及乳酸脱氢酶升高。

2）表皮细胞内和细胞间水肿，可见角质形成细胞坏死和基底细胞液化变性，有红细胞移入表皮，真皮浅层和乳头层水肿，淋巴细胞和组织细胞浸润，呈楔形伸向真皮网状层，也可见到血管壁纤维素样坏死。

（二）鉴别诊断

1. 变应性皮肤血管炎

皮损好发于双小腿和足踝部，可触及性紫癜是典型特征，可发展成瘀斑、丘疹、结节、水疱或溃疡。可伴关节、肌肉疼痛，轻度发热、乏力。组织学上为白细胞碎裂型血管炎，血管炎周围可见核尘。

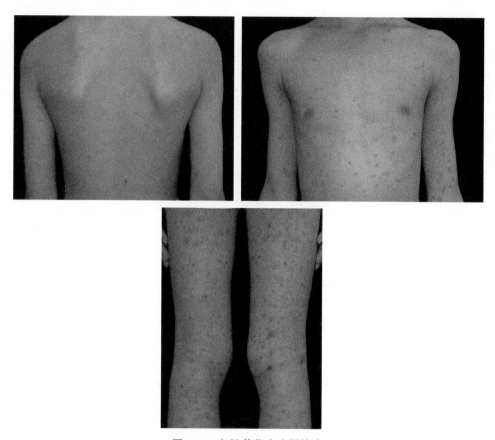

图15-3　急性苔藓痘疮样糠疹

2. 淋巴瘤样丘疹病

临床特征为反复发作的坏死性丘疹性皮损，浸润较深，可自行消退，愈后遗留色素沉着或瘢痕。组织学显示真皮内致密淋巴细胞呈楔形分布，可见非典型性大或小的淋巴样细胞，浸润可累及表皮致真表皮界限不清。

3. 丘疹坏死性结核疹

丘疹坏死性结核疹表现为四肢伸侧散在绿豆至豌豆大小的丘疹、脓疱，色鲜红或暗红，部分中央坏死附黑色痂皮，痂皮下为火山口样溃疡，愈后留有瘢痕。患者常伴有肺结核或其他结核灶，或并发其他皮肤结核。结核菌素试验常呈强阳性。

三、辨 证 要 点

本病病程经过长短不一，可呈现急性、亚急性、慢性经过。急性发作阶段风热外袭，与内湿相搏，结于肌表，起病较急，病情较轻，病程较短。亚急性阶段以湿邪阻滞，湿瘀互结为主要表现。慢性期病程迁延，耗伤阴血，以血虚风燥为主要特点。

四、治　疗

（一）内治方案

1. 风热夹湿证

【症状】 皮疹迅速增多，可泛发全身，皮疹以淡红色、红色斑疹、丘疹、丘疱疹为主，可有鳞屑细薄，部分丘疹表面可有结痂坏死、脱屑，可伴轻度瘙痒，发疹前可伴有发热、头痛、咽痛、乏力等症状；舌红，苔薄黄或黄腻，脉浮数或滑数。

【治法】 疏风清热为主。

【方药】 银翘散加减。

【加减】 皮损色红加牡丹皮、赤芍；伴咽痛者加板蓝根、玄参、桔梗；丘疱疹多者加白术、茯苓、泽泻、通草。

2. 湿热瘀阻证

【症状】 皮疹色红或暗红，中央多出血、坏死溃疡，皮疹多发于四肢、腋下或臀部，伴有头晕困重、脘闷不食、口渴而不欲饮，大便黏腻，小便黄；舌质红或暗红，舌苔黄腻，脉滑数。

【治法】 清热凉血，解毒祛湿。

【方药】 清热解毒汤合除湿胃苓汤加减。

【加减】 皮疹坏死结痂或伴疼痛时加忍冬藤、当归、茜草、王不留行以通经活络，活血祛瘀。

3. 血虚风燥证

【症状】 皮疹色暗红，多见黑色结痂，表面鳞屑较多，可有瘙痒，皮肤粗糙、干燥、皲裂、脱屑，病程较长，伴口干咽燥、心悸头晕，失眠健忘；舌质淡红，有裂纹，苔薄，脉沉细。

【治法】 滋阴养血，润燥息风。

【方药】 滋阴除湿汤加减。

【加减】 夜寐不安者加夜交藤、炒枣仁；大便干燥者加火麻仁、桃仁。

（二）外治方案

1. 中药外治

皮损破溃、渗出者可用黄柏、黄连、马齿苋、苦参、苍术等煎汤冷湿敷；皮损破溃伴坏死结痂者可外用紫草油。

2. 针灸治疗

症状轻者可选用局部皮损处围刺，结合辨证取穴，热盛者加用曲池、大椎放血；湿盛者加用丰隆、阴陵泉；瘀重者加用合谷、三阴交；血虚者加用血海、膈俞。

五、预防调护

1）注意休息，生活起居规律，保持精神愉快。

2）清淡饮食，忌烟酒及辛辣发物。

3）注意皮损护理，有溃疡者须注意清洁、避免感染；皮肤干燥、脱屑者须注意皮肤保湿，避免烫洗及抠抓鳞屑和痂皮。

（李建红　段行武）

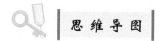
思维导图

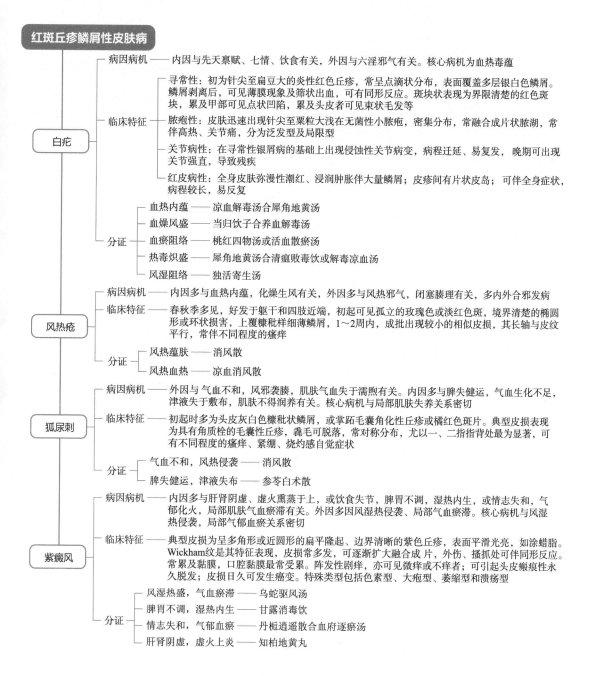

红斑丘疹鳞屑性皮肤病

白疕
- 病因病机 —— 内因与先天禀赋、七情、饮食有关，外因与六淫邪气有关。核心病机为血热毒蕴
- 临床特征
  - 寻常性：初为针尖至扁豆大的炎性红色丘疹，常呈点滴状分布，表面覆盖多层银白色鳞屑。鳞屑剥离后，可见薄膜现象及筛状出血，可有同形反应。斑块状表现为界限清楚的红色斑块，累及甲部可见点状凹陷，累及头皮者可见束状毛发等
  - 脓疱性：皮肤迅速出现针尖至粟粒大浅在无菌性小脓疱，密集分布，常融合成片状脓湖，常伴高热、关节痛，分为泛发型及局限型
  - 关节病性：在寻常性银屑病的基础上出现侵蚀性关节病变，病程迁延、易复发，晚期可出现关节强直，导致残疾
  - 红皮病性：全身皮肤弥漫性潮红、浸润肿胀伴大量鳞屑；皮疹间有片状皮岛；可伴全身症状，病程较长，易反复
- 分证
  - 血热内蕴 —— 凉血解毒汤合犀角地黄汤
  - 血燥风盛 —— 当归饮子合养血解毒汤
  - 血瘀阻络 —— 桃红四物汤或活血散瘀汤
  - 热毒炽盛 —— 犀角地黄汤合清瘟败毒饮或解毒凉血汤
  - 风湿阻络 —— 独活寄生汤

风热疮
- 病因病机 —— 内因多与血热内蕴，化燥生风有关，外因多与风热邪气，闭塞腠理有关，多内外合邪发病
- 临床特征 —— 春秋季多见，好发于躯干和四肢近端，初起可见孤立的玫瑰色或淡红色斑，境界清楚的椭圆形或环状损害，上覆糠秕样细薄鳞屑，1～2周内，成批出现较小的相似皮损，其长轴与皮纹平行，常伴不同程度的瘙痒
- 分证
  - 风热蕴肤 —— 消风散
  - 风热血热 —— 凉血消风散

狐尿刺
- 病因病机 —— 外因与气血不和，风邪袭腠，肌肤气血失于濡煦有关。内因多与脾失健运，气血生化不足，津液失于敷布，肌肤不得润养有关。核心病机与局部肌肤失养关系密切
- 临床特征 —— 初起时多为头皮灰白色糠秕状鳞屑，或掌跖毛囊角化性丘疹或橘红色斑片。典型皮损表现为具有角质栓的毛囊性丘疹，毳毛可脱落，常对称分布，尤以一、二指指背处最为显著，可有不同程度的瘙痒、紧绷、烧灼感自觉症状
- 分证
  - 气血不和，风热侵袭 —— 消风散
  - 脾失健运，津液失布 —— 参苓白术散

紫癜风
- 病因病机 —— 内因多与肝肾阴虚、虚火熏蒸于上，或饮食失节，脾胃不调，湿热内生，或情志失和，气郁化火，局部肌肤气血瘀滞有关。外因多因风湿热侵袭、局部气血瘀滞。核心病机与风湿热侵袭，局部气郁血瘀关系密切
- 临床特征 —— 典型皮损为呈多角形或近圆形的扁平隆起、边界清晰的紫色丘疹，表面平滑光亮，如涂蜡脂。Wickham纹是其特征表现，皮损常多发，可逐渐扩大融合成片，外伤、搔抓处可伴同形反应。常累及黏膜，口腔黏膜最常受累。阵发性剧痒，亦可见微痒或不痒者；可引起头皮瘢痕性永久脱发；皮损日久可发生癌变。特殊类型包括色素型、大疱型、萎缩型和溃疡型
- 分证
  - 风湿热盛，气血瘀滞 —— 乌蛇驱风汤
  - 脾胃不调，湿热内生 —— 甘露消毒饮
  - 情志失和，气郁血瘀 —— 丹栀逍遥散合血府逐瘀汤
  - 肝肾阴虚，虚火上炎 —— 知柏地黄丸

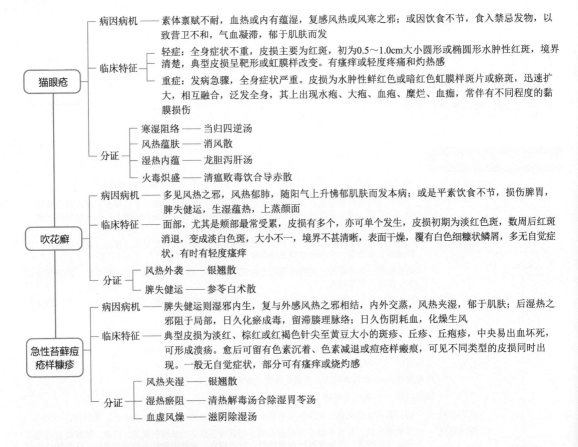

猫眼疮
- 病因病机 —— 素体禀赋不耐，血热或内有蕴湿，复感风热或风寒之邪；或因饮食不节，食入禁忌发物，以致营卫不和，气血凝滞，郁于肌肤而发
- 临床特征
  - 轻症：全身症状不重，皮损主要为红斑，初为0.5~1.0cm大小圆形或椭圆形水肿性红斑，境界清楚，典型皮损呈靶形或虹膜样改变。有瘙痒或轻度疼痛和灼热感
  - 重症：发病急骤，全身症状严重。皮损为水肿性鲜红色或暗红色虹膜样斑片或瘀斑，迅速扩大，相互融合，泛发全身，其上出现水疱、大疱、血疱、糜烂、血痂，常伴有不同程度的黏膜损伤
- 分证
  - 寒湿阻络 —— 当归四逆汤
  - 风热蕴肤 —— 消风散
  - 湿热内蕴 —— 龙胆泻肝汤
  - 火毒炽盛 —— 清瘟败毒饮合导赤散

吹花癣
- 病因病机 —— 多见风热之邪，风热郁肺，随阳气上升佛郁肌肤而发本病；或是平素饮食不节，损伤脾胃，脾失健运，生湿蕴热，上蒸颜面
- 临床特征 —— 面部，尤其是颊部最常受累，皮损有多个，亦可单个发生，皮损初期为淡红色斑，数周后红斑消退，变成淡白色斑，大小不一，境界不甚清晰，表面干燥，覆有白色细糠状鳞屑，多无自觉症状，有时有轻度瘙痒
- 分证
  - 风热外袭 —— 银翘散
  - 脾失健运 —— 参苓白术散

急性苔藓痘疮样糠疹
- 病因病机 —— 脾失健运则湿邪内生，复与外感风热之邪相结，内外交蒸，风热夹湿，郁于肌肤；后湿热之邪阻于局部，日久化瘀成毒，留滞腠理脉络；日久伤阴耗血，化燥生风
- 临床特征 —— 典型皮损为淡红、棕红或红褐色针尖至黄豆大小的斑疹、丘疹、丘疱疹，中央易出血坏死，可形成溃疡。愈后可留有色素沉着、色素减退或痘疮样瘢痕，可见不同类型的皮损同时出现。一般无自觉症状，部分可有瘙痒或烧灼感
- 分证
  - 风热夹湿 —— 银翘散
  - 湿热瘀阻 —— 清热解毒汤合除湿胃苓汤
  - 血虚风燥 —— 滋阴除湿汤

思考题

1. 如何辨证治疗银屑病？
2. 如何辨证治疗风热疮？
3. 如何治疗红皮病型毛发红糠疹？
4. 如何诊治不同部位的紫癜风？
5. 猫眼疮的典型皮损特点？
6. 吹花癣的辨证要点？
7. 急性苔藓痘疮样糠疹的病因病机？

第十六章 瘙痒性神经功能障碍性皮肤病

第一节 风瘙痒

风瘙痒是一种无明显原发性皮肤损害而以瘙痒为主要症状的皮肤感觉异常的皮肤病，亦称痒风。《外科证治全书·痒风》记载："遍身瘙痒，并无疥疮，搔之不止。"临床表现为无原发皮疹，皮肤阵发性瘙痒，搔抓后常出现抓痕、血痂、色素沉着、湿疹化、苔藓样变等继发性损害。根据皮肤瘙痒的范围和部位不同，临床将本病分为局限性、泛发性两种类型。局限性者以头部、阴部、肛门周围最为多见，泛发性者可泛发全身。根据季节有冬季皮肤瘙痒症和夏季皮肤瘙痒症之分。本节仅叙述全身性皮肤瘙痒症。

本病相当于西医学的皮肤瘙痒症（pruritus）。

一、病因病机

本病可由多种内外因素所致，且多与风邪有关。外受风邪伤及血分；或疾病日久伤及阴血而生风生燥；或风邪与湿邪、热邪合邪致病，内不得疏泄，外不得透达，郁于皮肤腠理，往来于皮肤之间而引起瘙痒。

（1）风热血热，蕴于肌肤　禀赋不耐，血热内蕴，外受风邪侵袭，则易血热生风，因而致痒。

（2）湿热内蕴，郁于皮肤　饮食不节，嗜食肥甘厚味，伤及脾胃，湿热内生，化热生风；或暑季湿热熏蒸，内不得疏泄，外不得透达，郁于皮肤腠理而发。

（3）气血亏虚，生风化燥　久病或老年体弱或疾病迁延，气血不足，生风化燥，肌肤失去濡养而发。

西医学认为，其致病因素比较复杂，有内因和外因两方面。常见的内因有内分泌疾病（如糖尿病）、肝胆疾病、肾病（尿毒症）、内脏肿瘤、感染性疾病、神经障碍性疾病、妊娠及辛辣刺激等；常见的外因有环境因素、物理或化学性刺激等。

二、临床诊断

（一）诊断

1.临床表现

1）好发于老年人及青壮年，老年人多见于冬季，少数也有夏季发作者，发于青壮年则无明显

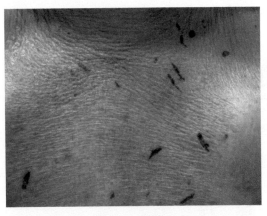

图16-1 瘙痒症

季节性。

2）主要表现为阵发性瘙痒，尤以夜间为重。饮酒、情绪变化、衣物被褥摩擦、环境温度变化或搔抓均可使瘙痒发作或加重。无原发性皮肤损害，由于经常搔抓，患处皮肤常伴抓痕、血痂，也可有湿疹样变、苔藓样变及色素沉着等继发性皮损，部分搔抓后可继发感染（图16-1）。

3）患者常因瘙痒剧烈而影响睡眠，伴有头晕、失眠、精神忧郁及食欲不振等神经衰弱症状。

4）根据发生部位可分为泛发性瘙痒症和局限性瘙痒症。泛发性皮肤瘙痒症又有老年性皮肤瘙痒症、冬季皮肤瘙痒症、夏季皮肤瘙痒症之分；局限性瘙痒症好发于头部、肛门、外阴等部位。

2. 实验室检查

本病没有特异的实验室指征的变化。但患有严重的风瘙痒疾病者，应注意检查肝功能、肾功能、空腹血糖等，以排除系统性疾病。

（二）鉴别诊断

1. 虱疮（虱病）

虱病虽有全身皮肤瘙痒，但主要发生在头部、阴部，并可找到成虫或虱卵，有传染性。

2. 疥疮

疥疮好发于皮肤皱褶处，皮疹以针尖大小丘疹为主，隧道一端可挑出疥螨，男性阴囊处有典型的疥疮结节，白天痒不著，夜间剧痒。

3. 牛皮癣（神经性皮炎）

神经性皮炎是一种慢性瘙痒性皮肤病，皮损以苔藓样变为特点，好发于颈项、肘部、骶尾等骨突摩擦部位，剧烈瘙痒。

4. 人工性荨麻疹

人工性荨麻疹又称为皮肤划痕症，在搔抓后，或在紧束的腰带、袜带等受压处局部起风团，伴有瘙痒，皮肤划痕试验阳性。

三、辨证要点

风瘙痒的发生与风、湿、热、血热、血虚关系密切。素体血热内蕴，风邪外袭；风邪、湿邪日久伤阴化燥，或病久血虚而生风化燥，肌肤失于濡养；老年体弱或病久可累及肝肾。辨证先分虚实：实证多风热、血热、湿热；虚证则以血虚为主，并考虑患者年龄与体质、季节等因素。

四、治 疗

（一）内治方案

1. 风热血热证

【症状】皮肤瘙痒剧烈，遇热加重，皮肤抓破后有抓痕、血痂；伴心烦，口渴，大便干结，小便短赤；舌质红，苔薄黄，脉数。

【治法】　凉血疏风，清热止痒。

【方药】　消风散（《外科正宗》）加减。

【加减】　血热盛者加牡丹皮、赤芍；风盛者加金银花、连翘、黄芩；夜间痒甚者，加牡蛎、珍珠母。

2. 湿热内蕴证

【症状】　瘙痒不止，抓破后继发感染或湿疹样变；伴口干、口苦，或口中异味，胸胁闷胀不舒，纳谷不香，大便干结或黏滞，小便黄；舌质红，苔黄腻，脉滑数或弦数。

【治法】　清热利湿，解毒止痒。

【方药】　龙胆泻肝汤加减。

【加减】　瘙痒剧烈者，加白鲜皮、徐长卿；湿盛者，加猪苓、茯苓、苍术、黄柏、薏苡仁；大便秘结者加大黄；暑热盛者加竹叶、藿香、滑石；伴有感染者加金银花、紫花地丁、蒲公英。

3. 血虚风燥证

【症状】　一般以老年人多见，病程较久，皮肤干燥，抓破后满布抓痕、血痂，部分长期搔抓致皮肤肥厚，出现苔藓样变。如温度冷热交替或情绪波动或嗜食辛辣刺激，均可引起发作或瘙痒加剧；伴头晕眼花，失眠多梦；舌红或暗，苔薄，脉细数或弦数。

【治法】　养血润燥，祛风止痒。

【方药】　当归饮子合地黄饮子加减。

【加减】　年老体弱者，重用黄芪、党参；瘙痒甚者，加全蝎、乌梢蛇；皮损肥厚者，加鳖甲、龟甲、皂角刺、莪术；失眠多梦者，加酸枣仁、珍珠母。

（二）外治方案

1. 中药外治

（1）中药涂擦　适用于皮肤干燥瘙痒者。可用黄连膏等外擦以润肤止痒，老年人可用凡士林或猪脂外涂润泽肌肤。

（2）中药熏洗　适用于各型瘙痒症。采用苦参、蛇床子、地肤子、百部、川椒、当归等解毒杀虫、润肤止痒的中药煎剂对皮损部位进行熏洗，每天1次。

（3）中药封包　用于皮肤干燥、脱屑者。可用黄连膏外搽皮肤干燥处，用保鲜膜将皮肤封包，加强皮肤对药物的吸收，保持皮肤水分，以润肤止痒。

2. 针灸治疗

（1）针刺疗法　适用于各型瘙痒症。主穴：血海、曲池、三阴交，随证加减。

（2）耳穴压丸法　取枕部、神门、肺区、肾上腺等。

（3）穴位注射　采用当归注射液、丹参注射液、维生素B_{12}、腺苷钴胺注射液等进行穴位注射。

（4）刺络拔罐　于瘙痒局部进行针刺放血后拔罐。

五、预防调护

1）清淡饮食，多食蔬菜、水果；忌烟酒，忌食鱼、虾、蟹等荤腥动风发物。

2）避免用搔抓、摩擦或醋、盐、热水烫洗等方式止痒，不用碱性强的肥皂水洗澡。

3）内衣应柔软宽松，宜穿棉织品或丝织品，不宜穿毛织品。

4）平素调畅情志，避免劳累，保持心情舒畅。

（闫景东　杨素清）

第二节　牛皮癣

牛皮癣是一种皮肤肥厚而坚硬，状如牛领之皮的慢性瘙痒性皮肤病。临床表现为项、肘、膝和尾骶等处出现圆形或多角形扁平丘疹，高于皮面，融合成片，表面粗糙肥厚，常呈苔藓样变，伴剧烈瘙痒。愈后可因各种刺激，尤其是精神刺激而易复发，好发于青壮年。因其好发于颈项部，又称"摄领疮"。《诸病源候论》载："摄领疮，如癣之类，生于颈上痒痛，衣领拂着即剧。云是衣领揩所作，故名摄领疮也。"因其病情缠绵顽固，亦称"顽癣"。《外科正宗·顽癣》载："牛皮癣如牛项之皮，顽硬且坚，抓之如朽木。"亦载："皆血燥风毒客于脾肺二经，初起用消风散加浮萍一两……久者服首乌丸。"

本病相当于西医学的慢性单纯性苔藓（lichen simplex chronicus）、神经性皮炎（neurodermatitis）。

一、病因病机

本病的发生内因多与肝、脾两脏关系最为密切，外因与风、湿、热、火等外邪侵袭或局部衣领摩擦、搔抓等刺激阻滞肌肤有关。核心病机是营血失和，经脉失疏，生风化燥而发为本病。

（1）风湿蕴肤　风、湿、热之邪阻滞肌肤，湿邪蕴久，化热生风，凝滞肌肤腠理，气血运行不畅，肌肤失养或衣着硬领等外来机械刺激所引起。

（2）肝郁化火　精神紧张，情志内伤，肝气不舒，失于条达，郁而化火，火热伏于营血，血热生风化燥，外犯肌肤所致。

（3）血虚风燥　病久伤阴耗血，营血亏虚，血虚生风，风盛则燥，肌肤失养，而成本病。

西医学认为本病病因尚不清楚，可能与神经精神因素、胃肠道功能障碍、内分泌失调、饮食失调、局部刺激等诸多内外因素有关。搔抓及慢性摩擦可能是主要的诱因或加重因素，病程中形成"瘙痒-搔抓-瘙痒"的恶性循环，可加剧本病发展并加重皮肤苔藓样变。

二、临床诊断

（一）诊断

1. 临床表现

1）本病多发于中青年人。

2）好发于颈项、上眼睑处，也常发生于肘部、腰骶部、踝部、女阴、阴囊和肛周等易搔抓部位，多局限于一处或两侧对称分布。

3）常先局部瘙痒，经反复搔抓或摩擦后，出现针头大小至米粒大小的圆形或多角形扁平丘疹，呈正常肤色或淡红色或淡褐色。逐渐融合成片，呈苔藓样变，边界清楚，边缘可见散在扁平丘疹。

4）自觉阵发性瘙痒，常因局部刺激、精神刺激时加剧，夜间明显；皮损及其周围常见抓痕或血痂。

5）本病病程呈慢性，常年不愈或反复发作。

2. 实验室检查

皮肤组织病理检查显示表皮角化过度，棘层肥厚，表皮突延长，可伴有轻度海绵形成。真皮部毛细血管增生，血管周围有淋巴细胞浸润。或可见真皮成纤维细胞增生，呈纤维化。

（二）鉴别诊断

1. 慢性湿疮（慢性湿疹）

慢性湿疮由急性或亚急性湿疮转化而来，皮损可出现苔藓化，浸润肥厚和剧烈瘙痒，但病程中有渗出倾向，任何部位皆可发生，多为对称性。

2. 紫癜风（扁平苔藓）

皮损可出现圆形或多角形扁平丘疹，呈暗红或淡紫色，有蜡样光泽、网状纹（Wickham纹），可累及黏膜及指（趾）甲，组织病理切片具有鉴别诊断价值。

3. 松皮癣（原发性皮肤淀粉样变性）

原发性皮肤淀粉样变性常见于小腿伸侧，皮损为呈高粱至绿豆大小圆形或半圆形丘疹，呈紫褐色，密集成片，且不融合，角化粗糙。刚果红皮内试验阳性，组织病理有特异性。

4. 白疕（银屑病）

白疕可发生于身体任何部位，类似牛皮癣，但皮损基底呈淡红色或暗红色浸润，上覆银白色鳞屑，剥去鳞屑，可见薄膜现象和点状出血，自觉不痒或瘙痒，组织病理有诊断价值。

三、辨 证 要 点

本病发病初期，多为风、湿、热阻滞肌肤或外来刺激所致，治疗上重视祛风除湿，清热止痒；久病多属血虚风燥，肌肤失养而成，治疗上重视养血润燥，息风止痒；情志不遂，肝郁化火，气血运行失职，凝滞肌肤，可为本病诱因，易致病情反复，治疗上给予疏肝解郁，泻火止痒。因"久病入络，久病必瘀"，治疗上应伍以活血化瘀，通经活络之品，遵其"治风先治血，血行风自灭"之意。

四、治 疗

（一）内治方案

1. 风湿蕴肤证

【症状】 皮损呈暗红或淡褐色片状，粗糙肥厚，剧痒时作，夜间尤甚；伴部分皮肤出现潮红，可因日光照射而加重；舌淡红，苔薄白或白腻，脉濡缓。

【治法】 祛风除湿，清热止痒。

【方药】 消风散加减。

【加减】 症见瘙痒剧烈者可加用苦参、白鲜皮、徐长卿等祛风利湿止痒；症见睡眠欠佳者可加用茯神、合欢皮等安神助眠止痒。

2. 肝郁化火证

【症状】 皮损色红，表面纹理粗糙、抓痕、血痂，瘙痒剧烈；伴心烦易怒，可因情绪激动而加重，失眠多梦，眩晕心悸，口苦咽干，大便干结；舌边尖红，苔白，脉弦数。

【治法】 疏肝解郁，泻火止痒。

【方药】 柴胡疏肝散加减。

【加减】 症见瘙痒剧烈者可加用全蝎、蝉蜕、乌梢蛇等搜风通络止痒；症见心烦失眠者可加龙骨、牡蛎、珍珠母、磁石等重镇安神止痒。

3. 血虚风燥证

【症状】 皮损色淡或灰白，状如枯木，肥厚粗糙似牛皮；伴皮肤干燥，女子月经不调；舌淡，苔薄，脉沉细。

【治法】 养血润燥，息风止痒。

【方药】 当归饮子加减。

【加减】 症见失眠者可加用酸枣仁、夜交藤等养血安神止痒；症见皮损肥厚，状如席纹者可加用丹参、鸡血藤等养血活血散结。

（二）外治方案

1. 中药外治

（1）**中药涂搽** 选用黄连膏、青黛膏等中药膏局部涂搽，适用于皮损表面干燥者，每天1～2次。

（2）**中药熏洗** 常选用鸡血藤、当归、丹参、三棱、莪术、白鲜皮等具有活血化瘀、软坚散结功效的中药煎剂对皮损部位进行熏洗治疗，适用于泛发性神经性皮炎。

（3）**封包疗法** 对局部皮损涂搽中药膏后，用保鲜膜将皮损处封包，适用于皮损肥厚者。

2. 针灸治疗

（1）**针刺疗法** 皮损局部围刺，主穴：合谷、曲池、血海、膈俞；配穴：风湿蕴肤证取风池、大椎、阴陵泉、足三里；肝郁化火证取肝俞、太冲。

（2）**艾灸疗法** 局部皮损处选用艾条灸法，以温经活络。

（3）**梅花针** 局部皮损进行叩刺，以疏通经络，活血止痒。

（4）**火针疗法** 用火烧红针尖迅速刺入皮损，以疏通经络，调整阴阳，调和气血。

（5）**拔罐疗法** 选用火罐进行局部皮损走罐治疗，以疏通经络，行气活血，解毒止痒。若皮损肥厚，迁延不愈，可行刺络拔罐。

五、预防调护

1）注意生活规律，忌食辛辣、鱼腥、肥甘厚味，戒烟酒，保证充足的睡眠，劳逸结合。

2）避免精神刺激，保持精神和情绪稳定。

3）避免各种机械性、物理性刺激，宜穿柔软棉质衣服，洗浴用品宜柔和，以减少刺激。

案 例

李某，女，45岁，2020年10月10日初诊。

患者1年前无明显诱因腰骶部出现斑片状干燥肥厚，瘙痒，夜间尤甚，反复发作，迁延不愈，腰骶部皮肤干燥，肥厚，呈苔藓化，边界不清，剧烈瘙痒，每因情绪不佳或急躁使皮损加重，伴烦躁易怒，失眠多梦，咽干口燥，大便干，小便正常，舌质红，苔白，脉弦。

【中医诊断】 牛皮癣。

【西医诊断】 神经性皮炎。

【辨证】 肝郁化火证。

【治法】 疏肝解郁，泻火止痒。

【处方】 柴胡10g，枳壳10g，白芍10g，川芎10g，龙胆草10g，栀子10g，当归10g，甘草10g，皂角刺5g，乌梢蛇10g，全蝎6g，丹参10g，鸡血藤30g，夜交藤30g，龙骨30g，牡蛎30g。

每日1剂，早晚饭后半小时温水冲服。

同时结合火针疗法每周1次，外用尿素软膏，进行封包治疗，每日1次，每次30分钟。

【二诊】 服用14剂后复诊，皮损变薄，瘙痒减轻，睡眠欠佳，证型同前，中药加强安神之功，上方去龙胆草、栀子，加珍珠母30g、石决明30g，外治同前。

【三诊】 服用14剂后复诊，皮损基本消退，瘙痒明显减轻，睡眠改善。处方同前，治疗同前，巩固疗效。

【点评】 患者因情志不遂，日久郁而化火，火热伏于营血，致使营血失和，经脉失疏，故皮肤干燥肥厚，呈苔藓化；热伏营血，血热生风，风盛则燥，故剧烈瘙痒，可见抓痕及血痂；病情迁延日久，反复不愈，则烦躁易怒，失眠多梦，口燥咽干；舌质红，苔白，脉弦为肝郁化火之象，依法治以疏肝解郁，泻火止痒，方用柴胡疏肝散加减，方中柴胡疏肝解郁，条达气机，枳壳理气解郁，白芍养血柔肝，三药疏肝解郁，龙胆草、栀子清肝泻火止痒，川芎、当归、丹参、鸡血藤养血活血，体现"治风先治血，血行风自灭"之意，皂角刺、全蝎、乌梢蛇搜风通络止痒，夜交藤养血安神，龙骨、牡蛎重镇安神以改善睡眠，甘草调和诸药，诸药相合疏肝解郁，泻火止痒。二诊皮损变薄，瘙痒减轻，睡眠欠佳，应重视安神，遂投以珍珠母、石决明以重镇安神。三诊皮损基本消退，瘙痒明显减轻，睡眠改善，守原方巩固疗效。《医学源流》言："外科之证，最重外治"，辅以火针疗法、外涂中药药膏、封包疗法，直接作用于患处，实现内外同治，双管齐下，每获良效。中医外治法历史悠久，方法独特，简便安全，适应证广泛，疗效稳定，具有简、便、廉、验的特点，值得不断创新与发扬。

（杨素清）

第三节 马 疥

马疥是以四肢伸侧发生结节并发剧痒，病程慢性且顽固为特征的慢性皮肤病，临床表现为皮肤红褐色或黑褐色的半球形结节，黄豆至蚕豆大小，顶端角化明显，呈疣状外观，表面粗糙，散在孤立，触之有坚实感，自觉剧痒。马疥之名，首见于《诸病源候论》，该书"疥候"云："马疥者，皮肉隐嶙起，作根，搔之不知痛。"近代医家赵炳南称本病为"顽湿聚结"。

本病相当于西医学的结节性痒疹（prurigo nodularis）。

一、病因病机

本病多因体内蕴湿，兼感外邪风毒，结聚肌肤而成，或昆虫叮咬，毒汁内侵，湿热风毒凝聚，经络阻隔，气血凝滞，形成结节。总之，本病是由湿热风毒聚结皮肤，日久湿聚成痰，血滞成瘀，痰瘀互结形成结节而作痒。

西医学认为本病病因尚未阐明，部分患者于蚊虫、臭虫或其他虫类叮咬之后发病，与胃肠功能紊乱及内分泌障碍有一定关系。有人认为本病是局限性慢性单纯苔藓的变型或不典型的结节性局限性慢性单纯性苔藓。

二、临床诊断

（一）诊断

1. 临床表现

1）多见于成年人，男女皆可发病。

2）皮损好发于四肢伸侧，尤以小腿胫前为多见，其次为手足背部，亦可见于背、腰部及臀部，严重者亦可泛发全身。

3）初期为水肿性淡红色或红色丘疹，逐渐形成黄豆至蚕豆大小半球状坚实结节。结节表面粗糙、顶端角化明显，部分呈疣状增生，触之有坚实感。常因剧痒搔抓，结节顶部出现表皮剥脱、出血及血痂，呈黑褐、红褐或正常皮色，结节周围皮肤有色素沉着及苔藓样改变。数目不等，孤立散在，一般不相互融合。

4）自觉剧痒，呈阵发性，以夜间及精神紧张时为甚。

5）慢性病程，可长期不愈。

2. 实验室检查

皮肤组织病理检查显示表皮角化过度，棘层肥厚，表皮嵴不规则地向真皮增生，形成假性上皮瘤，真皮内显示非特异性炎症细胞浸润，并可见神经组织明显增生。

（二）鉴别诊断

1. 疥疮

疥疮好发于皮肤皱褶处，皮疹以针尖大小丘疹为主，隧道一端可挑出疥螨，白天痒不著，夜间剧痒。

2. 紫癜风（疣状扁平苔藓）

皮损为疣状增生的肥厚性斑块，呈紫红色或紫色，表面覆有细薄鳞屑，周围有散在扁平苔藓皮损。

3. 水疥（丘疹性荨麻疹）

皮损为风团样丘疹，中央常有小水疱，病程较短，不变厚，不形成结节，多见于儿童。

4. 疣（寻常疣）

皮损表面角质增生，呈乳头样，色灰白或污黄，大多无自觉症状，好侵犯儿童及青年人。

5. 松皮癣（原发性皮肤淀粉样变性）

原发性皮肤淀粉样变性好发于小腿、上臂及上背肩胛间，皮损常呈褐色半球形圆顶丘疹，密集成片。

三、辨证要点

本病的病机特点是毒邪外侵，气血凝滞，痰湿蕴结，病位在肝、脾。皮疹初发，色红而瘙痒剧烈者，为风湿热聚证；病程日久，皮疹暗褐，质硬而表面粗糙者，为痰瘀互结证。

四、治　疗

（一）内治方案

1.风湿热聚证

【症状】　皮疹呈半球形隆起，色红或灰褐，散在孤立，触之坚实，剧痒时作；伴心烦口渴，小便黄，大便不调；舌质红，苔黄腻，脉滑。

【治法】　清热除湿，祛风止痒。

【方药】　全虫方（《赵炳南临床经验集》）加减。

【加减】　湿盛者，加薏苡仁、茯苓、白术、泽泻等化湿止痒；老年皮肤干燥者，加鸡血藤、丹参、白芍养血润肤；苔藓化明显者，加桃仁、红花活血化瘀；结节明显者，加土贝母、三棱、莪术软坚散结；夜寐不安者，加茯神、远志、首乌藤、合欢皮养心安神。

2.痰瘀互结证

【症状】　结节坚硬，表面粗糙，色紫红或紫褐，皮肤肥厚，干燥，阵发性瘙痒；舌紫暗，苔薄，脉涩。

【治法】　化痰散结，祛瘀通络。

【方药】　大黄䗪虫丸合消瘰丸加减。

【加减】　痒甚者，加全蝎、乌梢蛇；结节坚实者，加皂角刺；心神不宁，失眠者，加酸枣仁、珍珠母、首乌藤；纳呆、乏力者，加白术、黄芪。

（二）外治方案

1.中药外治法

（1）**外用中药药膏**　可选用清热除湿、祛风止痒类中药调成软膏、硬膏外擦或贴敷。

（2）**中药药浴疗法**　选取川椒、黄柏、蛇床子、百部、川芎、丹参、苍术、枯矾等中药水煎外洗患处。

（3）**中药穴位贴敷**　选止痒安神中药，如石菖蒲、朱砂、茯神等，调成药膏贴敷于神阙穴。

（4）**中药熏蒸疗法**　可选用全自动中药熏蒸治疗仪，选用祛风止痒类中药如当归、白芍、白鲜皮、五倍子、百部、地肤子、鹤虱等煎液熏蒸。

2.针灸治疗

（1）**针刺疗法**　取阿是穴配合循经取穴。

（2）**穴位注射**　取穴：曲池、外关、足三里、血海等。

（3）**刺络拔罐**　适用于局部皮损。

（4）**火针疗法**　适用于局部皮损。

（5）**耳穴治疗**　取穴：耳尖、神门、肾上腺、三焦等穴。

（6）**灸法**　用艾条或艾绒点燃后直接灸皮损处。

（7）**放血疗法**　适用于局部皮损。

五、预防调护

1）忌饮酒类，忌食鱼、虾、蟹等动风发物，多食蔬菜、水果。

2）避免蚊虫叮咬，禁止搔抓和刺激。

3）保持皮肤清洁，以预防继发感染。

4）治疗慢性疾病，除去有关病灶。

（闫景东　杨素清）

思维导图

瘙痒性神经功能障碍性皮肤病

- 风瘙痒
  - 病因病机 —— 外受风邪伤及血分；或疾病日久伤及阴血而生风生燥；或风邪与湿邪、热邪合邪致病，内不得疏泄，外不得透达，郁于皮肤腠理，往来于皮肤之间而引起瘙痒
  - 临床特征 —— 主要表现为阵发性瘙痒，尤以夜间为重。因过度搔抓，患处皮肤常见抓痕、血痂、湿疹样变、苔藓样变及色素沉着等继发性皮损。可因瘙痒剧烈而影响睡眠
  - 分证
    - 风热血热 —— 消风散
    - 湿热内蕴 —— 龙胆泻肝汤
    - 血虚风燥 —— 当归饮子合地黄饮子

- 牛皮癣
  - 病因病机 —— 内因多与肝、脾两脏关系最为密切，外因与风、湿、热、火等外邪侵袭或局部衣领摩擦、搔抓等刺激阻滞肌肤有关。核心病机是营血失和，经脉失疏，生风化燥
  - 临床特征 —— 常先局部瘙痒，经反复搔抓或摩擦后，出现针头大小至米粒大小的圆形或多角形扁平丘疹，融合成片，呈苔藓样变，边界清楚，边缘可见散在扁平丘疹，自觉阵发性瘙痒，其周围常见抓痕或血痂
  - 分证
    - 风湿蕴肤 —— 消风散
    - 肝郁化火 —— 柴胡疏肝散
    - 血虚风燥 —— 当归饮子

- 马疥
  - 病因病机 —— 湿热风毒聚结皮肤，日久湿聚成痰，血滞成瘀，痰瘀互结而成
  - 临床特征 —— 皮损好发于四肢伸侧，初期为水肿性红色丘疹，后逐渐形成表面粗糙、顶端角化的结节。因剧痒搔抓，结节顶部出现表皮剥脱、出血及血痂，结节周围皮肤有色素沉着及苔藓样改变。自觉剧痒，呈阵发性，以夜间及精神紧张时为甚
  - 分证
    - 风湿热聚 —— 全虫方
    - 痰瘀互结 —— 大黄䗪虫丸合消瘰丸

思考题

1. 如何诊断马疥？

2. 风瘙痒发病的病因病机是什么？

3. 如何辨证治疗风瘙痒？

4. 如何辨证治疗牛皮癣？

第十七章 血管性皮肤病

第一节 葡 萄 疫

葡萄疫是一种由IgA介导的微血管变态反应性疾病。临床以皮肤、黏膜出现可触及紫红色瘀点、瘀斑，压之不褪色，可伴有腹痛、关节痛、肾脏病变为特征，多无血液系统疾病。本病以儿童及青少年多见，好发于四肢伸侧，尤多见于小腿，且冬春季发病率较高。《外科正宗·杂疮毒门》首次提出葡萄疫之名，曰："葡萄疫，其患多生小儿，感受四时不正之气，郁于皮肤不散，结成大小青紫斑点，色若葡萄，发在遍体头面，乃为腑症。"中医文献中亦有"肌衄""斑毒"等名称。

本病相当于西医学的过敏性紫癜（anaphylactoid purpura）。

一、病 因 病 机

本病总由外感毒邪，禀赋不耐，邪伤脉络所致。血不循经或瘀血阻滞络道，血溢脉外，凝滞肌肤，发为紫斑。累及脾肾则发为腹痛、尿血、便血之症。核心病机与络伤血溢，瘀阻肌肤密切关联。

（1）**热毒伤络** 感受风热外邪，邪毒入里，脏腑蕴热，邪热相搏，灼伤脉络，热迫血动，血不行经，外溢肌肤，内渗脏腑。

（2）**湿热伤营** 湿热蕴肤，郁热化毒，损伤脉络，阻塞脉道，血不循经，外溢肌肤而发疹，蕴阻中焦脾胃、流注下肢关节而发病。

（3）**脾气亏虚** 素体脾虚或病久伤脾，气虚不摄，血无所依，血溢脉外而发斑。

（4）**脾肾两虚** 阴亏血少，虚热内生，虚火灼络，血随火动，血不归经，渗于脉外，而成紫斑；或肾阳受损，脾土不温，运化无力；或思虑饮食伤脾，脾阳虚衰，血统无权，血溢脉外而发斑；肾阳虚衰，阳不化气，气不化湿，水湿内停，蕴久化热，湿热下注而发斑疹。

西医学认为，本病病因尚未明确，可能与细菌、病毒、食物、药物等因素密切相关。发病机制主要由自身免疫异常、凝血功能紊乱、基因多态性等方面参与。

二、临 床 诊 断

（一）诊断

1. 临床表现

1）多数在发病前有上呼吸道感染、食用鱼虾发物或服药过敏等病史。

2）为针尖至绿豆大小的瘀点或瘀斑，色鲜红或紫红，压之不褪色，多对称或成批出现，约1

周转为黄褐色。

3）皮疹消退的同时，可见新发皮疹。

4）皮疹可融合成片，严重者可出现风团、红斑、水肿、血疱、溃疡、坏死等。无瘙痒或偶有瘙痒。

5）好发于四肢伸侧，尤多见于小腿部，亦可发展至臀部及躯干。

6）病程据个体情况不同，短者数周，长者数月或数年，易反复发作。

7）过敏性紫癜可分为单纯型、关节型、腹型、肾型。单纯型：又称皮肤型，仅有皮肤损害，而未累及内脏，一般无全身症状或较轻，预后较好；关节型：皮损可出现风团、红斑、血疱，并伴有腕、肘、膝、踝关节疼痛；腹型：也称胃肠型，除皮疹外，伴有不同程度的消化道症状，轻者可出现恶心、呕吐、腹痛、腹泻，重者则出现肠套叠或肠穿孔，甚至休克、死亡；肾型：除皮损紫癜外，早期尿中有蛋白、红细胞、管型，严重者后期可转为慢性肾炎、尿毒症，或可发展为混合型。

2. 实验室检查

白细胞计数可轻度至中度增高，嗜酸性粒细胞计数有时增高，血沉可增快。血小板数量、凝血功能均正常。腹型者，大便隐血试验可为阳性。肾型者，尿中可见红细胞、蛋白、管型。

（二）鉴别诊断

1. 特发性血小板减少性紫癜

除皮肤紫癜外，同时实验室检查发现血小板计数明显降低、凝血功能异常。

2. 血友病

血友病主要表现为异常出血及出血后血肿压迫所致的症状及并发症，肌肉关节腔或深部组织出血、创伤后过量出血是本病的特征性表现。有家族遗传史，实验室检查发现凝血时间延长。

三、辨 证 要 点

本病因外感风热，湿热内蕴，发为热毒，熏蒸肌肤，与气血相互搏结，络脉灼伤，以使血不循经，积于肌肤及皮下经脉而发为紫癜。早期主要以阳证、热证、实证为主，治疗上以清热凉血、活血化瘀为重。病程迁延日久，反复发作，脏腑功能受损，气血不行，累及脾肾，也可表现为虚证或虚实夹杂证，以补脾益肾为重。

四、治 疗

（一）内治方案

1. 热毒发斑证

【症状】 突然发生，皮疹为鲜红色点状或斑片状瘀点、瘀斑，高出皮面，可融合成片；伴身热、咽痛、口干，甚者鼻衄，大便干结，小便灼热；舌质红绛，舌苔黄，脉洪数。本证多见于单纯型。

【治法】 清热解毒，凉血消斑。

【方药】 犀角地黄汤合银翘散加减。

【加减】 瘙痒者，加地肤子、白鲜皮等祛风止痒；咽痛者加牛蒡子、蝉蜕等清热利咽。

2. 湿热伤络证

【症状】 皮疹分布以下肢多见，皮疹为鲜红色较密集的瘀点、瘀斑或大片紫癜，部分皮疹可出现水疱、糜烂；关节灼热疼痛、红肿，腹痛，偶可见尿血、便血；舌质红，舌苔黄腻，脉滑数或弦数。

【治法】　清热利湿，凉血消斑。

【方药】　茵陈蒿汤合犀角地黄汤加减。

【加减】　伴关节痛者，加秦艽、忍冬藤、红藤等清热祛湿利关节；腹痛者，加丹参、三七、木香等行气散瘀止痛；血尿者，加通草、地榆等凉血止血，散瘀利尿。

3. 脾气亏虚证

【症状】　病程较长，易复发，全身或四肢可见点状紫暗或暗淡的皮疹，分布稀疏；伴面色萎黄，倦怠乏力，纳呆便溏，腹部隐痛、喜温喜按；舌质淡，或有齿痕，苔白，脉细弱或沉缓。

【治法】　补益气血，健脾止血。

【方药】　归脾汤加减。

【加减】　腹痛者，加饴糖、白芍等缓急止痛；气虚甚者，加柴胡、升麻等益气升提。

4. 肝肾阴虚证

【症状】　病程迁延，反复发作，皮疹紫红；伴头晕耳鸣，乏力汗出，潮红盗汗，手足心热，腰膝酸软，舌淡红，少苔，脉细数。

【治法】　滋补肝肾，凉血散瘀。

【方药】　知柏地黄汤或左归丸加减。

【加减】　阴虚甚者，加鳖甲、知母、青蒿等滋阴清热。

5. 脾肾阳虚证

【症状】　皮疹淡紫，四肢不温，形寒肢冷，腹胀，纳呆便溏；舌质淡胖，苔薄白，脉沉迟。

【治法】　温阳健脾，益气摄血。

【方药】　金匮肾气丸或右归丸加减。

【加减】　阳虚甚者，加制狗脊、杜仲、桂枝等温补肾阳。

（二）外治方案

1. 中药外治

（1）中药涂擦　可用黄连膏外涂局部皮损。

（2）中药熏洗　常选用苦参、羌活、百部、白鲜皮、地肤子、川芎、红花、赤芍、紫草等具有清热解毒、活血化瘀功效的中药。

（3）中药灌肠　可选用苦参、茯苓、地榆、白芍、延胡索、川芎等具有清热凉血、行气止痛功效的中药煎汤后灌肠，适用于腹型患者。

2. 针灸治疗

（1）针刺疗法　主穴：合谷、三阴交、曲池、血海。配穴：血热妄行者加大椎、行间；阴虚火旺者加太溪、复溜；气虚失摄者加关元、气海；腹痛者加梁门、内关；关节疼痛者加局部阿是穴。

（2）刺络放血疗法　实证者，可选用合谷、曲池、血海、委中、尺泽、少商。虚证者，可选用脾俞、肾俞、足三里、阴陵泉、太溪、三阴交。

五、预 防 调 护

1）积极寻找并消除可疑病因。饮食以清淡、营养、易消化为主，忌食辛辣之物、海鲜等，戒烟酒，保证充足的睡眠。

2）静卧休息，避免剧烈运动，避免外伤。

（杨　凡　杨素清）

第二节 瓜藤缠

瓜藤缠是一种发生于下肢，累及真皮血管及脂膜组织的血管炎性皮肤病。皮损表现为散在性、鲜红或紫红色皮下结节，大小不等，压痛明显，多累及小腿伸侧。中青年女性好发，春秋季高发。《医宗金鉴·外科心法要诀》云："此证生于腿胫，流行不定，或发一二处疮顶形似牛眼，根脚漫肿……若绕胫而发，即名瓜藤缠。"

本病相当于西医学的结节性红斑（erythema nodosum）。

一、病因病机

本病的外因为感受风、寒、湿、热之邪，流注肌肤，阻塞经络；内因为素体气血不足，脏腑功能失调，驱邪无力，邪留体内，阻络成瘀。核心病机为血瘀阻滞经脉而发病。

（1）湿热瘀阻　外感湿邪，郁久化热，湿热内生，痹阻经络，蕴结于皮下形成结节；或脾失健运，水湿内生，湿郁化热，湿热下注，瘀阻经络而发。

（2）寒湿入络　寒湿外袭，气血凝滞于筋脉、肌肤形成结节；或久病气血不足，卫外不固，腠理失密，风、寒、湿邪内袭，气血运行不畅，血滞经络郁于皮下形成结节。

西医学认为，本病病因尚未完全阐明，可能由感染、免疫失衡、炎症、肿瘤、药物、妊娠等因素引发。

二、临床诊断

（一）诊断

1. 临床表现

1）发病前常有前驱症状，如上呼吸道感染、发热、倦怠、咽痛、食欲不振等。

2）好发于双下肢伸侧，对称性分布，亦可累及上肢及面颈部。

3）典型皮损为成批出现的鲜红色或紫色疼痛性结节，略高出皮面，蚕豆至桃核大小不等，若数个结节聚集则大如鸡卵，皮损周围水肿，但境界清楚，皮肤紧张，自觉疼痛，压之更甚，颜色由鲜红渐变为暗红。经数天或数周，颜色及结节缓慢自然消退，无瘢痕、化脓、溃破的发生。

4）在缓解期常遗留数个小结节，新的结节可再次出现。

5）本病发病急，一般经3～6周可自愈，但亦有皮疹长期持续存在而不愈者。劳累、感冒、女性行经可再次诱发。

2. 实验室检查

外周血白细胞总数正常或稍升高，血沉加快，抗链球菌溶血素"O"、C反应蛋白增高。皮肤组织病理主要是皮下脂肪小叶间隔。

（二）鉴别诊断

1. 硬结性红斑

硬结性红斑秋冬季节发病，好发于小腿屈侧，结节较大而深在，疼痛轻微，易溃破而发生溃疡，愈合后留有痕迹，病程较长，病史缠绵；常有结核病史。

2. 皮肤变应性血管炎

特征性损害是可触及性紫癜，紫癜及紫癜性斑丘疹上可发生血疱、脓疱、坏死及溃疡，退后可留下色素沉着，或有萎缩性瘢痕，疼痛轻微，反复发作，病程较长。

三、辨证要点

早期，病机以实邪为主，感受风邪，湿热内蕴，湿热之邪外注肌肤，经脉痹阻，血瘀于络而成结节；治疗上以清热除湿，活血通络为主。后期，阳气亏损，气血不足，寒湿入络，治疗以温阳散寒，通络散结为主。

四、治　疗

（一）内治方案

1. 湿热瘀阻证

【症状】　发病较急，小腿伸侧可见略高出皮面的红色皮下结节，局部灼热、压痛；伴身热不扬、口干、咽痛、关节红肿热痛，大便秘结，小便色黄；舌质红，苔黄腻，脉滑数。

【治法】　清热除湿，活血通络。

【方药】　萆薢渗湿汤加减。

【加减】　关节疼痛明显者，加独活、桑枝；大便秘结者，加柏子仁、当归。

2. 寒湿入络证

【症状】　结节反复发作，皮损暗红，质地较硬，消退缓慢；伴有关节冷痛，遇寒加重，肢凉，大便稀溏；舌质淡，苔白或白腻，脉沉迟或缓。

【治法】　温阳散寒，通络散结。

【方药】　阳和汤加减。

【加减】　大便稀溏甚者，加干姜、桂枝等温阳健脾。

（二）外治方案

1. 中药外治

（1）中药涂擦　皮下结节较大，红肿疼痛者，外敷金黄膏、四黄膏或玉露膏；皮下结节色暗红，红肿不明显者，外敷冲和膏。

（2）中药外洗　蒲公英、丹参、紫草、荆芥、牡丹皮、当归煎水外洗。

（3）中药热奄包　将吴茱萸、桂枝、细辛、干姜、延胡索等具有通络散结止痛作用的药物在皮下结节的位置外敷。适用于寒湿入络证。

2. 针灸治疗

（1）针刺疗法　湿热瘀阻证选取丰隆、血海、阴陵泉、地机、曲池等清热利湿，活血化瘀。寒湿入络证选取三阴交、足三里、阴陵泉、丰隆、脾俞、肾俞等温阳化湿、补益气血。关节疼痛者局部加用阿是穴。

（2）艾灸疗法　选取祛湿要穴阴陵泉、地机。

五、预防调护

1）注意休息，急性期应卧床休息，避免过度活动，适当抬高患肢，以减轻局部肿痛。

2）注意饮食调摄，忌食辛辣、生冷、腥发之物，忌烟酒。

3）注意防寒保暖，患肢避免负重，以防复发。

（杨　凡　杨素清）

第三节　狐　惑　病

狐惑病是一种以口腔、阴部溃疡及目赤眼疾为特征的血管炎性疾病，因其如狐、如惑所伤，故名"狐惑病"。本病的特点是以口腔、阴部溃疡及眼部病变为主，可伴有结节性红斑，严重者累及多脏器。多见于青壮年，女性多见。慢性病程，常有急性发作。《金匮要略·百合狐惑阴阳毒病脉证治》曰："狐惑之为病，状如伤寒，默默欲眠，目不得闭，卧起不安，蚀于喉为惑，蚀于阴为狐。"本病相当于西医学的白塞病（Behcet disease），又称贝赫切特综合征（Behcet syndrome）、口-眼-生殖器三联征。

一、病因病机

本病发生内因在于肝、脾、肾三脏本虚，外因主要在于湿、热、毒、瘀，其中湿热之邪尤为关键，贯穿疾病始终。

（1）**湿热毒蕴**　心脾积热，湿热内生；湿热蕴久化毒，湿热火毒循经走窜，聚结于口眼、阴部，阻滞脉络，腐蚀肌肤而溃烂。

（2）**脏虚血瘀**　素体肝肾阴虚，虚火内炽，虚火湿毒久蕴，损阴及阳，阻滞脉络，致脾肾阳虚，气血瘀滞，病情反复，缠绵难愈。

西医学认为本病是一种以慢性系统性血管炎为基础的多系统疾病，病因尚不明确，发病可能与自身免疫、遗传、感染等因素有关。患者血清中常有抗口腔黏膜抗体、抗动脉壁抗体，中性粒细胞趋化性增高。

二、临床诊断

（一）诊断

1. 临床表现

1）复发性口腔溃疡，见于98%的患者，且多数为首发症状，每年至少发作3次。溃疡主要出现在舌部、颊黏膜，亦可累及咽、硬腭、扁桃体、喉、鼻腔和食管等部位，自觉疼痛。

2）单发或多发外生殖器溃疡，易反复发作，疼痛剧烈。

3）眼球各部位均可受累，常见为虹膜炎、葡萄膜炎、视网膜血管炎等，严重者可导致青光眼、白内障、失明。

4）常见结节性红斑、毛囊炎样丘疹、脓疱样损害等皮肤损害，皮肤针刺反应阳性。

5）可有关节疼痛，以及胃肠道、心血管、肺、神经系统等多脏器、多系统受损的相关症状。

6）病程较长，时有反复，发作和缓解相交替。大多数患者预后良好，严重者遗留视力障碍，少数因内脏受损可危及生命。

2. 实验室检查

1）皮肤针刺反应阳性，即用生理盐水皮内注射，或用无菌针头刺入皮内，或静脉抽血、注射部位，24～48小时该部位出现毛囊炎、小脓疱。

2）可有贫血、白细胞增多、血沉加快、γ球蛋白增加。部分患者C反应蛋白及类风湿因子阳性，血清黏蛋白及血浆铜蓝蛋白增加。有些患者可检出抗口腔黏膜自身抗体。

3）皮肤组织病理检查显示为血管炎，大小血管均可受累。早期类似白细胞碎裂性血管炎，晚期是以淋巴细胞浸润为主的血管炎。

（二）鉴别诊断

1. 急性女阴溃疡

急性女阴溃疡主要发生于青年女性，起病突然，溃疡好发于大、小阴唇的内侧和前庭的黏膜，无眼部及内脏损害。

2. 阿弗他口腔炎

阿弗他口腔炎有口腔溃疡，但无眼部、外阴及皮肤病变，针刺反应阴性。

3. 瓜藤缠（结节性红斑）

结节性红斑是好发于小腿的急性炎症，表现为皮下疼痛性结节，青年女性较多，春秋季多见，无口腔、阴部及眼部损害。

三、辨 证 要 点

狐惑病病程长，临床证候复杂多变，多虚实夹杂。急性期以湿、热、毒邪等为主，治疗当以清热除湿解毒为主；慢性、反复发作者，多与肝、脾、肾三脏本虚，阴阳失调有关，治疗当扶正祛邪，标本兼治。

四、治 疗

（一）内治方案

1. 湿热毒结证

【症状】　多见于急性发作期，多发口腔溃疡伴疼痛，外阴红肿溃烂，双目发红羞明，下肢红斑结节；可伴口苦咽干，小便赤涩；舌红，苔黄腻，脉弦滑。

【治法】　清热除湿解毒。

【方药】　甘草泻心汤合龙胆泻肝汤加减。

【加减】　口腔溃疡深大，疼痛剧烈者，加锦灯笼、竹叶；目赤肿痛者加决明子、青葙子；心烦口渴，口臭，大便秘结者，加栀子、知母、天花粉；关节疼痛者，加秦艽、忍冬藤。

2. 阴虚湿热证

【症状】　起病较缓，口腔、外阴部溃疡反复发作，溃疡疮面暗红，灼痛明显，双眼发红，视物不清，下肢结节疼痛；伴五心烦热，口燥咽干，心烦不寐，腰膝酸软，小便短赤；舌红少津或有裂纹，苔少或薄白，脉弦细或细数。

【治法】　滋补肝肾，清热除湿。

【方药】　知柏地黄汤合导赤散加减。

【加减】 小腿结节疼痛者，加牛膝、赤芍、夏枯草；视物不清者，加枸杞子、菊花；午后低热者，加地骨皮、银柴胡。

3. 阳虚血瘀证

【症状】 病程日久，口腔、阴部溃疡深而大，基底灰白，顽固难愈，双目干涩发暗，视力减退；伴全身乏力，少气懒言，畏寒肢冷，食欲不振，大便溏稀，下肢浮肿；舌质淡暗，苔白，脉沉细无力。

【治法】 温补脾肾，温经活血。

【方药】 阳和汤加减。

【加减】 溃疡日久反复难愈者加当归、鸡血藤、黄芪、党参等；疼痛难忍者加制乳香、制没药。

（二）外治方案

1. 中药外治

（1）**中药涂擦** 口腔溃疡用西瓜霜、锡类散等。生殖器溃疡用黄连膏。

（2）**中药熏洗** 口腔溃疡用金银花、野菊花、锦灯笼煎水含漱。生殖器溃疡可单用苦参或蛇床子煎水熏洗。

2. 针灸治疗

针刺疗法 可选用合谷、列缺、内关、少冲、风池、足三里、三阴交等，随证加减。

五、预防调护

1）注意休息，生活起居规律，保持精神愉悦。

2）清淡饮食，多食新鲜水果、蔬菜，忌烟酒、肥甘厚味及辛辣刺激之物。

3）养成良好的生活习惯，勤刷牙漱口，注意口腔清洁，以防损伤黏膜；勤换内衣，保持外阴清洁干燥。

（张晓杰　杨素清）

第四节 血 疳

血疳是以小腿多发紫癜及色素沉着为特征的慢性毛细血管炎性皮肤病，又称"血蛊"，慢性病程，常伴不同程度的瘙痒。《医宗金鉴·外科心法要诀》曰："血疳，此证由风热闭塞腠理而成，形如紫疥，痒痛时作，血燥多热。"

本病类似于西医学的色素性紫癜性皮肤病（pigmented purpuric dermatosis），包括进行性色素性紫癜性皮炎、色素性紫癜性苔藓样皮炎及毛细血管扩张性环状紫癜，三者之间临床表现及病理表现相似。

一、病因病机

本病为血热或血瘀夹杂风、湿、热之邪，损伤血脉，致血溢脉外。

（1）**血热伤络** 平素血分内有蕴热，外感风邪，致使风热郁于血分，损伤血络，血溢脉外于肌肤所致。

（2）血瘀夹湿　病程日久，血瘀于内，又因平素饮食不节，湿邪日久化热，致使湿热下注，阻塞脉络，迫血外溢。

西医学认为本病是发生于真皮浅层毛细血管壁的病变。血管损伤导致红细胞外溢，形成紫癜。长期负重、久站致下肢静脉压升高是常见诱因。

二、临床诊断

（一）诊断

1. 临床表现

1）发病前常有长期站立或静脉曲张史。

2）好发于下肢，以小腿伸侧多见，偶可累及躯干下部及上肢，常对称发生。

3）初起为针尖大小红色、紫红色瘀点，密集成片；或皮损初为铁锈色细小丘疹，后互相融合呈苔藓样斑片；或可见到毛细血管扩张，融合形成弧状、半环状。陈旧皮损由于铁血黄素沉积转为棕褐色或黄褐色色素沉着斑，表面可覆有少许鳞屑，散在少数新皮损，呈辣椒粉样斑点。

4）一般无自觉症状，部分患者伴有不同程度的瘙痒。

5）病程呈慢性，可反复发作，有自愈倾向。

2. 实验室检查

皮肤组织病理检查显示真皮乳头层毛细血管内皮细胞肿胀，毛细血管管壁增厚，周围有淋巴细胞等为主的浸润，红细胞外溢，噬含铁血黄素细胞沉积。

（二）鉴别诊断

1. 淤积性皮炎

皮损为小腿胫前下1/3及踝部皮肤褐黑、肿胀，可出现丘疹、脱屑或苔藓样变，常伴有明显的下肢静脉曲张。

2. 葡萄疫（过敏性紫癜）

皮损为双小腿散在紫癜、瘀斑，常分批出现，对称分布，血小板数目正常。毛细血管脆性试验阳性。有时伴有胃肠道、肾脏、关节症状。主要鉴别点为紫癜较大，无棕褐色斑。

三、辨证要点

本病主要根据病程长短、紫癜的颜色、发病部位等辨证。发病急、病程短、紫癜颜色鲜红属血热；病程较长、紫癜颜色暗红属血瘀；发于下肢，伴水肿属湿。本病多迁延难愈，在急性期注重凉血止血祛邪，迁延日久者重视活血化瘀通络。

四、治　　疗

（一）内治方案

1. 血热伤络证

【症状】　起病较急，多发针尖大小瘀点，颜色鲜红，如撒辣椒粉状，轻微瘙痒；舌红，苔薄黄，脉滑数。

【治法】 清热凉血祛风。

【方药】 犀角地黄汤合凉血五根汤加减。

【加减】 瘙痒明显者加白鲜皮、地肤子、荆芥炭、防风等。

2. 血瘀夹湿证

【症状】 病程较长，皮肤瘀点攒集成群，颜色暗红，或呈苔藓样斑片，脱屑，瘙痒；伴足踝肿胀，下肢沉重；舌暗红，或舌边尖有瘀点、瘀斑，苔腻，脉弦细。

【治法】 活血化瘀，清热利湿。

【方药】 桃红四物汤合三妙丸加减。

【加减】 皮损颜色较红者，加赤芍、牡丹皮；皮损肥厚瘙痒明显者，加地龙、秦艽、白鲜皮；足踝肿胀明显者，加泽兰、泽泻。

（二）外治方案

1. 中药外治

（1）**中药涂擦** 皮损颜色鲜红，用鲜紫草、鲜槐花捣烂，敷于患处。皮损呈苔藓样、瘙痒者，用润肌膏外涂患处。

（2）**中药熏洗** 皮损颜色鲜红，可用仙鹤草、蒲公英、石菖蒲、泽兰、黄柏、大黄适量煎水外洗。

2. 针灸治疗

针刺疗法 常用穴位：血海、足三里、三阴交等，随症加减，实证用泻法，虚证用补法。

五、预防调护

1）避免久立久行、长期负重，足踝肿胀者休息时可抬高患肢。

2）多食新鲜的瓜果蔬菜，忌食辛辣刺激腥发之物，忌烟酒。

3）避免过度搔抓和皮肤外伤，防止继发感染。

（张晓杰 杨素清）

第五节 白色萎缩

白色萎缩是一种真皮小血管的慢性复发性节段性透明性血管病，属于血栓性皮肤病，临床表现为下肢尤其踝部、足背部疼痛性溃疡及白色萎缩性瘢痕，小腿的色素性紫癜性皮病改变或网状青斑，女性多于男性，好发于青中年。中医古籍中并无本病病名，根据其临床皮损表现，可归属于"脉痹""湿热流注""热毒流注"等范畴。

本病西医学也称青斑样血管病（livedoid vasculopathy）。

一、病因病机

本病的发生多为热毒湿邪痹阻经脉，气血运行不利所致，属痹证之"脉痹"范畴。核心病机是毒热湿邪瘀阻血脉。

本病多为禀赋不耐，腠理不密，风湿入络，阻于经脉，郁久化火，血分蕴热，外注肌肤所致。

本病病位在血脉，毒热湿邪为患，血脉瘀阻而见肿胀；局部气血运行不畅而发或青斑或紫斑，网状青斑样改变；瘀毒日久，热盛肉腐则发溃疡、坏死；瘀阻经脉，不通则痛可见疼痛明显。《疡科心得集》云："盖以疡科之证，在上部者，俱属风温风热，风性上行故也；在下部者，俱属湿火湿热，水性下趋故也；在中部者，多属气郁火郁，以气火之俱发于中也。"根据临床表现和多发于下肢的发病部位特点，本病属"湿火湿热"之证。

西医学认为本病病因不明，可能和遗传、自身免疫及肿瘤相关。毛细血管栓塞，上方的表皮发生缺血性坏死，造成局部皮肤发生溃疡和白色萎缩性瘢痕。患者的凝血和纤溶活性正常，但血管内皮细胞的血栓调节素表达升高。

二、临 床 诊 断

（一）诊断

1. 临床表现

1）女性发病多于男性，好发于青中年，具有慢性周期性复发特点，夏重冬轻。

2）好发于下肢尤其踝部、足背部。

3）皮损为红色斑疹、丘疹、溃疡及白色萎缩性瘢痕，可伴有小腿的色素性紫癜性皮病改变或网状青斑（图 17-1）。

4）发作期伴有明显的疼痛症状。

5）临床经过可分为三期。初期：为葡萄状青斑或网状青斑或色素性紫癜样皮损，以及红色斑疹、丘疹，多伴疼痛。溃疡期：表现为大小形状不一的溃疡、结痂，自然病程 3～4 个月。白色萎缩期：可见星状或多角形瓷白色萎缩斑，周围可见色素沉着斑。

2. 实验室检查

皮肤组织病理检查显示表皮萎缩，真皮有硬皮病样改变，真皮乳头层下毛细血管扩张，中下部小血管内皮细胞增生，明显的纤维素样变性，纤维蛋白的栓塞和血栓形成，血管周围可见出血，无真正血管炎表现。血管壁上常有 IgM、C3 和纤维蛋白沉积。

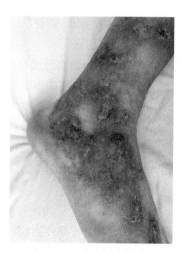

图 17-1　青斑样血管病

（二）鉴别诊断

1. 血疳（变应性皮肤血管炎）

皮疹呈多形性，包括红斑、丘疹、风团、紫癜、水疱、大疱、脓疱、血疱、斑块、浅表小结节、坏死、溃疡等损害；可侵及黏膜、关节，以及肾脏、胃肠道、中枢神经等内脏系统；组织病理为血管炎改变。

2. 色素性紫癜性皮病

色素性紫癜性皮病多发于男性，原发皮损为针尖大小的点状出血、瘀点，成片分布，消退后遗留棕褐色含铁血黄素沉积，无溃疡及白色萎缩性瘢痕改变。

三、辨 证 要 点

本病皮损部位以踝部及下肢为主，主要临床表现为皮肤红肿、溃疡伴有剧烈疼痛。辨证以邪实为主，表现为热毒内蕴或湿热下注之证，毒热湿邪，蕴阻经脉，发于下肢肌肤，而生红肿、溃疡；血瘀脉痹，不通则痛；治疗上重在清热解毒凉血、活血通络利湿。病程较久，反复发作，溃疡日久不愈者，亦可见正气不足之证，治疗上应益气活血、解毒祛瘀。

四、治 疗

（一）内治方案

1. 毒热炽盛证

【症状】 病程初起，踝部、足背及小腿红肿、斑块、小结节，色鲜红，伴明显疼痛及灼热感、压痛，破溃有渗出、结痂，小腿可见成片点状出血斑片。可伴有口干渴，小便黄，大便秘结；舌质红，苔黄，脉滑数。

【治法】 解毒凉血，清热通络。

【方药】 四妙勇安汤加减。

【加减】 早期局部水肿明显者，加赤小豆、泽兰、泽泻、黄柏、白茅根以凉血利水消肿；皮损鲜红灼热者，重用生地黄，加蒲公英、紫花地丁、生石膏以清热解毒凉血；关节酸痛者加威灵仙、秦艽、海桐皮、豨莶草以利湿止痛。

2. 湿热下注证

【症状】 病程初起或日久，踝部、足背及小腿红肿色暗，多发溃疡坏死，渗液较多，伴有疼痛，但不剧烈。踝部或小腿浮肿，大便溏，女性可有白带增多；舌质红或淡，苔黄腻，脉滑。

【治法】 清热利湿，解毒消肿。

【方药】 四妙勇安汤合四妙丸加减。

【加减】 足踝浮肿久不消退者，加黄芪、防己、陈皮以行气利水；脾虚者，加山药、茯苓、白术健脾除湿；瘀血阻滞者，加川芎、鸡血藤、丹参、桃仁活血祛瘀。

3. 气虚血瘀证

【症状】 多见于病程较久，反复发作者，皮损呈暗紫红色，溃疡经久不愈，渗出少，结痂褐黑，色素沉着，萎缩性瘢痕，常见小腿网状青斑或瘀斑，疼痛。可伴有气短、食少、劳倦、头晕。舌暗淡有瘀斑，苔白，脉涩缓。

【治法】 益气活血，解毒祛瘀。

【方药】 四妙勇安汤合补阳还五汤加减。

【加减】 病久体虚，溃疡难敛者加党参、淫羊藿、白芍、熟地黄以补益气血；津亏口渴者加生地黄、天花粉、知母以生津止渴；疼痛剧烈者，加细辛、乌药。

（二）外治方案

（1）中药湿敷 常选用黄芩、黄柏、马齿苋、生地榆、大青叶、白及等药物，水煎后冷湿敷患处，以清热解毒、祛腐生肌。

（2）中药药膏 常选用生肌玉红膏。

五、预防调护

1）注意劳逸结合，避免剧烈运动及长期站立。

2）保持溃疡等创面清洁。

3）避免辛辣、油腻之物及烟酒。

（崔炳南　杨素清）

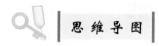

思维导图

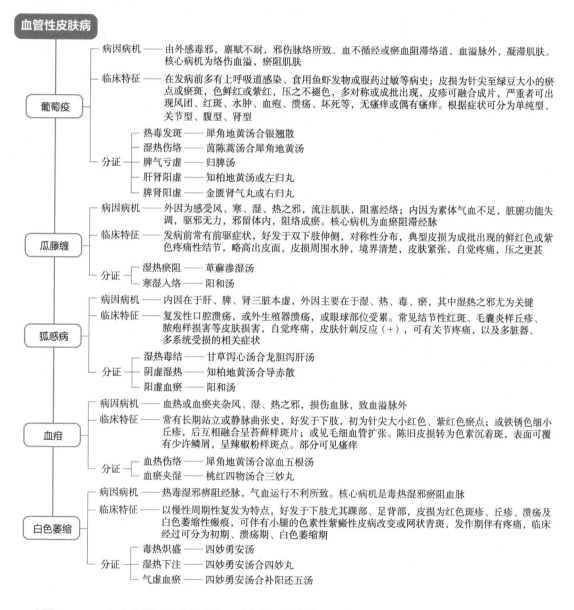

| 血管性皮肤病 | | | |

葡萄疫
- 病因病机 —— 由外感毒邪，禀赋不耐，邪伤脉络所致。血不循经或瘀血阻滞络道，血溢脉外，凝滞肌肤。核心病机为络伤血溢，瘀阻肌肤
- 临床特征 —— 在发病前多有上呼吸道感染、食用鱼虾发物或服药过敏等病史；皮损为针尖至绿豆大小的瘀点或瘀斑，色鲜红或紫红，压之不褪色，多对称或成批出现，皮疹可融合成片，严重者可出现风团、红斑、水肿、血疱、溃疡、坏死等，无瘙痒或偶有瘙痒。根据症状可分为单纯型、关节型、腹型、肾型
- 分证
  - 热毒发斑 —— 犀角地黄汤合银翘散
  - 湿热伤络 —— 茵陈蒿汤合犀角地黄汤
  - 脾气亏虚 —— 归脾汤
  - 肝肾阳虚 —— 知柏地黄汤或左归丸
  - 脾肾阳虚 —— 金匮肾气丸或右归丸

瓜藤缠
- 病因病机 —— 外因为感受风、寒、湿、热之邪，流注肌肤，阻塞经络；内因为素体气血不足，脏腑功能失调，驱邪无力，邪留体内，阻络成瘀。核心病机为血瘀阻滞经脉
- 临床特征 —— 发病前常有前驱症状，好发于双下肢伸侧，对称性分布，典型皮损为成批出现的鲜红色或紫色疼痛性结节，略高出皮面，皮损周围水肿，境界清楚，皮肤紧张，自觉疼痛，压之更甚
- 分证
  - 湿热瘀阻 —— 萆薢渗湿汤
  - 寒湿入络 —— 阳和汤

狐惑病
- 病因病机 —— 内因在于肝、脾、肾三脏本虚，外因主要在于湿、热、毒、瘀，其中湿热之邪尤为关键
- 临床特征 —— 复发性口腔溃疡，或外生殖器溃疡，或眼球部位受累。常见结节性红斑、毛囊炎样丘疹、脓疱样损害等皮肤损害，自觉疼痛，皮肤针刺反应（+），可有关节疼痛，以及多脏器、多系统受损的相关症状
- 分证
  - 湿热毒结 —— 甘草泻心汤合龙胆泻肝汤
  - 阴虚湿热 —— 知柏地黄汤合导赤散
  - 阳虚血瘀 —— 阳和汤

血疳
- 病因病机 —— 血热或血瘀夹杂风、湿、热之邪，损伤血脉，致血溢脉外
- 临床特征 —— 常有长期站立或静脉曲张史，好发于下肢，初为针尖大小红色、紫红色瘀点；或铁锈色细小丘疹，后互相融合呈苔藓样斑片；或见毛细血管扩张。陈旧皮损转为色素沉着斑，表面可覆有少许鳞屑，呈辣椒粉样斑点。部分可见瘙痒
- 分证
  - 血热伤络 —— 犀角地黄汤合凉血五根汤
  - 血瘀夹湿 —— 桃红四物汤合三妙丸

白色萎缩
- 病因病机 —— 热毒湿邪痹阻经脉，气血运行不利所致。核心病机是毒热湿邪瘀阻血脉
- 临床特征 —— 以慢性周期性复发为特点，好发于下肢尤其踝部、足背部，皮损为红色斑疹、丘疹、溃疡及白色萎缩性瘢痕，可伴有小腿的色素性紫癜性皮病改变或网状青斑，发作期伴有疼痛，临床经过可分为初期、溃疡期、白色萎缩期
- 分证
  - 毒热炽盛 —— 四妙勇安汤
  - 湿热下注 —— 四妙勇安汤合四妙丸
  - 气虚血瘀 —— 四妙勇安汤合补阳还五汤

思考题

1. 如何辨证治疗葡萄疫、瓜藤缠、狐惑病、血疳？

2. 血疳发病的病因病机是什么？

3. 简述白色萎缩临床特点及如何辨证治疗？

第十八章　结缔组织病及大疱性皮肤病

第一节　红蝴蝶疮

红蝴蝶疮是一种临床表现多样、可累及全身任何脏器的自身免疫性疾病。常见面部出现蝶形红斑故名。女性高发。根据皮损特点有"红蝴蝶疮""日晒疮""蝴蝶丹""鬼脸疮""马缨丹"等病名；依据病机特点有"热毒发斑""阴虚发斑""血热发斑"之称；出现系统损伤时，相关描述散见于"痹证""水气""心悸""痰饮""虚损"等病证中。

本病相当于西医学的红斑狼疮（lupus erythematosus）。

一、病因病机

本病的病机以素体禀赋不足或后天失于调养、肝肾亏虚为本，热毒瘀阻为标。后者多因腠理不密，外感六淫、日光暴晒或劳倦情志内伤，热毒阻于肌肤经络，从而出现发斑之症。久则阴损及阳，而致脾肾阳虚。

（1）**热毒炽盛**　腠理不密，外邪入侵，热毒蕴结肌肤，或上泛头面，或内传脏腑，或阻于肌肉关节而致病。多见于系统性红蝴蝶疮急性活动期。

（2）**阴虚火旺**　肝主藏血，肾主藏精，久病肝肾阴津暗耗或情志内伤，化火伤阴，精血不足，水火不济，虚火上炎而发病。

（3）**脾肾阳虚**　肾主五脏，为五脏之根本，一方面邪从肾殃及脾胃；另一方面，肾藏阴育阳，阴阳互根，阴损日久易伤及阳，从而导致脾胃生化乏源，气血不充，水湿停滞，泛溢肌肤。肾虚气化封藏乏力，故溲少，四肢清冷，下肢乃至全身浮肿。

（4）**气滞血瘀**　情志不舒、思虑过度而致气机郁滞，或日光暴晒，热毒蕴结肌肤，血行壅滞，脉络瘀滞，故皮肤暗紫。血不荣肤，日久则皮肤萎缩。多见于亚急性及慢性皮肤红斑狼疮。

西医学认为本病原因不清，目前发现与本病发病有关的因素有遗传因素、病毒、药物、日晒、性激素等。此外，细菌感染、精神忧郁、人种、地区、妊娠及环境污染等亦与本病发生相关。

二、临床诊断

（一）诊断

1. 临床表现

（1）**盘状红蝴蝶疮**　是皮肤红蝴蝶疮中最常见的类型，最常见于面部、头皮和耳郭。皮损初发时为红色丘疹，逐渐扩大，上覆黏着性鳞屑，鳞屑下方有毛囊角栓，剥离鳞屑，可见扩张的毛囊口。日久者，皮损中央萎缩、色素减退、毛细血管扩张，周围色素沉着。病程呈慢性，少数病例皮损可自行消退，有的愈后遗留色素减退的萎缩性瘢痕。头部皮损可致局限性永久性脱发。慢性角化明显的损害晚期可继发鳞状细胞癌。日晒可使皮损加重或复发，自觉症状轻微，可有灼热或瘙痒感。

（2）**亚急性皮肤红蝴蝶疮** 皮损表现主要有两大类型：丘疹鳞屑型和环形红斑型。前者初起为红色小丘疹，逐渐扩大，上覆少量鳞屑，可呈银屑病样或糠疹样；环形红斑型皮损初起为水肿性红斑或斑块，渐向周围扩大，皮损中央消退，外周为轻度浸润的水肿性红斑，表面平滑或覆有少许鳞屑，呈离心性环。除皮损外，可合并关节病变、发热、肌痛及浆膜炎。本型肾脏和神经系统病变发生率低。

（3）**系统性红蝴蝶疮** 早期表现多样，可皮肤、关节或肾脏单一受累，亦可同时发病。其中，皮肤黏膜表现及关节病变为本病最常见的早期症状，其次是发热、光敏感、雷诺现象、肾炎、浆膜炎等。

1）皮肤黏膜：①面部蝶形红斑：面颊对称性蝶形水肿性红斑，可累及前额、下颌、颈部和胸部"V"字区，偶见萎缩。常于全身症状出现之前或病程中出现，皮损加重或减轻常与病情平行。②手足部皮损：指（趾）部类似面部的渗出性水肿性红斑或多形红斑型冻疮样皮疹，指（趾）尖鲜红或紫红色斑点及点状出血。③光感性皮损：约33%的患者日光暴晒后皮损发红或出现新皮疹。④脱发：约67%的活动期患者局限性或弥漫性脱发，脱发区为典型盘状红蝴蝶疮改变。前额发际线下降，毛发长短不齐、干燥无光泽，散乱外观。⑤口腔溃疡，一般较表浅，多见于疾病活动时。

2）血液系统：表现为贫血、白细胞及血小板减少、血沉增快。表现为慢性病贫血，是5%患者的首发症状。白细胞减少以淋巴细胞减少为主。血小板减少发生率较贫血及白细胞减少低，约见于25%的患者，可先出现于患系统性红蝴蝶疮数年后。血沉常于活动期增快，缓解期大多可恢复正常。

3）关节、肌肉、骨骼：约95%的患者出现不同程度的晨僵和关节痛，并于疾病活动期加重，常累及手指、足趾、膝及腕关节，多有晨僵，但X线检查无关节破坏征象。约25%的患者存在肌痛，偶有近端肌群萎缩。

4）肾脏：75%的患者有肾脏损害，表现为肾炎和肾病综合征，出现蛋白尿和管型尿。肾功能早期一般正常，随着病情发展，后期可出现尿毒症，肾脏损害是系统性红蝴蝶疮致死的主要原因。系统性红蝴蝶疮的肾脏损害病理分型包括系膜增殖型、局灶型或弥漫增殖型及膜性肾小球肾炎。

5）心血管：约1/3的患者有心脏损害，其中以心包炎最多见，一般为干性纤维性心包炎，也可有少量积液而出现心脏压塞症状。心肌炎亦较为常见。心电图可表现为低电压、ST段抬高、T波倒置、PR间期延长。

6）呼吸系统：40%～50%的系统性红蝴蝶疮可发生双侧胸膜炎或胸腔积液，也可发生间质性肺炎。胸片常显示肺纹理增强、双肺片状浸润、胸膜增厚或胸腔积液。

7）中枢神经系统：精神、神经症状常在急性期或终末期出现，可表现为各种精神障碍，如躁动、幻觉、妄想及强迫观念等。也可出现各种神经系统症状，常见的有颅内压增高、脑膜炎、脑炎及癫痫样抽搐等。其中精神症状发生率高，常为可逆性，系统治疗后可减轻。

8）消化系统：约出现于40%的患者，可出现口腔溃疡、恶心、呕吐、腹痛、腹泻、便血等症状，系胃肠道血管炎和栓塞所致。

2. 实验室检查

（1）**盘状红蝴蝶疮**   白细胞可减少，部分患者抗核抗体（ANA）阳性，滴度一般较低。组织病理有特征性改变，表现为角化过度、毛囊角栓、表皮萎缩、基底细胞液化变性，真皮浅深层小血管和附属器周围有灶状淋巴细胞浸润。

（2）**亚急性皮肤型红蝴蝶疮**   可有白细胞减少、血小板减少、血沉增快。抗核抗体抗SSA（Ro）抗体是标志性抗体，抗SSB（La）抗体阳性率较高，多数患者ANA阳性，抗ds-DNA和抗Sm抗体一般为阴性。组织病理改变与盘状红蝴蝶疮改变类似。

（3）**系统性红蝴蝶疮**   白细胞、淋巴细胞、血小板减少；血沉增快；ANA阳性率达90%～95%，抗ds-DNA抗体阳性率为40%～70%，滴度与病情活动性一致，是监测疾病活动的指标之一；抗Sm抗体特异性强，阳性率为30%～40%；其他抗核糖核蛋白（RNP）、抗SSA、抗SSB抗体也可阳性。病情活动时血清总补体下降，C3、C4亦下降，因此，测定补体值可作为疾病活动指标之一。

3. 诊断标准

（1）**盘状红蝴蝶疮**   根据好发于面部的暗红色浸润性斑块，表面有黏着性鳞屑及角栓，结合组织病理学改变可确诊。

（2）**亚急性红蝴蝶疮**   根据皮损特点，结合ANA（+）、抗SSA（Ro）抗体（+）、组织病理学改变一般易于诊断。

（3）**系统性红蝴蝶疮**

1）临床标准：①急性或亚急性皮肤红蝴蝶疮表现。②慢性皮肤红蝴蝶疮表现。③口腔或鼻咽部溃疡。④脱发。⑤关节炎。⑥浆膜炎：胸膜炎或心包炎。⑦肾脏病变：尿蛋白肌酐比＞0.5或24小时尿蛋白＞0.5g或出现红细胞管型。⑧神经病变：癫痫发作或精神病，多发性单神经炎，脊髓炎，外周或脑神经病变，急性精神混乱状态。⑨溶血性贫血。⑩至少1次白细胞减少（＜4.0×10^9/L）或淋巴细胞减少（＜1.0×10^9/L）。⑪至少1次血小板减少（＜100×10^9/L）。

2）免疫学标准：①ANA阳性。②抗ds-DNA抗体阳性。③抗Sm抗体阳性。④抗磷脂抗体：狼疮抗凝物阳性/梅毒血清试验假阳性/中高水平抗心磷脂抗体/抗β2糖蛋白1抗体阳性。⑤补体减低：C3/C4/血清总补体活性（CH50）降低。⑥无溶血性贫血，但抗球蛋白试验（Coombs试验）阳性。

3）确诊标准：满足上述4项临床标准，包括至少1个临床标准和1个免疫学标准；或肾活检证实狼疮性肾炎（LN），同时ANA阳性或抗ds-DNA抗体阳性。

（二）鉴别诊断

1. 肌痹（皮肌炎）

皮损为以双眼睑为中心的紫红色水肿性红斑，常伴有肌酶升高，四肢近端肌肉疼痛，肌力下降。无红蝴蝶疮的中央轻度萎缩、表面黏着性鳞屑的皮损特点。

2. 痹证（风湿性关节炎）

皮损表现为关节肿痛明显，无光敏感，无面部蝶形红斑和肢端血管炎样皮损。

三、辨证要点

本病可以根据病情分为活动期和稳定期。活动期热毒蕴结肌肤经络，以毒热为特点。外感光毒，热毒蕴结，毒损络脉是主要病因病机，治疗上重在清热解毒、凉血化斑。慢性期主要因气血阴阳亏虚所致，因虚致瘀，血滞络脉，肌肤失养，以虚、瘀为特点，治疗上重在温肾健脾、疏肝活血、滋阴降火。

四、治　疗

（一）内治方案

1. 热毒炽盛证
【症状】　面部鲜红色蝶形水肿性红斑，可有瘀点、瘀斑，常伴有高热烦躁，肌肉酸痛，关节疼痛，便结尿黄，甚或神昏谵语；舌质红绛，苔黄燥，脉弦滑或洪数。

【治法】　清热解毒，凉血化斑。

【方药】　清瘟败毒饮加减。

【加减】　症见大便干结者加入生大黄或玄明粉冲服；小便短赤者加入鸭跖草、车前草、淡竹叶；关节红肿者加入忍冬藤、威灵仙、秦艽；热毒内传，壮热神昏者加入紫雪丹、安宫牛黄丸。

2. 阴虚火旺证
【症状】　红斑颜色红而不艳，低热，头昏乏力，耳鸣目眩，口干唇燥，关节酸痛，自汗盗汗，月经不调，小便色黄；舌质红，苔薄黄，脉细数。

【治法】　滋阴清热，和营凉血。

【方药】　六味地黄汤或生脉散加减。

【加减】　伴潮热盗汗者加入二至丸、浮小麦、生牡蛎；伴头发脱落者加入鸡血藤、丹参、桑椹、枸杞子。

3. 脾肾阳虚证
【症状】　面部红斑色淡或红斑已退，头发稀疏，神疲乏力，低热畏寒，腰膝酸软，关节疼痛，不思饮食，便溏溲少，眼睑、下肢水肿。舌体胖大，有齿痕，苔少，脉沉细。

【治法】　温肾壮阳，健脾利水。

【方药】　肾气丸、真武汤加减。

【加减】　伴肢端苍白紫暗者加用泽兰、桃仁等；伴胸腔积液者加用葶苈子、白芥子；伴腹水者加猪苓、车前子；蛋白尿者加金樱子、覆盆子、淫羊藿、茜草等。

4. 气滞血瘀证
【症状】　皮损颜色暗红或萎缩，肢端紫绀，月经紊乱。舌质暗红，苔薄白，脉细涩。

【治法】　养血疏肝，行气化瘀。

【方药】　桃红四物汤合逍遥散加减。

【加减】　伴瘀斑、紫癜者，加茜草、侧柏叶、地榆、仙鹤草等；伴肝脾淋巴结肿大者，加鸡血藤、龙血竭、柴胡、苏木、郁金、香附等。

（二）外治方案

可选用《医宗金鉴》黄连膏早晚外用于皮损区。

五、预防调护

1）避免日光照射，曝光部位皮肤外用遮光剂。

2）注意劳逸结合，调节心情，睡眠充足，避免劳累，对疾病树立乐观的情绪。

3）避免使用青霉素、灰黄霉素、异烟肼、氯丙嗪及口服避孕药。

案　例

胡某，女，28岁。

院外确诊系统性红斑狼疮3年，口服醋酸泼尼松片15mg/d，仍有双膝关节肿胀酸痛，上下楼梯时步履维艰。倦怠乏力、心慌气短，夜间烦躁不安，入睡困难。舌红，苔少，脉虚弱无力。

【中医诊断】 红蝴蝶疮。

【西医诊断】 红斑狼疮。

【辨证】 肝肾阴虚，经络痹阻。

【治法】 补益肝肾，活血通络。

【处方】 生地黄12g，山茱萸12g，炒白芍12g，夜交藤12g，鸡血藤12g，石楠藤15g，海风藤15g，络石藤15g，太子参10g，天冬10g，丹参10g，桑寄生10g，独活10g，川牛膝10g，全蝎(研末冲服)3g。

每日1剂，早晚饭后半小时服。

【二诊】 服用7剂后复诊，关节肿痛有所减轻，证型同前，上方再进15剂。

【三诊】 调治3周，关节肿痛基本缓解。继守原方出入调治。3个月后，醋酸泼尼松片已减量至5mg/d，上下楼梯自如。

【点评】 在系统性红蝴蝶疮的症候群中，关节肌肉酸痛，既是一个十分突出的临床症状，又是贯穿整个病程的重要指标。然而，在诊治过程中，不宜过多应用搜风、祛湿、散寒的中药，因此类中药以辛温居多，恐耗伤津液，进而加重病情。本案处方选用太子参、天冬、生地黄、山茱萸、炒白芍等甘寒柔润之品，重在强肾固本、益气健脾，在此基础上加入藤类药物，意在药性平和，功专蠲痹通络，复适当加入全蝎、丹参、独活、川牛膝、桑寄生等，既助藤类药物蠲痹之力，又可活血止痛，可谓一举两得。

（曾宪玉）

第二节　皮　痹

皮痹是一种病因未明的自身免疫性结缔组织病，其特征是局限性或弥漫性皮肤及内脏器官结缔组织的纤维化和硬化，最后发生萎缩。《素问·痹论》指出："风寒湿三气杂至，合而为痹也……以秋遇此者为皮痹……皮痹不已，复感于邪，内舍于肺。"本病分为局限性皮痹和系统性皮痹，男女发病率之比为1∶3。

本病相当于西医学的硬皮病（scleroderma）。

一、病因病机

本病病位在肺、脾、肾三脏，腠理不密，风、寒、湿邪乘隙内侵，既有营血不足、气滞血凝的一面，又有经络阻隔，经气不宣，痹塞不通，虚实相兼的症候群；病程日久，痹阻于脏腑，在肺则为失于宣降、在脾则为失于运化水谷精微，导致气血不荣，津液不布，在肾则致肾阳虚衰，失于温煦五脏，出现皮肤硬化、萎缩，呼吸困难、不畅等症。本病乃本虚标实之证，以风寒湿邪、血瘀为标，以气虚、阳虚为本。

（1）风寒湿痹 阳虚卫外不固，风寒湿邪侵袭肌肤。寒湿为阴邪，痹阻经络，气血难以温煦于外；或由经络深入，内传脏腑，以致脏腑不和，肝失条达，肺气不宣，脾失健运，气血凝滞而成。

（2）气虚血瘀 疾病迁延或平素体虚，气血不足，营卫滞涩，经络不通，痹阻络脉，肢体筋脉失养而为痹。

（3）阳虚血瘀 久病痹阻于脏腑，致脾肾阳气虚衰，阳气不足，失于温煦，出现四肢逆冷、皮肤硬化萎缩、吞咽困难、呼吸不畅等症。

西医学认为本病原因不明，目前主要有三大发病学说：免疫学说、胶原合成异常学说、血管学说。

二、临 床 诊 断

（一）诊断

1. 临床表现

（1）局限性皮痹

1）点滴状皮痹：损害为黄豆至钱币大小的象牙白色簇集性斑点，病变活动时，周围有紫红色晕，消退后局部为轻度萎缩的色素斑。

2）斑块状皮痹：临床较为常见。为淡红或紫红色斑片，初为水肿性，数月后为淡黄或象牙白色，表面蜡样光泽，周围有紫红色晕。数年后硬度减轻、萎缩，中央色素脱失。皮损位于头部时可引起脱发。

3）线状皮痹：皮损沿肋间神经或一侧肢体带状分布，皮损常开始即出现萎缩。带状损害常累及皮下脂肪、肌肉及筋膜，导致严重畸形。

此外，还有泛发性皮痹、脂膜和筋膜硬化的深部皮痹、致残性全硬化性皮痹、大疱性皮痹、结节性皮痹等。

（2）系统性皮痹（图18-1）

1）多数患者有雷诺现象、关节痛、神经痛、不规则发热、食欲减退、体重下降等前驱症状。

2）皮损常于手足面部开始，渐及前臂、躯干上部，对称分布。皮肤病变可分为肿胀、硬化、萎缩三个阶段，常交替出现，不易区分。初发皮损为红斑肿胀，继之皮肤与皮下组织粘连、萎缩，直至皮肤贴于骨面硬化萎缩，皮损区毫毛脱落，出汗减少。

3）肢端硬化者手指逐渐变细，皮肤紧绷光亮，多发生雷诺现象，约占系统性硬皮病的95%，且以女性多见。临床上将指（趾）皮痹合并皮肤钙质沉着、雷诺现象、毛细血管扩张和伴有吞咽困难者称为CREST综合征。

4）弥漫性皮痹常自躯干开始，渐及四肢和面部，皮损罕见自动消退。皮肤萎缩较肢端硬化者轻，但常于2年左右全身大部分硬化，晚期累及内脏，死亡率为肢端皮痹的3倍。

5）系统性皮痹侵犯内脏时，以关节、肺、食管多见，其他如心脏、肠道、胃、肾、肌肉、肝、腺体等也可累及。内脏损害可发生于皮肤症状之前。亦有少于5%的患者为无皮肤损害的内脏皮痹。

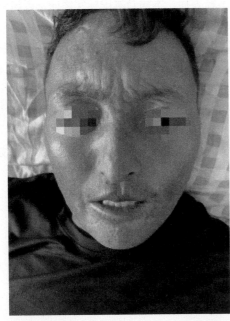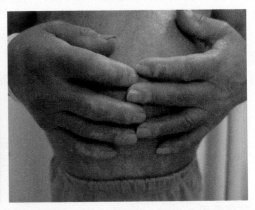

图18-1　系统性硬皮病

2. 实验室检查

（1）抗自身抗体　抗Scl70抗体为系统性皮痹的特异性、标志性抗体。抗着丝点抗体为CREST综合征的标志性抗体。

（2）皮肤组织病理　真皮病理变化为真皮血管周围及附属器周围灶状淋巴细胞浸润。早期真皮内间质水肿；中期血管内膜增生，管腔变窄甚至闭塞，胶原纤维均质化、肥厚，而弹力纤维减少；晚期表皮萎缩，附属器减少或消失。

（二）鉴别诊断

1. 硬化萎缩性苔藓

其轻度硬化的斑块由有白色光泽的多角形扁平丘疹组成，其上有毛囊性黑色角栓，最后发生萎缩。常聚集分布而互不融合。

2. 类脂质渐进性坏死

类脂质渐进性坏死表现为由红色丘疹扩展成暗黄色斑块，中央萎缩，呈褐色且有光泽，有毛细血管扩张。组织病理表现为真皮内境界不清的渐进性坏死、纤维化和肉芽肿性浸润。

三、辨 证 要 点

禀赋不耐，卫外不固，风寒湿邪侵袭肤表，阻滞经络，气血难以温煦于外。寒湿痹阻、气血瘀滞是早期主要病机，治疗上重在温经散寒、化瘀通络；病程日久或体虚之人，邪气内传脏腑，脾肾阳虚，失于濡养，以气虚、阳虚并血瘀为特点，治疗上重在益气温阳、活血软坚。

四、治　疗

（一）内治方案

1. 寒湿痹阻证

【症状】　皮损多呈紫红色，肿胀，皮肤变硬，毫毛稀少，轻微瘙痒或刺痛；舌淡红微胖，苔薄白，脉细。

【治法】　温经散寒，祛湿通络。

【方药】　当归四逆汤加减。

【加减】　皮肤肿胀明显者，可加用麻黄、汉防己、冬瓜皮、扁豆皮宣肺化湿；皮肤硬化者，可加桃仁、川芎、赤芍、鸡血藤活血化瘀；局部麻木不仁者加生黄芪益气通络。

2. 气虚血瘀证

【症状】　肿胀处逐渐变硬，呈蜡样灰黄色斑块，皮肤弹性减弱，用手不易捏起，感觉迟钝或消失；舌淡暗有瘀斑，苔薄，脉细涩。

【治法】　温经散寒，祛湿通络。

【方药】　黄芪桂枝五物汤合桃红四物汤加减。

【加减】　硬化明显者加水蛭、地龙、路路通破瘀通络；气短乏力、纳呆者加党参、白术、柴胡、当归益气健脾；手足逆冷者加附片、干姜温阳散寒。

3. 阳虚血瘀证

【症状】　病程日久，皮肤僵硬萎缩，色沉明显，局部毫毛脱落，皮损既可呈条带状亦可为斑块状，伴畏寒肢冷，指端萎缩苍白，骨节疼痛；舌淡红，苔薄白，脉沉细无力。

【治法】　温阳散寒，活血软坚。

【方药】　乌头桂枝汤合桃红四物汤加减。

【加减】　短气乏力者重用生黄芪、当归益气养血；指端疼痛、溃烂不收者，加入制乳香、制没药、血竭活血止痛；骨节疼痛者，加入威灵仙、海风藤、乌梢蛇、秦艽祛风通络；腰酸酸软者，加入巴戟天、淫羊藿、仙茅、肉苁蓉温补肾阳。

（二）外治方案

（1）擦药法　以市售正红花油外涂局部，略加按摩。

（2）熏洗法　透骨草、桂枝、红花、草乌、川椒、桂枝、艾叶或黄药子加水适量煎煮，先熏后洗。

（3）贴膏法　取桃枝、柳枝、桑枝、槐枝、榆树枝、乳香、没药、羌活、千年健、三七、鸡内金等制作贴膏。

五、预 防 调 护

1）劳作汗出时切忌当风贪凉，需及时更换贴身衣物。

2）指端、肘尖皮损应防止擦伤溃破，否则破溃难愈。

3）保持乐观心态，摄取富有营养及易消化食物。

（曾宪玉）

第三节 肌 痹

肌痹是以累及皮肤、横纹肌和小血管炎症为特征的自身免疫性疾病，以对称性四肢近端肌肉的炎症性肌病和眶周紫红色斑为特征。《素问·长刺节论》记载："病在肌肤，肌肤尽痛，名曰肌痹，伤于寒湿。"《素问·痹论》进一步阐述："……以至阴遇此者为肌痹""肌痹不已，复感于邪，内舍于脾"。

本病相当于西医学的皮肌炎（dermatomyositis）。

一、病 因 病 机

本病属祖国医学"痹证""痿证"范畴，由精血亏损，外邪乘虚而袭所致。核心病机在肺、脾、肾三脏功能失调，邪气痹阻经脉。

（1）**热毒蕴肤** 素体阳胜，内有蕴热，复因风、寒、湿邪浸淫肌肤，从阳化热，阻于经络，痹阻气血经脉，热毒蕴肤而发病。

（2）**寒湿痹阻** 久居潮湿之地、贪凉露宿、睡卧当风、水中作业或汗出着水等，外邪浸入肌肤经络，气血痹阻而发病。

（3）**心脾两虚** 饮食不节，忧思过度，劳逸不当，损伤脾胃，生化乏源，四肢肌肉无以濡养而发病。

（4）**脾肾两虚** 老年或久病体虚，伤及阳气，由脾及肾，出现脾肾两虚之证。

西医学认为本病原因不清，有多种因素参与，目前认为自身免疫、遗传易感性、细菌感染、病毒感染是本病的主要发病因素；此外，本病可伴发恶性肿瘤，尤其是40岁以上发病者。

二、临 床 诊 断

（一）诊断

1. 临床表现

1）成人肌痹以40～60岁时高发，可伴恶性肿瘤。女性发病率是男性的2倍。

2）皮肤损害：以上眼睑为中心的紫红色斑，伴或不伴眼睑和眶周水肿，具有诊断价值；Gottron征是肌痹的特有皮损，为发于指关节、掌指关节伸侧及肘膝关节伸侧的扁平紫红色鳞屑性丘疹，伴毛细血管扩张，日久中央萎缩；前额、面颊、胸部"V"字区、颈部也可出现红斑；甲皱襞毛细血管扩张；部分患者在红斑的基础上出现色素沉着、色素减退、毛细血管扩张、皮肤萎缩，呈皮肤异色样改变（图18-2）。

3）肌肉症状：主要侵犯横纹肌，主要表现为对称性近端肌无力，也可有肌痛、肌肿胀，常见有上肢抬举困难、走路障碍、下蹲后起立困难、呛水等。

4）系统症状：可出现伴发晨僵的关节痛或关节炎、肺间质病变、胸膜炎、吞咽困难、心律失常等。

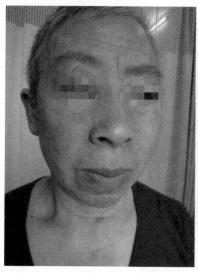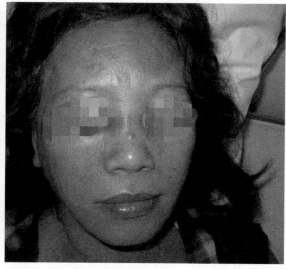

图 18-2　皮肌炎

5）约11%的肌痹患者出现典型皮损后2年或更久而无肌病出现，或仅有轻微的一过性肌病，称为无肌病性肌痹，此类患者一般不伴发内脏恶性肿瘤。

6）儿童肌痹多发于10岁以前，常伴钙质沉积，预后相对较好。

2. 实验室检查

1）可有贫血、白细胞增多、蛋白尿和血沉加快。横纹肌所含的肌酸激酶和醛缩酶升高是肌肉损伤的特异性、敏感性指标。可有抗 Jo-1、抗 Mi-2 等皮肌炎特异性自身抗体阳性，但阳性率不高。

2）肌电图可以排查肌源性而非神经源性病变。四肢近端肌肉的 T2 加权 MRI 影像信号增强或超声检查间质回声增强常提示肌肉炎症改变，作为无创检查可部分替代肌肉活检。

3）没有典型皮损时，肱三头肌活检临床价值优于方便取材的三角肌，因后者常在疾病晚期才会出现变化。

（二）鉴别诊断

1. 红蝴蝶疮（系统性红斑狼疮）

系统性红斑狼疮也可在曝光部位出现皮损及皮肤异色症，但无伸侧肌群肌炎、Gottron 征及上眼睑为中心的紫红色斑。

2. 皮痹（硬皮病）

硬皮病亦可出现甲皱襞毛细血管扩张，但手部水肿硬化是早期体征，后期出现硬化萎缩。

三、辨证要点

本病根据病情可分为急性期和慢性期。急性期邪热痹阻，毒蕴脉络，以毒热蕴结为特点，治疗上重在清热祛湿、解毒宁络。慢性期主要因气血阴阳亏虚所致，寒湿痹阻，因虚致瘀，以虚瘀为特点，治疗上重在温阳益气、活血通络。

四、治　疗

（一）内治方案

1.热毒蕴肤证

【症状】 皮损呈水肿性紫红色斑，焮红灼热；可伴高热、肌肉关节疼痛无力；舌质红绛，舌苔黄腻或黄，脉滑数。

【治法】 清热祛湿，解毒通络。

【方药】 清瘟败毒饮加减。

【加减】 高热者加羚羊角清热凉血；肌肉关节痛甚者加秦艽、鸡血藤养血活血；咽喉肿痛者加桔梗、牛蒡子利咽。

2.寒湿痹阻证

【症状】 皮损色暗，肢体关节肌肉疼痛，关节屈伸不利，遇寒痛甚，得热痛缓，伴有疲乏气短；舌淡，舌苔薄白，脉沉细。

【治法】 散寒通络，祛风除湿。

【方药】 温经通络汤加减。

【加减】 伴肌肤麻木者，加黄芪、海桐皮、豨莶草；关节发凉疼痛，遇冷更甚者，加附片、细辛、桂枝、干姜以温经散寒、通脉止痛。

3.心脾两虚证

【症状】 皮疹暗红，进展缓慢，面黄消瘦，肌痛乏力，心悸健忘，眠差盗汗，头晕目眩，食少懒言；舌淡红，苔薄白，脉细缓。

【治法】 补益心脾，活血通络。

【方药】 归脾汤加减。

【加减】 关节疼痛者加威灵仙、老鹳草、乌梢蛇通经活络止痛；怔忡心悸者加生龙牡、琥珀、茯神宁心安神；畏寒肢冷者加仙茅、淫羊藿温阳散寒。

4.脾肾两虚证

【症状】 日久不愈，皮损暗红，肌肉萎缩无力，腰膝酸软，畏寒肢冷，纳差便溏。舌淡胖，舌苔薄白或少苔，脉沉细无力。

【治法】 补益肾阳，健脾益气。

【方药】 金匮肾气丸合四君子汤加减。

【加减】 偏阳虚，畏寒怕冷明显者，加鹿角霜、川续断、烫狗脊等温阳；偏阴虚，低热心烦，午后潮热明显者，加龟板、熟地黄、女贞子等滋阴；伴血瘀，皮疹色暗者加红花、凌霄花、玫瑰花等活血化瘀。

（二）外治方案

可用市售红花油按摩肌肉疼痛处。

五、预防调护

1）注意防风、防寒、防潮。

2）肌痹初发时即应积极治疗，防止病邪入脏。行走不便者，应防止跌扑，以免骨折。

3）久病者，保持乐观心态，树立战胜疾病的信心。

4）宜摄取富有营养、易消化食物。

（曾宪玉）

第四节　燥　毒

燥毒是一种侵犯外分泌腺，尤以唾液腺和泪腺为主的慢性自身免疫性疾病。本病中医古籍无明确记载，近代学者根据"燥胜则干"（《素问》）、"诸涩枯涸，干劲皴揭，皆属于燥"（《素问玄机原病式》），提出了燥毒病名。《医门法律》指出："有干于外而皮肤皴揭者，有干于内而精血枯涸者，有干于津液而荣卫气衰，肉烁而皮着于骨者，随其大经小络所属上下中外前后，各为病所。"本段论述较符合本病的病因病机，津液竭于内外则清窍、皮肤和关节均干燥枯涸、失于濡养。

本病相当于西医学的干燥综合征（sjögren syndrome，SS）。

一、病因病机

先天禀赋不耐，或因经产耗伤津血，不能濡养脏腑、四肢和孔窍；或因燥邪侵袭，煎灼津液，久则化毒，而致气阴两虚，或阴损及阳。气阴两虚是贯彻于本病全程的重要病因病机。

（1）先天禀赋　本病女性发病率高于男性。先天禀赋易伤津化燥，女性兼有经、乳、产等生理原因，阴津更易亏耗。久则阴虚化燥，津液被灼，精血不足，不能濡养脏腑、四肢和孔窍，故出现以燥象为主的全身性津亏内热之象。

（2）燥毒侵袭　燥毒侵袭，煎灼津液，久则化毒灼伤脏腑和孔窍，出现口干、眼干、咳嗽、乏力、关节疼痛等症状。

（3）气阴两伤　早期多为肺胃气阴两伤，若燥证日久，则耗伤肝肾阴液，致阴液难复，缠绵难愈。病程久者，阴损及阳，阳气虚衰，失于温煦和运化，津液生化乏源，故出现畏寒肢冷、关节疼痛诸症。

本病发病机制不明。与人类白细胞抗原基因有一定相关性，感染人类白血病病毒Ⅰ、人类免疫缺陷病毒、丙型肝炎病毒的患者可出现干燥综合征的表现。

二、临床诊断

（一）诊断

1. 临床表现

1）本病好发于40～50岁，多发于女性，女性与男性患病率之比为9∶1。

2）本病主要累及分泌腺，特别是泪腺和唾液腺。最常见的症状为口干、眼干。口干是最常见的症状，严重者食用固体食物时需要饮水；因唾液减少，可出现多个难以控制的龋齿；可出现间歇性、交替性单侧腮腺肥大；可有舌痛、舌面干、皲裂等。眼改变为干燥性角膜结膜炎，表现为眼干涩，异物感，沙子样摩擦感，严重者哭时无泪。其他外泌腺如鼻、硬腭、气管、下呼吸道、消化道、阴道黏膜也可受累，出现不同症状，包括鼻干、鼻出血、耳干、外阴干燥等。

3）皮肤干燥，常瘙痒。可出现血管炎表现，出现触及或不可触及的紫癜、荨麻疹性血管炎、结节性红斑等表现。

4）通常为多发性关节炎，病程呈慢性，可不对称。常累及膝、踝关节。

5）可累及其他器官，表现多样，如间质性肺炎、间质性肾炎、周围和中枢神经病变等。

2. 实验室检查

（1）自身免疫性抗体　本病患者可检测到多种自身免疫性抗体，抗 SSA/Ro、SSB/La 抗体阳性率最高，分别为 70%、50%，其次是类风湿因子（36%～74%），抗心凝脂抗体（20%），抗中性粒细胞抗体（12%）。

（2）高丙球蛋白血症　多克隆性免疫球蛋白增高，IgG、IgM 或 IgA 同时增高，少数患者冷球蛋白阳性。

3. 诊断标准

符合下列任何一个临床表现、评分达到 4 分，且排查相关疾病即可确诊。

（1）临床表现

1）每天感到不能忍受的眼干持续 3 个月以上。

2）眼睛反复的沙子或石头样异物感。

3）一天之内用人工替代泪液超过 3 次。

4）进食干性食物需要频繁喝水。

（2）评分

1）唾液腺活检（$4mm^2$）中有 > 1 个淋巴细胞浸润，3 分。

2）抗 SSA/Ro 和（或）Ro 抗体阳性，3 分。

3）至少一侧角膜染色 OSS ≥ 5 或 VBS ≥ 4，1 分。

4）至少一侧希尔默试验（Schirmer 试验）≤ 5mm/5min，1 分。

5）静息相唾液流率 ≤ 0.1ml/1min，1 分。

（3）排除疾病

1）头或颈放射性治疗。

2）PCR 确诊的丙型肝炎病毒感染。

3）获得性免疫缺陷综合征、结节病、淀粉样变。

4）IgG4 相关疾病。

（二）鉴别诊断

1. 重叠综合征

重叠综合征可有燥毒证表现，但同时满足两种或两种以上结缔组织病的诊断标准。

2. 病毒感染性疾病

感染丙型肝炎病毒、HIV 病毒可引起燥毒证表现，PCR 检测 HCV 及 HIV 抗体可鉴别。

三、辨 证 要 点

气阴两虚是辨证的核心，以口干为主者多属于肺、胃阴液不足，治宜润肺益胃；口干兼有眼干明显者，多属肝肾阴虚，治宜养阴生津、补益肝肾；伴关节疼痛者多兼有血瘀或阳气不足，治宜益气化瘀；久病出现畏寒肢冷、小便清长者多属阴损及阳，治益阴阳双补。

四、治　疗

（一）内治方案

1. 燥邪犯肺证

【症状】 口干、鼻干，两眼干涩不舒，或有咳嗽，食少，或有关节肿胀疼痛，肌肤甲错，偶有腮颊濡白肿胀；舌红，苔少或薄，脉濡数。

【治法】 清凉润肺，佐以解毒。

【方药】 清燥救肺汤加减。

【加减】 眼干甚者加枸杞子、茺蔚子、青葙子养肝明目；大便干结者加火麻仁、杏仁、柏子仁润肠通便；燥毒内盛者出现发热，干咳无痰或少痰，加芦根、黄芩、生石膏、知母、金荞麦等清热解毒、化痰。

2. 气阴两虚证

【症状】 口干咽燥，需频频饮水，唇或口角皲裂，两目干涩少泪，眼内异物感明显，皮肤干燥瘙痒；时有腮颊濡白肿胀或疼痛，伴神疲乏力，少气懒言，头晕，纳差，关节酸痛，大便秘结；舌嫩红少苔，边有齿痕，脉细无力而数。

【治法】 益气养阴，润燥解毒。

【方药】 四君子汤、生脉饮合芍药甘草汤加减。

【加减】 纳差者加炒麦芽、焦山楂助健脾益气；关节酸痛甚者加土茯苓、鸡血藤、威灵仙养血解毒通络；乏力者加黄芪、太子参益气养阴。

3. 肝肾阴虚证

【症状】 口燥咽干，频频饮水，唇或口角皲裂，进干食困难，牙齿色枯欠润，眼干涩无泪；反复腮颊肿大发硬日久不消；皮肤皲裂，毛发不荣；形体干瘦，腰膝酸软，五心烦热，颧红盗汗，女性阴道干涩；舌质红绛，干裂无苔或见镜面舌，脉细数。

【治法】 养阴生津，补益肝肾。

【方药】 六味地黄丸、二至丸合芍药甘草汤加减。

【加减】 口干甚者加石斛、玉竹、麦冬润燥养阴；眼干甚者加枸杞子、茺蔚子、青葙子养肝明目；腮颊肿大者加夏枯草散结消肿；关节疼痛者加杜仲、续断、威灵仙补肝肾通络；乏力者加黄芪、太子参益气养阴；低热者加白薇、十大功劳叶、银柴胡滋阴退热；畏寒肢冷、小便清长属阴损及阳，加淫羊藿、仙茅等温补肾阳。

（二）外治方案

1. 中药外治

（1）中药涂擦　选用生肌玉红膏，或甘草油、蛋黄油、胡桃仁油外涂，适用于唇干、口角皲裂、鼻干、阴道干燥者。

（2）中药贴敷　选用锡类散、珠黄散，漱口或洗净后外用，适用于口舌糜烂或女阴溃疡者。

2. 针灸治疗

针刺疗法　主穴：足三里、中极；配穴：口干者加合谷、地仓、承浆；眼干涩者加鱼腰、睛明、四白；腮肿者加颊车、下关；上肢关节疼痛者加曲池、外关；下肢关节疼痛者加阴陵泉；外阴干涩者加肾俞、关元；皮肤干痒者加曲池、血海。

五、预防调护

1）不宜多食辛燥之品，以免助火生燥；可常吃银耳汤、鲜梨、鲜藕等。

2）避免长时间看书、看电脑，以免眼干加重。

3）保持心情愉悦，忌急躁忧怒。

（曾宪玉）

第五节 天 疱 疮

　　天疱疮是一种慢性、复发性、炎症性表皮内大疱性皮肤病。以皮肤起燎浆水疱，小如芡实，大如棋子，易于溃破流滋、缠绵不愈为临床特征。天疱（泡）的病名较早见于明代《滇南本草》，其记载："鼓槌草，独苗对叶，苗上开花似槌。气味苦、淡，无毒。专治一切无名肿毒、杨梅天泡诸疮。"《疡科心得集》记载："天泡疮者，形如水泡，皮薄而泽，或生头面，或生遍身。由天行少阳相火为病，故名天泡。"天疱疮系少见皮肤病。

　　本病西医学病名也为天疱疮（pemphigus）。

一、病因病机

　　本病的发生内因多与心、脾、肾三脏功能失调有关，多由火热客于肌肤之间，不得外泄而生，或由心火妄动，或感暑热火邪所致，湿毒久恋，耗气伤阴，以致气阴两虚。

　　（1）毒热炽盛　心火妄动，复感风热湿毒，内外火毒相煽，发于肌肤。

　　（2）心火脾湿　心火妄动，脾湿内蕴，心火与脾湿交阻，湿热熏蒸肌肤。

　　（3）气阴两虚　热毒或湿热日久，流滋无度，耗气伤阴，长期使用糖皮质激素或免疫抑制剂耗伤人体阳气，致气阴两虚。

二、临床诊断

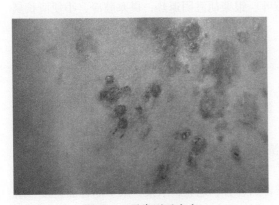

图18-3　寻常型天疱疮

（一）诊断

1. 临床表现

　　临床上天疱疮常见的类型可分为四型：寻常型、增殖型、落叶型、红斑型。

　　（1）寻常型天疱疮（图18-3）　约占所有天疱疮的70%。常在外观正常的皮肤上、少数在红斑基础上突然发生水疱，水疱孤立散在或群集分布，疱壁薄而松弛易破，疱液澄清，棘细胞松解征（Nikolsky征，尼氏征）阳性为主要体征。水疱破后形成不易愈合的红色湿润糜烂面，渗液及出血，并结成黄褐色痂，气味腥臭。糜烂面不断扩大，边缘可见分离的表皮如领圈状，皮损易继发感染，常伴疼痛和全身不适。水疱初发部位以口腔黏膜、头面、胸背、腋窝或臀部等易受摩擦或压迫部位多见。皮损可在数周内泛发全身，也可局限于一处或数处达数周至数月之久。大多数患者有口腔黏膜损害，几乎半数以上是最早出现的症状。口腔水疱常在数分钟至数十分钟内破裂，留下一层灰白色膜，覆于糜烂面上，常引起出血、流涎、疼痛，影响进食。眼结膜、鼻、咽喉、肛门、外生殖器等处的黏膜亦可受累。病程呈慢性，预后较差，严重者可因全身衰竭、继发感染等而死亡。

（2）增生型天疱疮 为寻常型天疱疮的一个异型，少见。好发于腋窝、腹股沟、乳房下等皮肤皱褶处及口腔、鼻腔、阴唇、阴茎头、肛门等黏膜处。初起为松弛性水疱，极易破裂，形成糜烂面和蕈样、乳头状增生。损害表面有浆液或脓液渗出，覆有厚痂，周围炎性红肿，气味腥臭，自觉症状不明显。若继发细菌感染可出现高热等全身症状。皮损时轻时重，病程较寻常型长，可因全身衰竭或并发症而死亡。本病临床分为轻型和重型，轻型原发损害主要为小脓疱，水疱不明显，类似于增殖性皮炎；重型的原发损害则为水疱。

（3）落叶型天疱疮 初发皮损多局限于头面和胸背上部，在红斑和外观正常的皮肤上出现松弛性水疱。与寻常型天疱疮相比，病情较轻，黏膜损害少见而轻微，水疱壁更薄、更表浅，极易破裂，形成红色湿润微肿的糜烂面，浆液渗出，形成黄褐色油腻性叶状结痂，痂皮中心附着，边缘游离，基底湿润，有恶臭。自觉瘙痒或灼痛，全身症状轻重不一，约2/3的患者皮损最后可泛发全身。本病有时不发生水疱，患处皮肤潮红肿胀，出现叶状皮屑，类似剥脱性皮炎，尼氏征阳性，病程较长，预后较好，部分患者可完全缓解。

（4）红斑型天疱疮 可能是落叶型天疱疮的局限型或早期表现，是天疱疮中良性和较多见的一型。皮损主要发生于头皮、面部及胸背上部，下肢和口腔黏膜很少累及。面部损害类似红蝴蝶疮的蝶形红斑，上覆鳞屑和结痂，基底湿润。头皮、胸背上部皮损为散在红斑，其上发生松弛性水疱，或出现脂性鳞屑和黄痂，类似脂溢性皮炎。尼氏征阳性。皮损愈后遗留棕褐色色素沉着。自觉瘙痒，全身症状不明显。

以上四型天疱疮可互相转化，寻常型可转化为增殖型或落叶型；红斑型可转化为落叶型或寻常型；落叶型偶可转化为增殖型。

2. 实验室检查

（1）组织病理 天疱疮共同的病理表现为表皮内裂隙或水疱形成，疱内可见单个或成群的棘刺松解细胞。上述四型天疱疮在组织学上呈一连续改变，寻常型和增生型天疱疮的表皮内水疱位于基底层上；落叶型、红斑型天疱疮的表皮内水疱位于角质层下或颗粒层。此外，增生型天疱疮还具有棘层肥厚，表皮呈乳头瘤样增生，表皮内大量嗜酸性粒细胞微脓肿等特征。

（2）免疫荧光检查

1）直接免疫荧光：取水疱周围外观正常皮肤或新起皮损做检查，角质形成细胞间隙内均可见IgG和C3沉积，少部分为IgM和IgA。

2）间接免疫荧光：80%～90%的患者血清中存在抗角质形成细胞间质抗体（即天疱疮抗体），主要是IgG，少数为IgM和IgA。

（二）鉴别诊断

1. 大疱性类天疱疮

大疱性类天疱疮多见于老年人，水疱紧张，不易破裂，破后创面易于愈合，极少有黏膜损害，尼氏征阴性，组织病理示水疱位于表皮下。

2. 疱疹样皮炎

基本损害为环状红斑、丘疹和水疱，尼氏征阴性，瘙痒剧烈。有谷胶过敏性肠病。水疱在表皮下，真皮乳头有中性粒细胞微脓肿，IgA和C3呈颗粒状沉积在真皮乳头内。

3. 猫眼疮（重症多形红斑）

本病是一种病因不明的急性炎症性疾病，多与感染和变态反应有关。典型皮损为中间有靶形或虹膜状损害的圆形水肿性红斑，可见红斑、水疱、大疱和（或）黏膜糜烂。常见于儿童及年轻人，起病急骤，有较重的前驱症状如发热、头痛、咽痛、关节肌肉疼痛等。组织病理可见表皮坏死、大疱形成，真皮浅层水肿，毛细血管扩张，管壁可有纤维蛋白样变性，周围有淋巴细胞、嗜酸性粒细胞和中性粒细胞浸润。

三、辨 证 要 点

急性期湿热兼热毒为主，重在清热除湿、解毒凉血；慢性期或后期湿热减退，津伤气耗，治疗重在益气养阴，健脾除湿，兼以清热解毒。糖皮质激素作为本病治疗首选药物后极大地改善了患者预后，同时也产生了一系列的不良反应，临床上也存在糖皮质激素禁忌证患者和激素减量过程皮疹反复情况，用中医药辅助治疗可在一定程度上解决这些难题。

四、治　　疗

（一）内治方案

1. 毒热炽盛证

【症状】　发病急骤，水疱迅速扩展、增多，糜烂面鲜红，或上覆脓液，灼热痒痛；伴身热口渴，烦躁不安，便干溲赤；舌质红绛，苔黄，脉弦滑或数。

【治法】　清热解毒，凉血清营。

【方药】　犀角地黄汤合黄连解毒汤加减。

【加减】　症见高热者加羚羊角粉；大便干燥者加大黄；寒热往来，口苦者加柴胡、黄芩；继发感染出现恶寒、高热无汗者可加麻黄、桂枝等。

2. 心火脾湿证

【症状】　燎浆水疱，新起不断，疮面色红，口舌糜烂，皮损较厚或结痂而不易脱落，疱壁紧张，潮红明显；伴见倦怠乏力，腹胀便溏，或心烦口渴，小便短赤；舌质红，苔黄或黄腻，脉数或濡数。

【治法】　泻心凉血，清脾除湿。

【方药】　清脾除湿饮加减。

【加减】　心火炽盛者加黄连、莲子心；口腔糜烂者加金莲花、金雀花、藏青果、金果榄；大便干燥者加大黄；伴口渴不欲饮，或恶心欲吐，倦怠乏力，腹胀便溏者，选用除湿胃苓汤合参苓白术散加减。

3. 气阴两伤证

【症状】　病程日久，已无水疱出现，疮干结痂，或有瘙痒、入夜尤甚，或遍体层层脱屑，状如落叶；伴口干咽燥，五心烦热，汗出口渴，不欲多饮，神疲乏力，气短懒言；舌质淡红，苔少或无苔，脉沉细数。

【治法】 益气养阴，清解余毒。

【方药】 解毒养阴汤加减。

【加减】 痒甚者可加刺蒺藜、当归；病久四肢厥冷，大便稀溏，畏寒，疲倦乏力者加熟附片、干姜、茯苓、甘草等。

（二）外治方案

总治疗原则为保护创面、收湿敛疮、预防感染。

（1）**湿渍法** 皮损有糜烂渗液者，可用黄连、黄柏、马齿苋等清热解毒除湿中药煎汤湿敷。

（2）**贴敷疗法** 较大糜烂面可用邮票贴敷疗法，或用清热解毒之油剂，如甘草油、复方大黄油、紫草油外涂患处。

（3）**中药含漱** 口舌糜烂者用金银花、黄连、金莲花、黄芩、生甘草等煎水含漱。

五、预防调护

1）心情舒畅，保持乐观情绪，避免过度紧张及恐惧心理。

2）注意劳逸结合，保持充足睡眠，避免劳损。

3）多食优质蛋白及富含维生素的食物。

4）预防全身及局部感染，加强黏膜部位护理。

5）床上用品及床边紫外线消毒。

6）换药治疗注意防寒保暖。

（李　凯　曾宪玉）

第六节　类天疱疮

类天疱疮（pemphigoid）是一种皮肤上出现紧张性大疱，可伴有黏膜损害的大疱性皮肤病。类天疱疮主要包括大疱性类天疱疮（bullous pemphigoid，BP）和瘢痕性类天疱疮（cicatricial pemphigoid，CP）。其特点是在红斑或正常皮肤上出现紧张性大疱，疱壁较厚，呈半球形，不易破裂，尼氏征阴性。多见于老年人，但青壮年、儿童亦可患病，女性多于男性，病程长，预后较好。中医文献中记载的"天疱疮""火赤疮""蜘蛛疮"等属于本病范畴。

一、病因病机

本病总因脾虚不能运化水湿，水湿内停，复感热毒之邪，或脾虚失运，日久化热，湿热内蕴，发于肌肤所致。

（1）**火毒炽盛** 感受热毒之邪，热毒熏蒸，气营两燔，脾虚湿盛，发于肌肤。

（2）**脾虚湿盛** 脾失健运，水湿内停，蕴而化热，湿热内蕴，外犯肌肤，复感邪毒而发。

（3）**阴阳两虚** 湿毒日久，耗伤阴液，阴损及阳，肌肤失养。

二、临 床 诊 断

（一）诊断

1. 临床表现

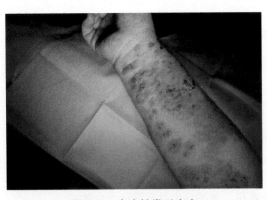

图18-4　大疱性类天疱疮

本病多见于60岁以上老年人，儿童也可发病。好发于胸腹、腋下、腹股沟、四肢屈侧。可局限分布，如躯体、下肢尤为常见，也可泛发全身。基本损害为紧张性水疱、大疱，在红斑或正常皮肤上出现，水疱自樱桃大至核桃大，呈半球状，疱壁紧张，疱液澄清，久之浑浊呈胶样，有时也带血性（图18-4）。疱壁厚，可数天不破溃，尼氏征阴性，水疱破裂后糜烂面不扩大且愈合较快。

痂脱落后留有色素沉着。皮疹成批出现或此起彼伏。部分患者初发病时为浮肿性红斑伴剧烈瘙痒，易被误诊为多形红斑或湿疹。

部分患者可有黏膜损害，多在皮损泛发期或疾病后期发生，主要侵犯舌、唇、腭、颊、咽、会厌、外阴、肛周、食管等处黏膜，黏膜上发生小水疱，糜烂较易愈合。

未经治疗的类天疱疮呈慢性、自限性过程，病程数月到数年不等，大多数患者治疗后完全缓解。对于高龄患者，尤其在活动性水疱期，未经治疗者预后可能不良，严重者可能出现死亡。

2. 实验室检查

（1）**组织病理**　取新鲜水疱做组织病理检查见表皮下水疱，疱内及疱下真皮内以嗜酸性粒细胞为主的混合炎性细胞浸润，浅层血管周围有淋巴细胞浸润。陈旧性水疱由于表皮再生，疱的基底被新生上皮覆盖，呈"表皮内疱"改变。

（2）**免疫荧光检查**

1）直接免疫荧光检查：取材应位于皮损周围皮肤内。在皮肤基底膜带IgG和（或）C3呈线状沉积，有时可见到IgM、IgA。用氯化钠分离表真皮，荧光染色沉积在表皮侧。

2）间接免疫荧光检查：多用血液，也可用疱液及尿液作标本。3/4的类天疱疮患者有针对表皮基底膜的循环IgG自身抗体，具有诊断价值。

（二）鉴别诊断

1. 天疱疮

天疱疮多在外观正常的皮肤上出现水疱，疱壁薄而松弛，易于破裂，形成糜烂及结痂，尼氏征阳性，常侵犯黏膜。组织病理变化为表皮内水疱，直接免疫荧光试验在表皮细胞间有IgG和C3沉积。

2. 疱疹样皮炎

基本损害为环状红斑、丘疹和水疱，尼氏征阴性，瘙痒剧烈。有谷胶过敏性肠病。水疱在表皮下，真皮乳头有中性粒细胞微脓肿，IgA和C3呈颗粒状沉积在真皮乳头内。

其他可参考"天疱疮"节相关鉴别诊断。

三、辨证要点

治疗上应遵循急则治其标、缓则治其本的原则，急性期以湿热蕴结为主，重在清热除湿；缓解期、稳定期以脾虚湿蕴为主，重在健脾除湿；病久耗伤阳气，治宜温阳除湿。

四、治　疗

（一）内治方案

1. 湿热蕴结证

【症状】 发病急骤，水疱迅速扩展、增多，糜烂面鲜红，灼热痒痛；伴身热口渴，烦躁不安，便干溲赤；舌质红，苔黄腻，脉弦滑或数。

【治法】 清热除湿。

【方药】 清瘟败毒饮加减。

【加减】 症见大疱较多者，加车前子、冬瓜皮清热利湿；高热烦躁者，加羚羊角粉清热凉血；大便干燥者加大黄；口苦、口干、发热，寒热往来者加柴胡、黄芩等；舌苔厚腻者加藿香、佩兰。

2. 脾虚湿蕴证

【症状】 皮损颜色较淡，疱壁松弛，破后糜烂、渗出；伴口不渴，纳差或食后腹胀，小便少，大便溏；舌淡，苔白或白腻，脉沉、缓或滑。

【治法】 健脾除湿。

【方药】 除湿胃苓汤加减。

【加减】 纳差者，加焦三仙、枳实开胃消食、健脾除满；腹胀者加乌药、紫苏梗、佛手；心烦者加莲子心；失眠者加生龙骨、牡蛎；舌苔厚腻者加藿香、佩兰。

3. 阴阳两虚证

【症状】 病程日久，水疱无新发，或疱干结痂；伴有神疲无力，气短懒言，夜不能寐，四肢厥冷，大便溏泄，口干咽燥；舌质淡红，苔少或无苔，脉沉细数。

【治法】 阴阳双补。

【方药】 金匮肾气丸合真武汤加减。

【加减】 咽干口燥等偏阴虚者加玄参；畏寒肢冷等偏阳虚者加菟丝子、仙茅等。

（二）外治方案

可参考"天疱疮"节。

五、预防调护

1）保持心情舒畅，情绪乐观。

2）避免过食寒凉食物，以免损伤脾胃加重内湿化生。

3）预防全身及局部感染，加强黏膜部位，口、眼、生殖器等部位护理。

（李　凯　曾宪玉）

思维导图

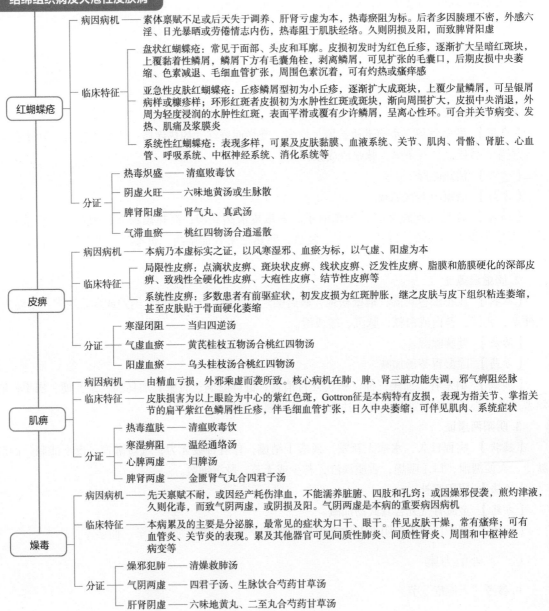

结缔组织病及大疱性皮肤病

红蝴蝶疮

病因病机 —— 素体禀赋不足或后天失于调养、肝肾亏虚为本，热毒瘀阻为标。后者多因腠理不密，外感六淫、日光暴晒或劳倦情志内伤，热毒阻于肌肤经络。久则阴损及阳，而致脾肾阳虚

临床特征
- 盘状红蝴蝶疮：常见于面部、头皮和耳廓。皮损初发时为红色丘疹，逐渐扩大呈暗红斑块，上覆黏着性鳞屑，鳞屑下方有毛囊角栓，剥离鳞屑，可见扩张的毛囊口，后期皮损中央萎缩、色素减退、毛细血管扩张，周围色素沉着，可有灼热或瘙痒感
- 亚急性皮肤红蝴蝶疮：丘疹鳞屑型初为小丘疹，逐渐扩大成斑块，上覆少量鳞屑，可呈银屑病样或糠疹样；环形红斑者皮损初为水肿性红斑或斑块，渐向周围扩大，皮损中央消退，外周为轻度浸润的水肿性红斑，表面平滑或覆有少许鳞屑，呈离心性环。可合并关节病变、发热、肌痛及浆膜炎
- 系统性红蝴蝶疮：表现多样，可累及皮肤黏膜、血液系统、关节、肌肉、骨骼、肾脏、心血管、呼吸系统、中枢神经系统、消化系统等

分证
- 热毒炽盛 —— 清瘟败毒饮
- 阴虚火旺 —— 六味地黄汤或生脉散
- 脾肾阳虚 —— 肾气丸、真武汤
- 气滞血瘀 —— 桃红四物汤合逍遥散

皮痹

病因病机 —— 本病乃本虚标实之证，以风寒湿邪、血瘀为标，以气虚、阳虚为本

临床特征
- 局限性皮痹：点滴状皮痹、斑块状皮痹、线状皮痹、泛发性皮痹、脂膜和筋膜硬化的深部皮痹、致残性全硬化性皮痹、大疱性皮痹、结节性皮痹等
- 系统性皮痹：多数患者有前驱症状，初发皮损为红斑肿胀，继之皮肤与皮下组织粘连萎缩，甚至皮肤贴于骨面硬化萎缩

分证
- 寒湿闭阻 —— 当归四逆汤
- 气虚血瘀 —— 黄芪桂枝五物汤合桃红四物汤
- 阳虚血瘀 —— 乌头桂枝汤合桃红四物汤

肌痹

病因病机 —— 由精血亏损，外邪乘虚而袭所致。核心病机在肺、脾、肾三脏功能失调，邪气痹阻经脉

临床特征 —— 皮肤损害为以上眼睑为中心的紫红色斑，Gottron征是本病特有皮损，表现为指关节、掌指关节的扁平紫红色鳞屑性丘疹，伴毛细血管扩张，日久中央萎缩；可伴见肌肉、系统症状

分证
- 热毒蕴肤 —— 清瘟败毒饮
- 寒湿痹阻 —— 温经通络汤
- 心脾两虚 —— 归脾汤
- 脾肾两虚 —— 金匮肾气丸合四君子汤

燥毒

病因病机 —— 先天禀赋不耐，或因经产耗伤津血，不能濡养脏腑、四肢和孔窍；或因燥邪侵袭，煎灼津液，久则化毒，而致气阴两虚，或阴损及阳。气阴两虚是本病的重要病因病机

临床特征 —— 本病累及的主要是分泌腺，最常见的症状为口干、眼干。伴见皮肤干燥，常有瘙痒；可有血管炎、关节炎的表现。累及其他器官可见间质性肺炎、间质性肾炎、周围和中枢神经病变等

分证
- 燥邪犯肺 —— 清燥救肺汤
- 气阴两虚 —— 四君子汤、生脉饮合芍药甘草汤
- 肝肾阴虚 —— 六味地黄丸、二至丸合芍药甘草汤

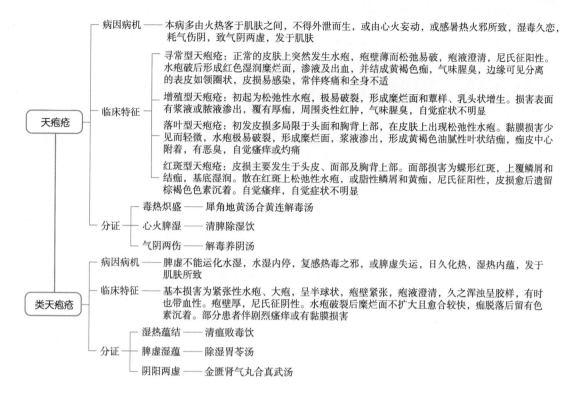

病因病机 —— 本病多由火热客于肌肤之间，不得外泄而生，或由心火妄动，或感暑热火邪所致，湿毒久恋，耗气伤阴，致气阴两虚，发于肌肤

天疱疮

临床特征

　　寻常型天疱疮：正常的皮肤上突然发生水疱，疱壁薄而松弛易破，疱液澄清，尼氏征阳性。水疱破后形成红色湿润糜烂面，渗液及出血，并结成黄褐色痂，气味腥臭，边缘可见分离的表皮如领圈状，皮损易感染，常伴疼痛和全身不适

　　增殖型天疱疮：初起为松弛性水疱，极易破裂，形成糜烂面和蕈样、乳头状增生。损害表面有浆液或脓液渗出，覆有厚痂，周围炎性红肿，气味腥臭，自觉症状不明显

　　落叶型天疱疮：初发皮损多局限于头面和胸背上部，在皮肤上出现松弛性水疱。黏膜损害少见而轻微，水疱极易破裂，形成糜烂面，浆液渗出，形成黄褐色油腻性叶状结痂，痂皮中心附着，有恶臭，自觉瘙痒或灼痛

　　红斑型天疱疮：皮损主要发生于头皮、面部及胸背上部。面部损害为蝶形红斑，上覆鳞屑和结痂，基底湿润。散在红斑上松弛性水疱，或脂性鳞屑和黄痂，尼氏征阳性，皮损愈后遗留棕褐色色素沉着。自觉瘙痒，自觉症状不明显

分证

　　毒热炽盛 —— 犀角地黄汤合黄连解毒汤

　　心火脾湿 —— 清脾除湿饮

　　气阴两伤 —— 解毒养阴汤

类天疱疮

病因病机 —— 脾虚不能运化水湿，水湿内停，复感热毒之邪，或脾虚失运，日久化热，湿热内蕴，发于肌肤所致

临床特征 —— 基本损害为紧张性水疱、大疱，呈半球状，疱壁紧张，疱液澄清，久之浑浊呈胶样，有时也带血性。疱壁厚，尼氏征阴性。水疱破裂后糜烂面不扩大且愈合较快，痂脱落后留有色素沉着。部分患者伴剧烈瘙痒或有黏膜损害

分证

　　湿热蕴结 —— 清瘟败毒饮

　　脾虚湿蕴 —— 除湿胃苓汤

　　阴阳两虚 —— 金匮肾气丸合真武汤

思考题

1. 如何辨证治疗红蝴蝶疮？

2. 如何辨证治疗皮痹？

3. 如何辨证治疗肌痹？

4. 如何辨证燥毒（干燥综合征）的津液不足？

5. 天疱疮如何分型及各证型之间是否存在演变和重叠？

6. 类天疱疮与天疱疮在临床表现上有何不同？

7. 在结缔组织病和大疱病的后期，都会出现阴损及阳的临床表现，如何结合皮疹表现和全身症状辨证病机以阴虚为主还是以阴阳俱不足为主？

第十九章　皮肤附属器疾病

第一节　粉　　刺

粉刺是一种毛囊、皮脂腺的慢性炎症性皮肤病，常伴有皮脂溢出，多发生于青年人面、胸、背部。因丘疹顶端如刺状，可挤出白色碎米样粉汁而得名。中医学文献中又名"肺风粉刺""面疱""酒刺"等。《医宗金鉴·外科心法要诀》肺风粉刺记载："此证由肺经血热而成。每发于面鼻，起碎疙瘩，形如黍屑，色赤肿痛，破出白粉汁。"本病相当于西医学的寻常痤疮（acne vulgaris）。

一、病因病机

本病的发生内因多与肺、脾、胃、肝功能失调有关，外感风邪，邪热外犯肌肤，上熏头面而起疹。

（1）**肺胃蕴热**　素体阳热偏盛，肺胃两经蕴热，循经上犯，熏蒸于面部、口鼻而发。

（2）**胃肠湿热**　过食辛辣肥甘厚味，使中焦运化失常，胃肠生湿化热，湿热互结上蒸颜面而发。

（3）**肝郁气滞**　情志失调，肝失疏泄，肝气郁滞，或冲任不调，致使气滞血瘀，气郁化火，上犯颜面而发。

（4）**痰瘀互结**　湿热郁久，凝聚为痰，阻滞气血，致使湿热痰瘀互结，聚结于颜面、下颌等部位，发为囊肿、结节。

西医学认为本病的发生主要与雄激素及皮脂增加、毛囊皮脂腺开口处过度角化、痤疮丙酸杆菌感染、继发炎症反应等四大原因相关。青春期雄激素分泌增加，使皮脂腺合成、分泌皮脂增多，并使毛囊漏斗部过度角化增殖，引起毛孔堵塞，导致皮脂淤积形成脂栓即粉刺，毛囊内存在的痤疮丙酸杆菌等微生物分解皮脂，产生游离脂肪酸，刺激局部产生炎症，使毛囊壁损伤、破裂，皮脂腺内容物外溢，引起炎症性丘疹、脓疱、结节或囊肿等。本病的发生还与遗传、免疫、内分泌障碍、情绪及饮食等因素相关。

二、临床诊断

（一）诊断

1）多发于青春期，青春期后多数可自然减轻，也有青中年持续或迟发者。

2）好发于颜面部，尤其是额部、面颊、颌部，其次为肩颈、胸背部，皮疹多为对称分布。常伴有皮脂溢出。

3）皮损为毛囊一致性丘疹，有白头粉刺（闭合性粉刺）及黑头粉刺（开放性粉刺），白头粉刺可挑挤出黄白色豆腐渣样物质，黑头粉刺为内含脂栓氧化导致。皮损加重后可形成炎症性红色丘疹、小脓疱，严重者可出现紫红色结节、囊肿、脓肿，破溃后可形成窦道和瘢痕。愈后遗留有色素沉着，肥厚性或萎缩性瘢痕。

4）无自觉症状或有轻度瘙痒，炎症明显时可有疼痛。

5）根据严重程度可分为4度：Ⅰ度（轻度）为散发至多发的黑头粉刺，可伴散在分布的炎性丘疹；Ⅱ度（中度）为Ⅰ度基础上炎症性皮损数目增加，出现浅在性脓疱，但局限于颜面部；Ⅲ度（重度）为Ⅱ度基础上出现深在性脓疱，分布于颜面、颈部和胸背部；Ⅳ度（重度-集簇性）为Ⅲ度基础上出现结节、囊肿，伴瘢痕形成，发生于上半身。

（二）鉴别诊断

1. 酒渣鼻（玫瑰痤疮）

酒渣鼻好发于中年人，皮损分布于鼻尖、两颊、额及颏部为主，患部弥漫性红斑，有毛细血管扩张、丘疹、脓疱，无粉刺，晚期形成鼻赘。

2. 颜面雀啄（面部播散性粟粒状狼疮）

面部播散性粟粒状狼疮多见于成年人，损害为粟粒大小淡红色、紫红色半球形或扁平的丘疹或小结节，表面光滑，触之柔软，中心坏死，对称分布于颊部、眼睑、鼻唇沟等处，在下眼睑往往融合成堤状，用玻片压之可呈苹果酱色。

三、辨 证 要 点

根据本病的病因病机，内治辨证多从肺胃入手，以清热祛湿为基本原则。皮疹以粉刺、小丘疹为主，多为肺胃蕴热，治疗以清解肺胃热毒为主；皮疹以丘疹为主，色红，兼见脓疱、结节，伴有大便秘结，多为肠胃湿热，治宜清热除湿解毒为主；兼见情志不遂、烦躁易怒，多为肝郁气滞，气滞血瘀，治疗应兼顾疏肝解郁、理气活血；病程日久，结节、囊肿、脓肿并见，多为痰瘀互结，治疗应加强除湿化痰、活血散结。

四、治　　疗

（一）内治方案

1. 肺胃蕴热证

【症状】　颜面、胸背多脂部位多发红色丘疹、粉刺，或有小脓疱，或有痒痛；伴有心烦，口渴喜饮，大便秘结，小便短赤；舌质红，苔薄黄，脉数。

【治法】　清解肺胃热毒。

【方药】　枇杷清肺饮加减，脓疱多者合五味消毒饮。

【加减】　症见口渴喜饮者，可加生石膏、天花粉；症见大便秘结者，可加生大黄、虎杖；经前皮疹加重者，加香附、当归、益母草；油脂分泌旺盛者，可加生侧柏叶、生山楂。

2. 肠胃湿热证

【症状】　颜面、胸背部皮肤油腻，皮疹色红肿胀疼痛，间有脓疱、红色结节；伴口臭、便秘、小便黄；舌质红，苔黄腻，脉滑数。

【治法】　清热除湿解毒。

【方药】　茵陈蒿汤合黄连解毒汤加减。

【加减】　伴腹胀，舌苔厚腻者，加生山楂、鸡内金、枳实、陈皮；脓疱、结节较重者，加野菊花、蒲公英、紫花地丁、白花蛇舌草、金银花。

3. 肝郁气滞证

【症状】　皮损多发于颜面两侧及下颌部，为暗红色丘疹、小脓疱、黑头粉刺、暗红色结节等；伴心烦易怒，口苦咽干，胁肋胀痛，女子月经色暗夹瘀块，月经量少，痛经，并见经前乳房胀痛、皮疹加重；舌质暗红，边尖有瘀斑，脉弦涩或弦细。

【治法】　疏肝解郁，理气活血。

【方药】　逍遥散合桃红四物汤加减。

【加减】　经前加重者，加香附、泽兰、益母草；乳房胀痛明显者，加橘核、川楝子、郁金。

4. 痰瘀互结证

【症状】　病程较长，皮疹颜色暗红，有粉刺、丘疹、脓疱、结节、囊肿、脓肿、瘢痕，经久难愈；伴胸闷、纳呆、腹胀；舌质暗红，苔黄腻，脉弦滑。

【治法】　除湿化痰，活血散结。

【方药】　二陈汤合桃红四物汤加减。

【加减】　伴囊肿或脓肿者，加浙贝母、皂角刺、野菊花、紫花地丁；伴结节、囊肿难消者，加三棱、莪术、红藤、夏枯草；妇女伴痛经者，加益母草、泽兰。

（二）外治方案

1. 中药外治

（1）中药湿敷　常选用蒲公英、夏枯草、马齿苋、生侧柏叶、当归等药物，采用中药颗粒温水化开或者中草药水煎。

（2）中药面膜　常选用黄芩、黄连、野菊花、苦参、丹参、生侧柏叶、紫花地丁等中药颗粒剂型或研细末，加医用石膏，用时调成糊状，敷于面部。

2. 针灸治疗

（1）针刺疗法　取穴大椎、合谷、四白、太阳、下关、颊车。肺胃蕴热证加曲池、肺俞；肠胃湿热证加大肠俞、丰隆、足三里；月经不调者加膈俞、三阴交。

（2）火针治疗　对于囊肿、结节、脓疱、丘疹等皮损，用火针于皮损处垂直刺入，快进快出，促使脓血排尽。

（3）放血疗法　穴位放血可以取大椎、膈俞穴，也可以配合拔罐。或者皮损处采用放血疗法。

（4）耳穴疗法　取肺、内分泌、交感、脑点（别名：脑垂体）、面颊、额区。皮脂溢出较多者加脾区；便秘者加大肠区；月经不调者加子宫、肝区。

五、预 防 调 护

粉刺知识
拓展

1）用温水洗脸，不用冷水洗脸，以防毛孔收缩，皮脂堵塞，粉刺加重。

2）保持心情舒畅，避免忧思恼怒。

3）忌辛辣刺激之物，如酒、辣椒；少食油腻之品、甜食；多食新鲜水果、蔬菜，保持大便通畅。

4）避免日光暴晒，选择水质、不油腻的护肤品，避免使用粉质化妆品以防堵塞毛孔，造成皮脂淤积而成粉刺。

5）忌用手挤压粉刺，以防炎症扩散，愈后遗留凹陷性瘢痕。

（孔宇虹 张丰川）

案 例

姜某，男，25岁，2018年11月5日初诊。

患者面部、胸背部起皮疹2年。2年前无明显诱因出现面部、胸背部皮疹，皮损红肿疼痛，皮肤油腻，以前额、面颊、口周为主，经多方治疗，效果不显，遂来就诊。专科检查：面部、胸背部可见红色丘疹、脓疱、结节及萎缩性瘢痕，颜面部以前额、面颊、口周为主。口臭，大便干，2~3日一行，溲黄。舌质红，苔黄腻，脉滑数。

【中医诊断】 粉刺。

【西医诊断】 痤疮。

【辨证】 肺胃蕴热。

【治法】 清解肺胃，健脾化湿。

【处方】 枇杷叶10g，生侧柏叶10g，桑白皮10g，地骨皮10g，苍术10g，白术10g，茯苓20g，陈皮10g，半夏9g，黄芩10g，黄连6g，生山楂20g，皂角刺10g，厚朴10g，生薏苡仁30g，生大黄6g，白花蛇舌草30g。

每日1剂，早晚饭后半小时开水冲服（配方颗粒）。

嘱患者早睡早起，忌食辛辣、肥甘及甜食。

同时结合大黄10g、金银花10g配方颗粒用凉水冲开，搅匀充分融开，涂在患处，每日1次。

【二诊】 服用14剂后复诊，患者诉面部、胸背部出油较前减少，皮损脓疱明显减少，疼痛较前缓解。口臭减轻，大便通畅。两颌下出现少许炎性结节、囊肿，上方加夏枯草30g、海藻30g、三棱10g、莪术10g。14剂，冲服。

【三诊】 用药1个月，皮疹大部分消退，油脂分泌减少，自觉腹胀。去生大黄，加入山药30g、生姜10g，逐渐调理而痊愈。

【点评】 本案方用"消痤汤"，由枇杷清肺饮、二陈汤及黄连解毒汤化裁而来。枇杷叶、生侧柏叶、桑白皮、地骨皮清肺散热；苍术、白术、茯苓、陈皮、半夏健脾燥湿、化痰消脂；黄芩、黄连、白花蛇舌草清热解毒；生山楂消食导滞消脂；皂角刺疏通毛窍；厚朴、生薏苡仁、生大黄加强了健脾消导之功。全方共奏清解肺胃、健脾化湿之功。

痤疮的发病，素体热盛是根本。本案的治疗以清热解毒除湿为法，以祛邪为主，方以消痤汤加减，使湿热得清，热毒得散，则疹消痛散。湿热之邪日久，阻滞气血，致瘀血形成；湿热瘀血互结，出现囊肿、结节，更致病情缠绵难愈，故二诊加用三棱、莪术、海藻、夏枯草活血软坚散结。病久或用药日久可损伤脾胃，因此三诊加入健脾补肾、温中暖胃之品，以顾护正气。

（孔宇虹 张丰川）

第二节 面 游 风

面游风是因皮肤油腻，瘙痒潮红，叠起白屑的一种发生在皮脂溢出部位的慢性炎症性皮肤病，因多发于面部而得名。中医学又称为"白屑风"。其特点是皮肤红斑、上覆油腻性痂屑或糠秕状白屑，脱而复生，常见于青壮年或乳儿期。《医宗金鉴·外科心法要诀》面游风记载："此证生于面上，初发面目浮肿，痒若虫行，肌肤干燥，时起白屑。次后极痒，抓破，热湿盛者津黄水，风燥盛者津血，痛楚难堪"；又如白屑风记载："此证初生发内，延及面目，耳项燥痒，日久飞起白屑，脱去又生"。本病相当于西医学的脂溢性皮炎（seborrheic dermatitis）。

一、病因病机

本病总因风、湿、热互结而发。其发病主要因素为素体湿热内蕴，感受风邪，湿热上蒸所致；或因湿热耗伤阴血，血虚风燥肌肤失养而成。

（1）风热血燥　风热之邪外袭，郁久燥血伤阴，肌肤失于濡养而发，皮损多为干燥型。

（2）胃肠湿热　过食肥甘辛辣之品，导致脾胃运化失常，胃肠积湿生热，湿热蕴阻肌肤而发，皮损多为湿型。

西医学认为本病为在皮脂溢出基础上，马拉色菌等微生物的寄生与繁殖可水解皮脂中的三酰甘油，产生游离脂肪酸进一步刺激皮肤产生炎症反应。此外，精神、饮食、B族维生素缺乏、嗜酒等因素均可不同程度地影响本病的发生和发展。

二、临床诊断

（一）诊断

1. 临床表现

1）好发于皮脂溢出部位，如头皮、面部、胸背部以及腋下、腹股沟等皱褶多汗部位，严重者可泛发全身。

2）皮损初起为毛囊性丘疹，逐渐扩大融合成红斑，上覆油腻性痂屑或糠秕状白屑。

干性型：为淡红色斑片，上有白色糠秕状鳞屑。在头皮可见鳞屑堆叠，搔抓时白屑易脱落，可伴有毛发干燥、细软、脱发。

湿性型：为潮红斑片，上有淡黄色油腻性痂屑，痂下炎症明显，严重者有糜烂、渗液、结痂，头皮油脂增多，常有臭味。头发油腻、稀疏。

3）有不同程度的瘙痒。多以头皮和外耳道瘙痒较为剧烈。

4）慢性经过，可反复发作。

2. 实验室检查

（1）皮肤组织病理检查　表现随病期而不同。急性及亚急性表现为轻度至中度海绵形成，银屑病样增生，毛囊口角化不全，可见角栓，毛囊口顶端含有中性粒细胞的鳞屑痂，真皮血管周围少数淋巴细胞及组织细胞浸润。慢性皮损除上述表现外有明显毛细血管及浅静脉丛血管扩张。

（2）皮肤镜检查　可见分支状血管和非典型血管，部分病例可见无结构区域和蜂窝状色素网，无结构区域表现为毛囊周围白色或黄色的点状无血管结构的区域。

（二）鉴别诊断

1. 白疕（银屑病）

银屑病表现为表面覆有银白色鳞屑的红色丘疹、斑块，搔抓后有薄膜及点状出血，发于头皮者还可见毛发呈束状，毛发正常无脱落，无油腻性结痂，皮损可超过前发际。根据层层鳞屑和点状出血可以鉴别。

2. 风热疮（玫瑰糠疹）

玫瑰糠疹好发于躯干与四肢近端，一般不发生于头面部。常先有母斑，后出继发疹，皮损长轴与皮纹一致，呈圆形或椭圆形，表面有糠状鳞屑，细薄而不油腻，瘙痒较轻，多能自愈。

3. 湿疮（湿疹）

皮损呈多形性，对称分布，表面常有渗出，无油腻性鳞屑和痂，边界不清，瘙痒剧烈。

4. 圆癣（体癣）

皮损数目少，边界清楚，真菌镜检可见真菌菌丝。

三、辨 证 要 点

因脂溢性皮炎分干性和湿性，因此治疗前要先分清"干湿"，辨证多从燥、湿入手。干性者多因血燥生风、肌肤失养所致，治疗中以祛风清热、养血润燥为基础；湿性者多因湿热熏蒸肠胃而发，治疗应以清热除湿、理气通腑为原则。还应针对病因选择不同的治疗方法，如有的中年男性素体肥胖，常年大便不成形，治疗上应侧重健脾化湿；有的中青年女性，工作或生活压力较大，常有心烦易怒等肝火旺盛的征象，辨证为肝火上炎，夹湿热上攻头面，故在治疗上可采用清泄肝胆湿热之法；还有些中青年患者平素生活不规律，常常熬夜，暗耗阴血，导致血燥肌肤失养，故治疗上以养血润燥为主。

四、治　疗

（一）内治方案

1. 风热血燥证

【症状】　多发于头面部，皮损为淡红色斑片，干燥脱屑，状如糠秕，瘙痒，遇风加重，或见头发干枯无光泽，脱落；伴口干渴，大便干燥；舌质红，苔薄白，脉细数。

【治法】　祛风清热，养血润燥。

【方药】　消风散加减。

【加减】　皮损颜色较红者，加牡丹皮、赤芍、金银花、青蒿；瘙痒较重者，加白鲜皮、蒺藜；皮损干燥明显者，加玄参、麦冬、天花粉。

2. 肠胃湿热证

【症状】　发于头面部或泛发全身，皮损为潮红斑片，有油腻性痂屑，甚至糜烂、渗出；伴口苦、口黏、脘腹痞满，小便短赤，大便臭秽；舌质红，苔黄腻，脉滑数。

【治法】　清热除湿，理气通腑。

【方药】　茵陈蒿汤合平胃散加减。

【加减】　糜烂渗出较甚者，加黄柏、土茯苓、马齿苋、苦参；皮损鲜红灼热明显者，加桑白皮、黄芩、蒲公英。

（二）外治方案

1. 中药外治

（1）中药湿敷　对于面部皮损，皮肤糜烂、渗出者，选用马齿苋、蒲公英煎水外敷患处，具有清热祛湿、收敛保护的作用。

（2）中药外洗　对于头部皮损，常选用苦参、香附、生侧柏叶、黄柏、花椒、蛇床子、皂角、生甘草，煎汤外洗，具有清热燥湿、消脂止痒的作用。

2. 针灸治疗

（1）针刺疗法　肠胃湿热证，取穴血海、足三里、丰隆、阴陵泉；风热血燥证，取穴足三里、血海、曲池、三阴交。

（2）**放血疗法** 穴位放血可取大椎穴、膈俞穴点刺放血，也可以配合拔罐。或者皮损局部放血。

（3）**耳穴疗法** 取神门、交感、肝、肾、肺、大肠、三焦、肾上腺、皮质下、内分泌。

五、预防调护

1）忌食辛辣、油腻食物，少食甜食、浓茶、咖啡，戒烟酒，多吃蔬菜、水果、杂粮。

2）生活规律，睡眠充足，保持大便通畅。

3）避免搔抓、烫洗，慎用面部洗涤品、化妆品。

案例

王某，男，32岁，2019年4月初诊。

患者自述头皮瘙痒伴脱屑3年，加重3个月。患者3年前因饮食及休息不规律后，出现头部出油较多，伴轻微瘙痒及脱屑，此后症状持续加重，未予重视。3个月前，患者多次熬夜后出现头皮瘙痒剧烈，脱屑增多，遂来诊。刻下症见：头皮瘙痒，纳可，口干，时常熬夜，眠差，小便可，大便干。专科检查：形体偏胖，头部泛发大面积红斑、丘疹，上覆油腻性鳞屑，散在抓痕及血痂。舌红体胖苔白腻，脉弦滑。

【中医诊断】 面游风。

【西医诊断】 脂溢性皮炎。

【辨证】 肠胃湿热。

【治法】 清热利湿，行气通腑。

【处方】 苍术20g，半夏9g，枇杷叶10g，生薏苡仁15g，白花蛇舌草30g，陈皮10g，生山楂10g，生侧柏叶10g，决明子10g，白术10g，枳实10g，升麻10g，金银花15g，蚕沙10g，白芷10g，砂仁10g，竹茹10g，葛根20g，厚朴15g。

每日1剂，早晚饭后半小时开水冲服（配方颗粒）。

同时采用外用处方香附40g、生侧柏叶40g、苦参10g、薄荷10g。颗粒剂1剂，倒入250ml洗发露中，混匀后每周用此洗发2～3次，每次在头皮停留5～10分钟后用清水冲净。

【二诊】 服药14剂后，瘙痒较前明显减轻，头皮红斑、丘疹面积减小，红斑色变淡，出油、脱屑较前减少，头皮未见新鲜抓痕及血痂。大便较前稍好。舌胖边尖红，苔白腻，脉弦滑。患者诉近2日微有腹胀，上方减金银花量为10g，加煅瓦楞子20g、荷叶15g。

【三诊】 继服14剂后，患者症状较前明显好转，瘙痒减轻，头皮红斑、丘疹面积减少，仍有少量出油及脱屑，未见抓痕及血痂，无腹胀腹痛，大便正常。舌体胖边尖稍红，苔白微腻，脉弦滑。上方去决明子、金银花、白芷，加茯苓20g，继服28剂巩固疗效，中药颗粒外用方继续使用2个月。嘱患者规律作息，少食辛辣、油腻及甜食，2个月后随访患者未诉复发。

【点评】 本案为面游风之肠胃湿热型，脾胃为人体后天之本，主运化水谷精微，若恣食肥甘油腻、辛辣之品，以致脾胃运化失常，化湿生热，湿热蕴阻肌肤，发为本病。故治以清热利湿为急务，佐以行气通腑、顾护脾胃之品，方中以金银花、升麻清热解毒，苍术、生薏苡仁健脾化湿共为主药，辅以白术、陈皮、半夏健脾化痰消脂；葛根升阳化湿；生山楂、决明子利湿消脂；蚕沙、砂仁、竹茹、白芷和中化浊；枳实、厚朴行气通腑；枇杷叶、生侧柏叶、白花蛇舌草清热解毒。全方攻补兼施，共奏清热利湿、行气通腑之功效。同时香附、生侧柏叶、苦参、薄荷外用，局部作用于头皮以清热燥湿、祛风止痒。二诊时因患者自述腹胀，考虑患者慢性胃炎病史，减清热解毒药物，加煅瓦楞子和荷叶，以求益胃止痰，升发清阳，固护胃气，降脂化湿。三诊时因大部分症状缓解，故加茯苓调养脾胃，加强药物吸收，巩固疗效。

（孔宇虹 张丰川）

第三节 酒 渣 鼻

酒渣鼻是一种发生在颜面中部，以皮肤红斑、毛细血管扩张及丘疹、脓疱为主要表现的慢性皮肤病，因鼻色紫红如酒渣而得名。中医文献中又名"酒齄""赤鼻"，俗称"红鼻头""酒糟鼻"。本病特点是鼻及面中部持续性红斑和毛细血管扩张，伴丘疹、脓疱，后期可形成鼻赘。多发生于中年人，女性较多，但病情严重者常为男性。《诸病源候论》酒渣候记载："此由饮酒，热势冲面，而遇风冷之气相搏所生，故令鼻面生皶，赤疱匝匝然也。"《医宗金鉴·外科心法要诀》酒渣鼻记载："此证生于鼻准头及鼻两边。"本病相当于西医学的酒渣鼻（rosacea）、玫瑰痤疮（acne rosacea）。

一、病因病机

素体肺胃蕴热，喜食辛辣刺激、肥甘厚味等，情志不畅，郁久化热，日久气血瘀滞而成。

（1）**肺胃热盛** 肺胃积热或脾胃湿热上蒸于面鼻部，复遇风寒外束，凝结于肌肤所致。

（2）**血热毒蕴** 嗜酒之人，酒气熏蒸，血中热毒蕴积于面鼻部，聚而不散所致。

（3）**血瘀凝滞** 病程日久，毛孔壅塞，局部气血凝滞，毒邪聚而不散，皮损由红变紫，缠绵难愈。

西医学认为本病可能与精神因素、嗜酒、嗜辛辣食物、高温及寒冷刺激、颜面部血管运动神经失调、胃肠功能紊乱、内分泌失调及毛囊蠕形螨感染有关，有一定的遗传因素。

二、临床诊断

（一）诊断

1. 临床表现

1）本病呈慢性经过，好发于中年人。

2）皮损好发于面中部，以鼻部、两颊、额部、下颌最为常见，少数患者鼻部正常，只发于两颊、额部或下颌。

3）皮损以红斑、丘疹、毛细血管扩张为主。无明显自觉症状。根据临床表现，可分为三型。

红斑型：面中部特别是鼻部、两颊、前额、下颌等部位对称性红斑，尤其在进食刺激性食物、外界温度突然改变或者情绪激动时更为明显，灼热感，初起为暂时性红斑，时隐时现，反复发作后红斑持续不退，伴有毛细血管扩张，毛囊口扩大及皮脂溢出等，并逐渐发展为丘疹型。

丘疹脓疱型：在红斑期的基础上，成批出现针头至绿豆大小丘疹、脓疱、结节，毛细血管扩张更明显，纵横交错，鼻部、面颊部毛囊口扩大明显，可持续数年或更久，极少数可发展为鼻赘型。

鼻赘型：较少见。病程长久者鼻尖部增生肥大，形成紫红色结节状隆起，表面凹凸不平，毛囊口明显扩大，皮脂分泌旺盛，毛细血管显著扩张。从红斑型到鼻赘型多需要数十年，多见于40岁以上的男性。

2. 实验室检查

（1）**皮肤组织病理检查** 玫瑰痤疮的病理改变缺乏特异性，但可给临床医师以提示，可用于排除其他临床上难以鉴别的疾病。玫瑰痤疮不同皮损具有不同的组织病理特点。红斑、毛细血管扩张通常可以见到真皮浅层扩张的血管，管周有轻至中度淋巴细胞浸润及少量浆细胞。丘疹、脓疱具有显著的浅层、中层血管周围及毛囊周围炎症细胞浸润，包括淋巴细胞、少数中性粒细胞及浆细胞。增生肥大表现的玫瑰痤疮可见到皮脂腺增生肥大及不同程度纤维化。

（2）皮肤镜　红色或者紫红色背景上的多角形血管是皮肤镜下玫瑰痤疮的诊断线索。丘疹脓疱在皮肤镜下表现为以毛囊为中心的脓疱，毛囊周围红晕。肉芽肿型可出现橘色无结构区域。

（二）鉴别诊断

1. 粉刺（痤疮）

痤疮多见于青春期，除发生于面部外，胸背部也常受累，皮疹为毛囊性红色丘疹，常有白头或黑头粉刺，分布广泛，不伴有面部红斑及毛细血管扩张是最主要的鉴别点，鼻部受累较轻。

2. 面游风（脂溢性皮炎）

皮损分布部位较为广泛，不局限于面部，胸背部亦可出现，皮损为红斑、糠秕状脱屑或油腻性痂屑，不发生毛细血管扩张，常有不同程度的瘙痒。

3. 激素依赖性皮炎

长期外用激素制剂导致面部毛细血管扩张及口周皮炎改变，与酒渣鼻皮损相似，根据长期用药病史，皮损较稳定，无阵发性加重充血等特点可以相鉴别。

三、辨 证 要 点

本病病位在肺脾胃，以实证为主，多由肺胃积热或脾胃湿热上蒸头面，复感风邪所致。素体脾虚者，运化功能较弱，或饮食不节、嗜食辛辣食物，以致中焦热盛，火性炎上，火热之邪上攻于头面，发于肌肤，头面卫气受损则易感风邪，风邪入侵，内外邪气搏结而发为此病。因此治疗时多以清泻肺胃积热为主，同时配合清热解毒中药外敷。

四、治 疗

（一）内治方案

1. 肺胃热盛证

【症状】　多见于红斑型。皮脂溢出，红斑多发于鼻部、两颊，压之褪色，毛细血管扩张；常嗜酒，喜食辛辣厚味，伴口干口渴，喜冷饮，口臭，便秘；舌质红，苔薄黄，脉滑数。

【治法】　清泄肺胃积热。

【方药】　枇杷清肺饮去人参，加生石膏、栀子、苦参。

【加减】　皮脂溢出多，舌苔腻者，加生薏苡仁、生山楂、陈皮；红斑及毛细血管扩张明显者，加凌霄花、鸡冠花、玫瑰花、生槐花；嗜酒者加葛花；便秘者加生大黄、厚朴。

2. 血热毒蕴证

【症状】　多见于丘疹脓疱型。在红斑基础上出现丘疹、脓疱、毛细血管扩张明显，局部灼热；伴口干口苦、便秘；舌质红，苔黄，脉数。

【治法】　凉血清热解毒。

【方药】　凉血四物汤合黄连解毒汤加减。

【加减】　局部灼热者加牡丹皮；便秘者加大黄；红斑毛细血管扩张明显者，加紫草根、茜草根；脓疱明显者，加蒲公英、连翘、紫花地丁。

3. 血瘀凝滞证

【症状】　多见于鼻赘型。病程长久，鼻部组织增生，鼻头紫红肥大，呈结节状，毛孔扩大；舌质暗红，苔黄，脉沉涩。

【治法】　活血化瘀散结。

【方药】　通窍活血汤加减。

【加减】　鼻赘明显者可加三棱、莪术、夏枯草、生山楂。

（二）外治方案

1. 中药外治

1）红斑型，常选蒲公英、马齿苋、生地榆、黄柏等药物湿敷或调糊涂抹。

2）丘疹脓疱型，常选生大黄、野菊花、丹参、金银花炭、败酱草、生侧柏叶、苦参等药物湿敷。

3）鼻赘型，可先局部放血，再用颠倒散外敷。

2. 针灸治疗

可用火针疗法、放血疗法。具体参考粉刺。

酒渣鼻案例

五、预防调护

1）注意生活、饮食、起居要规律。避免冷热刺激，避免长时间日光照射及精神紧张。

2）饮食清淡，忌食辛辣、肥甘厚味，戒烟酒、咖啡，少饮浓茶，多吃水果、蔬菜。

3）保持大便通畅。

4）温水洁面，避免使用刺激性皂类清洗。

5）忌饲养宠物，减少接触毛绒玩具、地毯等物品。

（孔宇虹　张丰川）

第四节　油　风

　　油风是一种头部毛发突然呈斑片状脱落的慢性皮肤病。临床表现为头发突然片状脱落，无自觉症状，可发生于任何年龄和性别，但多见于青年人。发病与紧张、恐惧、劳累、失眠等有关。《医宗金鉴·外科心法要诀》云："此证毛发干焦，成片脱落，皮红光亮，痒如虫行，俗名鬼剃头。由毛孔开张，邪风乘虚袭人，以致风盛燥血，不能荣养毛发。宜服神应养真丹，以治其本；外以海艾汤洗之，以治其标。"中医文献中又名之"鬼砥头"，俗称"鬼剃头"。

　　本病相当于西医学的斑秃（alopecia areata）。头发全部脱落称全秃（alopecia totalis）、全身毛发均脱落称普秃（alopecia universalis）。

一、病因病机

　　本病的发生内因多与肝、脾、肾三脏功能失调有关，实证多与血热风燥、气滞血瘀有关，虚证多与气血两虚、肝肾不足有关。核心病机与清窍失养、毛发失荣关系密切。

　　（1）血热风燥　情志不遂，五志化火，血热生风，风火相合，化燥伤阴，致使毛发失于阴血濡养而突然脱落。

（2）**气滞血瘀**　情志内伤，气机逆乱，气滞血瘀，或跌扑损伤，瘀血阻络，均致血流不畅，不能上奉于脑，清窍失养，毛发失荣而脱落。

（3）**气血两虚**　久病伤脾，脾失健运，气血生化乏源，或产后气血两虚，精血亏虚，发无精血滋养，毛根空虚而发落成片，甚至全身毛发脱落。

（4）**肝肾不足**　素体肝肾不足，精血亏虚，或久病伤及肝肾，发无精血濡养，毛根空虚而发落成片，甚至全身毛发脱落。

西医学认为本病原因不清，本病的发生可能与遗传、情绪、应激、内分泌失调、自身免疫等因素有关。斑秃常与自身免疫性疾病并发，患者体内存在自身抗体，脱发区有T淋巴细胞为主的炎症细胞浸润，故目前认为本病的发生可能存在自身免疫的发病机制。

二、临床诊断

（一）诊断

1. 临床表现

1）起病突然，多在无意中发现。

2）头发突然成片脱落，可见圆形或不规则形脱发斑，数目不等，大小不一，边界清楚，脱发区皮肤光滑而亮。边缘的头发松动，易拔出，可见发根近端萎缩，呈上粗下细的感叹号（！）样。严重者头发全部脱落，称为全秃；更甚者全身毛发（头发、眉毛、胡须、腋毛、阴毛、毫毛）皆脱落，称为普秃。

本病可以根据病情分为进行期、静止期和恢复期。进行期：毛发脱落范围日渐扩大，在斑秃区周边外观正常的皮肤上，毛发疏松易抓落；静止期：一般经3～4个月，斑秃可停止发展，并可长期保持原状，秃发区周缘毛发附着牢固。恢复期：脱发区开始生长毛发。

3）一般无自觉症状，偶有头皮轻度麻、痒感。

4）斑秃有自愈倾向，易复发。

5）还可见匍行性脱发。病区皮肤除无毛发外，不存在其他异常。有时可出现甲异常，最常见的是甲凹陷，还有脆甲、甲剥离、反甲等。还可并发白内障、甲状腺疾病和白癜风等。

2. 实验室检查

（1）**拉发试验**　患者5天内不洗头，用拇指和食指轻轻拉起一束头发，有五六十根，然后轻轻顺毛干向发梢方向滑动，计算拔下的毛发数量，多于6根为阳性，表示有活动性脱发；少于6根为阴性。斑秃进展期脱发区域边缘头发松动，很容易拔出，即拉发试验阳性。

（2）**显微镜检查**　脱发区边缘拔出的头发，在镜下可见头发下端萎缩，上粗下细，类似感叹号样。

（3）**皮肤镜检查**　脱发区可见黄点征、黑点征、断发、感叹号样发、营养不良发和短毫毛样发。

（二）鉴别诊断

1. 白秃疮（白癣）

白癣好发于儿童，为不完全脱发，毛发折断残留发根，附有灰白色鳞屑，断发中易查到真菌。其中断发根、灰白色鳞屑、真菌检查阳性为主要鉴别点。

2. 肥疮（黄癣）

黄癣多见于儿童，头部有典型的黄厚痂，伴鼠尿臭味，其间有毛发穿过，头发干枯，散在脱落，可有永久性脱发，头皮有萎缩性瘢痕，真菌检查阳性。其中黄癣痂、鼠尿臭味、真菌检查阳性是主要鉴别点。

3. 发蛀脱发（脂溢性脱发）

头发稀疏，散在性脱落，脱发多从额角开始，延及头顶部，头皮有糠秕状脱屑，伴瘙痒。其中脱发部位、头发散在脱落是主要鉴别点。

4. 假性斑秃

头皮有圆形、椭圆形或不规则形的秃发区，患处头皮萎缩、光滑发亮如薄纸。发病原因不明或继发于头皮紫癜风（扁平苔藓）、盘状红蝴蝶疮（盘状红斑狼疮）、局限性皮痹（局限性硬皮病）等。

5. 拔毛症

拔毛症多见于儿童，由精神、行为异常所致。脱发区的形态奇形怪状，可见到长短不一、参差不齐的残留断发，脱发区边缘头发拉发试验阴性。

6. 毛囊炎性脱发

毛囊炎性脱发由细菌感染所致。局部先发生毛囊的感染性炎症，随后导致萎缩性瘢痕，致毛发不能长出。易反复发作。

三、辨证要点

临床上，斑秃实证多与血热风燥、气滞血瘀有关，治疗上重在凉血散风，化瘀通窍，虚证多与气血两虚、肝肾不足有关，治疗上重在益气养血，滋补肝肾。

四、治 疗

（一）内治方案

1. 血热风燥证

【症状】突然成片脱发，常偶然发现，或头皮发热，微痒；伴心烦易怒，焦躁不安；舌质红，苔薄，脉弦。

【治法】凉血散风，养血生发。

【方药】神应养真丹加减。

【加减】症见失眠者，加石决明、磁石；症见瘙痒剧烈者，加白鲜皮、白僵蚕。

2. 气滞血瘀证

【症状】病程较长，常有精神因素或外伤史，脱发处头皮刺痛：伴胸胁胀满，失眠多梦；舌质暗有瘀点、瘀斑，脉弦细或涩。

【治法】通窍活血生发。

【方药】通窍活血汤加减。

【加减】症见头痛明显者，加丹参、白芷；胸胁胀痛者，加枳壳、香附；失眠多梦者，加珍珠母、磁石、夜交藤。

3. 气血两虚证

【症状】多在病后或产后发病，头发呈斑片状脱落，渐进性加重，毛发枯槁，触摸易脱；伴面色不华，心悸失眠，气短懒言，倦怠乏力；舌质淡，脉细弱。

【治法】益气补血生发。

【方药】 八珍汤加减。

【加减】 症见心悸失眠者加五味子、百合、柏子仁；症见毛发干枯者加何首乌、黄精、桑椹；症见倦怠乏力明显者加黄芪。

4.肝肾不足证

【症状】 病程日久，平素头发焦黄或花白，发病时头发大片脱落，甚至全部头发脱光，或全身毛发脱落；伴头昏眼花，耳鸣，腰膝酸软；舌质淡，苔少，脉沉细。

【治法】 滋补肝肾，养血生发。

【方药】 七宝美髯丹加减。

【加减】 偏阳虚者，加补骨脂、巴戟天；偏阴虚者，加女贞子、旱莲草；失眠多梦者，加五味子、酸枣仁。

（二）外治方案

1.中药外治

1）生姜（老者更佳）切片，擦患处，擦至有灼热感为好，或挤生姜汁外涂。

2）选用辛花酊、补骨脂酊、辣椒酊外擦。

3）海艾汤，先熏后洗。

2.针灸治疗

（1）针刺疗法

1）辨证取穴：血热风燥证取风池、血海、足三里；气滞血瘀证取太冲、内关透外关、三阴交、膈俞；气血两虚证取肝俞、肾俞、太溪、血海、三阴交。

2）循经取穴：主穴取足三里、三阴交；配穴取头维、足临泣、侠溪、昆仑、太冲、太溪。

3）围刺法：斑秃区域进行针刺、放血疗法。

（2）梅花针 主穴：阿是穴（斑秃区）；配穴：两鬓脱发者加头维，头顶脱发者加百会、前顶、后顶，痒重者加风池、风府，失眠者加安眠，肾虚者加肾俞、太溪。

（3）耳穴治疗 选取内分泌、肾上腺、交感、枕部等。

五、预防调护

1）精神放松，睡眠充足，劳逸结合。

2）多食富含维生素的食物。

3）加强头发护理，经常按摩头皮，发病期间不烫发、不染发。

（李 楠 张丰川）

第五节 发蛀脱发

发蛀脱发是一种发生于青春期和青春期后的毛发进行性减少性皮肤附属器疾病，在男性主要表现为前额发际线后移，头顶毛发进行性减少和变细；在女性表现为头顶部毛发进行性减少和变细，少部分弥漫性头发变稀，发际线不后移。常伴有头部皮脂溢出较多、头皮潮红、头屑增多、头皮瘙痒、头皮异味、头皮毛囊炎等症状，头发减少给患者形象、自信心和生活质量带来重要影响。中医学又称之"蛀发癣",在《外科证治全书》记载:"蛀发癣……头上渐生秃斑,久则运开,干枯作痒,由阴虚热盛,剃发时风邪袭入孔腠,传聚不散,血气不潮而成。"

本病相当于西医学的雄激素性秃发(androgenetic alopecia,AGA)、脂溢性脱发。

一、病因病机

先天禀赋不足,肝肾亏虚;或血热体质,外感风邪导致血热风燥;或情志不调导致肝郁脾虚、气滞血瘀;或饮食不节导致湿热蕴结等引起湿热上蒸、气血瘀滞、精血不足,最终毛窍失养而脱发。

西医学认为本病发病机制尚未完全阐明,目前认为本病是一种雄激素依赖的常染色体多基因遗传性秃发。雄激素代谢和雄激素受体在雄激素性秃发发病中起着重要作用,而精神因素和毛囊微环境也是诱发或加重的因素。

二、临床诊断

(一)诊断

1. 临床表现

1)有家族史,常在青春期开始发病。

2)男性常从前额两侧开始,呈"M"形逐渐向头顶延伸,额部发际线逐渐向后退缩;部分前额和头顶部脱发同时进行(图19-1)。毛干和毛囊的进行性萎缩微型化,日久额角上移,头顶及前额头发稀少、纤细,头皮光滑发亮,颞部和枕部一般不受累。

3)女性表现为头顶部头发稀疏,呈弥漫性脱落,前额的发际线不后移(图19-2)。

4)病程缓慢,进度、范围、程度常因人而异。

2. 实验室检查

1)拉发试验:见本章第四节。

2)毛发镜检查:秃发区毛发粗细不均,毛干直径的差异>20%,还可见毫毛增多,女性与男性相似,但毛干直径的差异不如男性患者明显,而以毛发密度减少为主。镜下变细和发根变黄的毛囊数量增加,可见头皮红斑、鳞屑、毛周征、毛囊炎等毛囊微环境改变。

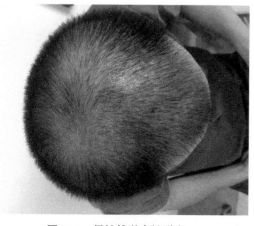

图19-1 男性雄激素性脱发

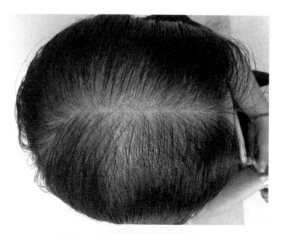

图19-2 女性雄激素性脱发

3）实验室检查：毛发的生长受内分泌腺直接或间接控制调节，如脑垂体、甲状腺、甲状旁腺、肾上腺、性腺等功能起到较重要的作用。其中血清游离睾酮、二氢睾酮、脱氢表雄酮、性激素结合球蛋白的测定和变化情况对本病诊断及治疗具有一定的参考意义。

4）皮肤组织病理检查：一般不需要，对于可疑病例有必要进行头皮活检。

5）女性患者伴月经稀发、肥胖、痤疮、多毛等症状时，可进行性激素和卵巢超声检查，以除外多囊卵巢综合征。有弥漫性脱发时，可进行铁蛋白和促甲状腺素等检查，以排除贫血和甲状腺功能异常导致的脱发。

（二）鉴别诊断

1. 匍行性斑秃

匍行性斑秃表现为发际线上移，病程缓慢，伴有眉毛或睫毛减少或缺失，拉发试验阴性，皮肤镜可发现黄点征、黑点征，毛发直径无明显差异性。

2. 休止期脱发

休止期脱发主要表现为全头弥漫性脱发，患者洗头或梳头时有大量脱发，且拉发试验阳性，脱落的头发为休止期杵状发。可由产后、发热、手术创伤、感染、药物、内分泌疾病、重度贫血及营养不足等因素诱发。皮肤镜下有大量新生毫毛，残余终毛直径差异<20%。

3. 梅毒性脱发

梅毒性脱发好发于颞部、顶部和枕部，呈小面积不规则虫蚀状脱发或弥漫性秃发，可伴有眉毛和睫毛脱落。临床上伴有相关病史和其他二期梅毒症状，梅毒血清学检查阳性。

三、辨 证 要 点

本病早期多以湿热蕴结或血热风燥为主，中期多以肝郁脾虚为主，后期多以肝肾亏虚为主。初期当清热除湿、凉血生发或滋阴润燥、凉血生发；中期当疏肝解郁、健脾生发；后期当补益肝肾、填精生发。

四、治 疗

（一）内治方案

1. 湿热蕴结证

【症状】 头发稀疏脱落，头发油腻，彼此粘连，如抹油之状，头皮潮红瘙痒，鳞屑黏腻；伴心烦口苦、溲赤便黏；舌质红，苔黄厚腻，脉滑数。

【治法】 清热除湿，凉血生发。

【方药】 萆薢渗湿汤加减。

【加减】 症见头发油脂增多者，加苍术、白术以除湿祛脂；头汗多者，加五味子、桑叶以疏风清热，收敛止汗；心烦口苦者，加栀子、胆草清利湿热。

2. 血热风燥证

【症状】 毛发枯黄稀疏，头屑较多，头皮潮红瘙痒；或伴头部烘热，心烦易怒，急躁不安；舌红苔薄，脉弦。

【治法】 滋阴润燥，凉血生发。

【方药】　消风散加减。

【加减】　头皮潮红瘙痒者，加侧柏叶、玄参；头皮鳞屑较多者，加白僵蚕、浮萍。

3. 肝郁脾虚证

【症状】　头发稀疏脱落，头皮油腻；伴心烦易怒或情绪低落，夜难安眠，头皮痛，腹胀，便溏；舌质暗，舌体胖，有齿痕，脉弦滑。

【治法】　疏肝解郁，健脾生发。

【方药】　柴胡疏肝散加减。

【加减】　夜寐难安者加入夜交藤、合欢皮、百合以养心安神；情绪低落者加郁金、刺五加疏肝解郁。

4. 肝肾亏虚证

【症状】　日久不愈，头发稀疏，易脱落，体虚劳累；伴眩晕、失眠、健忘，五心烦热，腰膝酸软，夜尿频数；舌淡苔白，脉沉弦细。

【治法】　补益肝肾，填精生发。

【方药】　六味地黄丸或七宝美髯丹加减。

【加减】　畏寒肢冷、腰膝酸软、头晕耳鸣者，加桑寄生、续断以补肾壮阳；五心烦热、盗汗、手足心热者加女贞子、旱莲草以养阴清热。

（二）外治方案

1. 中药外治

（1）**中药外洗**

1）透骨草方：透骨草、侧柏叶、皂角刺、白矾，水煎外洗，适用于湿热蕴结证。

2）沐发方：桑白皮、侧柏叶、木瓜，水煎外洗，适用于血热风燥证。

（2）**外用酊剂**　将苦参、补骨脂、侧柏叶、制首乌、川芎、薄荷等药物浸泡酒精制成酊剂，有控油止痒、活血生发的功效。

2. 针灸治疗

（1）**梅花针疗法**　叩刺头部脱发区、督脉、百会、四神聪和头维等穴位。有疏通经络、运行气血、改善脱发区血液循环、促进毛发生长的作用。

（2）**针刺疗法**　主穴取百会、四神聪、头维、生发穴（风池与风府连线中点）、翳风。

（3）**耳穴疗法**　可取耳穴的肺、肾、交感。

3. 按摩疗法

双手指腹与头皮垂直，从前发际线到后发际线，沿着经络走行方向轻轻叩击，从正中开始，并逐渐向两侧移动，叩击按摩整个头皮。也可用木梳或牛角梳反复梳理头发和头皮。具有疏通经络、镇静安神、活血生发之功效。

发蛀脱发知识拓展

五、预防调护

1）控制高糖、高脂、辛辣刺激性食物的摄入，忌烟少酒，多食富含蛋白质、钙、维生素的食物。

2）合理清洗头发，保持头皮清洁，洗头频率根据季节、环境和头皮油脂情况而定。

3）注意调摄情志，应避免不良刺激及用脑过度。劳逸结合，避免熬夜。

（杨顶权　张丰川）

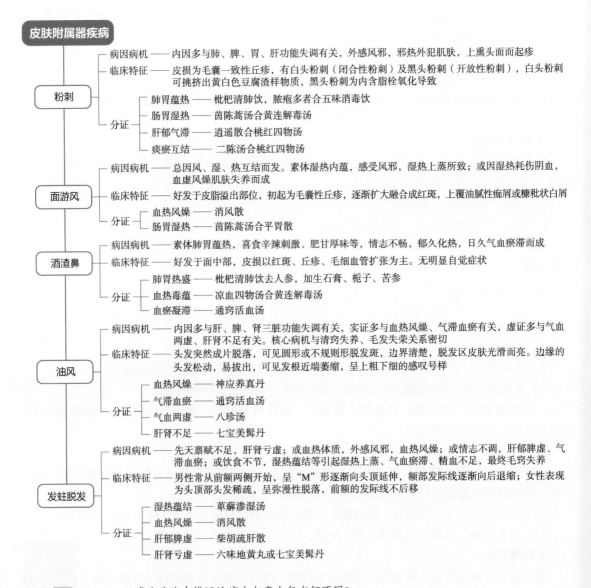

思维导图

皮肤附属器疾病

粉刺
- 病因病机——内因多与肺、脾、胃、肝功能失调有关，外感风邪，邪热外犯肌肤，上熏头面而起疹
- 临床特征——皮损为毛囊一致性丘疹，有白头粉刺（闭合性粉刺）及黑头粉刺（开放性粉刺），白头粉刺可挑挤出黄白色豆腐渣样物质，黑头粉刺为内含脂栓氧化导致
- 分证
  - 肺胃蕴热——枇杷清肺饮，脓疱多者合五味消毒饮
  - 肠胃湿热——茵陈蒿汤合黄连解毒汤
  - 肝郁气滞——逍遥散合桃红四物汤
  - 痰瘀互结——二陈汤合桃红四物汤

面游风
- 病因病机——总因风、湿、热互结而发。素体湿热内蕴，感受风邪，湿热上蒸所致；或因湿热耗伤阴血，血虚风燥肌肤失养而成
- 临床特征——好发于皮脂溢出部位，初起为毛囊性丘疹，逐渐扩大融合成红斑，上覆油腻性痂屑或糠秕状白屑
- 分证
  - 血热风燥——消风散
  - 肠胃湿热——茵陈蒿汤合平胃散

酒渣鼻
- 病因病机——素体肺胃蕴热，喜食辛辣刺激、肥甘厚味等，情志不畅，郁久化热，日久气血瘀滞而成
- 临床特征——好发于面中部，皮损以红斑、丘疹、毛细血管扩张为主。无明显自觉症状
- 分证
  - 肺胃热盛——枇杷清肺饮去人参，加生石膏、栀子、苦参
  - 血热毒蕴——凉血四物汤合黄连解毒汤
  - 血瘀凝滞——通窍活血汤

油风
- 病因病机——内因多与肝、脾、肾三脏功能失调有关，实证多与血热风燥、气滞血瘀有关，虚证多与气血两虚、肝肾不足有关。核心病机与清窍失养，毛发失荣关系密切
- 临床特征——头发突然成片脱落，可见圆形或不规则形脱发斑，边界清楚，脱发区皮肤光滑而亮。边缘的头发松动，易拔出，可见发根近端萎缩，呈上粗下细的感叹号样
- 分证
  - 血热风燥——神应养真丹
  - 气滞血瘀——通窍活血汤
  - 气血两虚——八珍汤
  - 肝肾不足——七宝美髯丹

发蛀脱发
- 病因病机——先天禀赋不足，肝肾亏虚；或血热体质，外感风邪，血热风燥；或情志不调，肝郁脾虚、气滞血瘀；或饮食不节，湿热蕴结等引起湿热上蒸、气血瘀滞、精血不足，最终毛窍失养
- 临床特征——男性常从前额两侧开始，呈"M"形逐渐向头顶延伸，额部发际线逐渐向后退缩；女性表现为头顶部头发稀疏，呈弥漫性脱落，前额的发际线不后移
- 分证
  - 湿热蕴结——草薢渗湿汤
  - 血热风燥——消风散
  - 肝郁脾虚——柴胡疏肝散
  - 肝肾亏虚——六味地黄丸或七宝美髯丹

思考题

1. 成人痤疮在辨证治疗上与青少年有何不同？
2. 面游风辨证治疗时需注意什么？
3. 酒渣鼻不同分型在治疗上应有何侧重？
4. 临床上，斑秃如何与假性斑秃相鉴别？
5. 如何辨证治疗脂溢性脱发？

第二十章 色素性皮肤病

第一节 白 驳 风

白驳风是一种常见的后天色素脱失性皮肤病，临床表现为皮肤上出现大小不同、形态各异的白色斑片，边界清楚，可发生于任何部位、任何年龄，呈慢性过程，无自觉症状，诊断容易，治愈困难，影响美容。隋代《诸病源候论·白癜候》指出："白癜者，面及颈项身体皮肉色变白，与肉色不同，亦不痒痛，谓之白癜。亦是风邪搏于皮肤，血气不和所生也。"中医文献中又有"白癜""白驳""白駮""斑白""斑驳"等病名。

本病相当于西医学的白癜风（vitiligo）。

一、病 因 病 机

本病的发生内因多与肝、脾、肾三脏功能失调有关，外因多与风邪侵袭、瘀血阻络有关，核心病机与气血失和、脉络瘀阻关系密切。

（1）肝郁气滞　情志内伤，肝气郁结，气机不畅，复受风邪，搏于肌肤而发。

（2）肝肾亏虚　素体肝肾不足，精血亏虚，或久病伤及肝肾，复受风邪侵扰，搏于肌肤而致。

（3）脾虚血弱　忧思过度，损伤脾胃，气血生化乏源，血虚不能荣养肌肤，或者饮食不节，脾失健运，痰湿内生，阻于脉络而致。

（4）瘀血阻络　跌打损伤，化学灼伤，或久病入络，络脉瘀阻，毛窍闭塞，肌肤腠理失养而生。

西医学认为本病原因不清，有多种因素参与；目前认为白癜风的发生可能是具有遗传素质的个体，在多种内外因素的激发下，诱导了免疫功能、神经精神及内分泌代谢异常等，从而导致酪氨酸酶系统抑制或黑素细胞的破坏，最终引起皮肤色素脱失。

二、临 床 诊 断

（一）诊断

1. 临床表现

1）后天发生，任何年龄均可发病，男女均可发病，无明显性别差异。

2）可发生于身体任何部位，但以暴露及摩擦损伤部位多见，黏膜亦可累及，部分患者皮损沿神经节段单侧分布，少数患者泛发全身。

3）根据疾病发展进程，分为如下三期。

初发期：表现为一片或几片色素减退斑，境界不清，然后逐渐扩大为境界清楚的乳白色斑片。

进展期：白斑扩大、增多，边缘呈浅白色或灰白色，边界相对模糊，形成三色白癜风，而且在机械刺激如压力、摩擦、烧伤、外伤后可继发白癜风（同形反应）。

稳定期：白斑停止发展，呈乳白色或瓷白色，境界清楚，白斑边缘色素加深，有的白斑中央可见散在的色素岛。

病程可呈慢性迁延；如果不治疗，白色斑片多数情况下长期存在。常在暴晒、精神创伤、急性疾病或手术等严重的应激状态下扩展。部分患者春末夏初病情发展加重，冬季缓解。

4）典型皮损为色素完全脱失斑，大小不等，边界清楚，形态不规则，皮损上的毛发也可变白。

5）一般无自觉症状。少数在白斑进展时有轻微的瘙痒。

6）常伴其他自身免疫性疾病，如糖尿病、甲状腺疾病、肾上腺功能不全、硬皮病、特应性皮炎、斑秃、干燥综合征等。

2. 实验室检查

（1）皮肤组织病理检查　显示表皮黑素细胞与色素颗粒完全缺失，进展期皮损边缘真皮可见淋巴细胞浸润。

（2）皮肤镜检查　毛囊周围残留色素对部分白癜风皮损诊断有帮助。

（3）Wood灯检查　进展期皮肤损害呈灰白色荧光，边界不清；稳定期呈高亮的蓝白色荧光，边界清楚，可见色素岛或边缘色素沉着。

（4）反射式共聚焦显微镜检查　进展期皮损时在表皮-真皮交界处扫描，色素环失去完整性，与周边正常皮肤边界不清，周围有高折光性细胞；稳定期时扫描表皮-真皮交界处，色素环完全缺失，边界清楚，无炎症细胞浸润。

（5）抗体检测　诊断为白癜风的患者可进一步检测抗甲状腺球蛋白抗体（TgAb）等相关抗体；有免疫性疾病共病或综合征的患者，应进行相应的自身抗体检测。

（二）鉴别诊断

1. 桃花癣（单纯糠疹）

桃花癣好发于面部，皮损为淡白或灰白色斑片，上覆少量糠状鳞屑，边界不清，儿童多见。

2. 紫白癜风（花斑癣）

紫白癜风好发于颈部、躯干、腋下，皮损为淡白或淡褐色斑，圆形或卵圆形，边界清楚，上覆细碎鳞屑，真菌镜检阳性。

3. 贫血痣

皮损淡白，以手摩擦局部，则周围皮肤发红而白斑不红，多发生在躯干。

三、辨 证 要 点

本病可以根据病情分为初发期、进展期和稳定期。初发期以风邪外袭，气血失和为特点，治疗上重在疏风解毒，调和气血。进展期以气血失和、脉络瘀阻为特点。外感风邪，脉络瘀阻；气郁化火，气滞血瘀是主要表现。治疗上重在疏风解毒，理气活血。稳定期主要因气血阴阳亏虚所致，因虚致瘀，血络瘀阻，肌肤失养，以虚瘀为特点，治疗上重在调和脾胃、益气活血、滋补肝肾。

四、治 疗

（一）内治方案

1. 肝郁气滞证

【症状】 有情志失调及精神刺激史，突发散在白斑；伴有心烦易怒，或抑郁焦虑，胸胁胀痛，夜寐不安，女子月经不调；舌质淡红，苔薄，脉弦。

【治法】 疏肝理气，活血祛风。

【方药】 逍遥散或柴胡疏肝散加减。

【加减】 症见心烦易怒者，加牡丹皮、栀子；症见食欲不振、腹泻便溏者，可加白术、党参、砂仁等益气健脾；症见月经不调者，加益母草；发于头面者，加蔓荆子、菊花；发于下肢者，加木瓜、牛膝。

2. 肝肾亏虚证

【症状】 多见于体虚或有家族史的患者。病史较长，白斑局限或泛发，其上毛发变白；伴有头晕耳鸣，失眠健忘，腰膝酸软；舌质红，苔少，脉细弱。

【治法】 滋补肝肾，养血祛风。

【方药】 二至丸合五子衍宗丸或六味地黄丸加减。

【加减】 症见神疲乏力者，加党参、黄芪；症见真阴亏损者，加阿胶、何首乌；症见夜寐不安者，加磁石、夜交藤。症见皮肤瘙痒者，加补骨脂、苍耳子；伴五心烦热、盗汗者加用青蒿、鳖甲、地骨皮等；伴四肢发冷、畏寒、口淡不渴者加用肉桂、巴戟天、附子、仙茅、淫羊藿等。

3. 气血两虚证

【症状】 皮损白斑晦暗，状如蒙尘，面色萎黄；伴有疲乏无力，头晕，困倦嗜睡，女子月经色淡，量少；舌淡，色暗，脉细弱无力。

【治法】 健脾益气，养血活血。

【方药】 归脾汤加减。

【加减】 症见心悸失眠者加入合欢皮、夜交藤、珍珠母；症见腹胀、纳呆、便溏者加入炒白术、苍术、炒白扁豆、砂仁。

4. 气滞血瘀证

【症状】 病程缠绵，或有外伤史，白斑局限或泛发，边界清楚；舌质紫暗或有瘀斑、瘀点，苔薄白，脉涩。

【治法】 活血化瘀，通经活络。

【方药】 通窍活血汤加减。

【加减】 可加苏木、刺蒺藜、补骨脂；跌打损伤后发病，局部有刺痛者，加乳香、没药。

（二）外治方案

1. 中药外治

用补骨脂酊或菟丝子酊涂擦患处。

2. 针灸治疗

（1）针刺治疗 主穴：血海、三阴交、足三里、风市。配穴：肝郁气滞者，配太冲、期门；肝肾亏虚者，配肝俞、肾俞、命门；气滞血瘀者，配大敦、行间、膈俞。

（2）耳穴疗法　选取与皮损相应的区域，配合内分泌、肾上腺、交感、枕部等。

（3）梅花针　在皮损周围围刺。

（4）火针疗法　在局部皮损处进行治疗。

（5）艾灸　根据虚则灸之、寒则温之的原则。辨证取穴艾灸或局部皮损艾灸。也可以进行温针灸。

3. 自血疗法

皮损范围较小者，可抽取静脉血后，立即注射到白斑的皮下，以皮损处出现青紫为度，每周2次，10次为1个疗程。

五、预防调护

1）可进行适当的日光浴及光疗，注意光照的强度和时间，避免日光暴晒，并在正常皮肤上搽避光剂和盖遮挡物，以免晒伤。

2）避免滥用外用药，尤其是刺激性强的药物，以防损伤肌肤。

3）精神愉悦，坚持治疗，树立信心；愈后巩固治疗，防止复发。

4）避免接触可能引起白癜风的化学物质及药物。

案 例

刘某，女，18岁，学生。2019年9月3日初诊。

额头部有一白色斑片3年余，加重1个月。

患者3年前中考后发现额头中部有一小片色素脱失斑，约黄豆大小，边界不清。因学业紧张，仅涂擦了外用药物治疗，白斑未发展。1个月前因进入高三，学习压力大，额部白斑逐渐扩大，前来就诊。刻下症见：形体消瘦，挑食，纳呆，眠差，二便调，经期怕冷，月经量少，色红，无痛经。舌淡胖边尖红，苔薄，脉弦细。

【中医诊断】　白驳风。

【西医诊断】　白癜风。

【辨证】　肝郁脾虚。

【治法】　疏肝健脾，理气活血。

【处方】　甘草6g，当归20g，茯苓20g，赤芍15g，白芍15g，白术20g，柴胡10g，白蒺藜9g，百合20g，合欢皮15g，桃仁10g，红花10g，黄芩10g，栀子10g，生黄芪20g。

每日1剂，早晚饭后半小时温水冲服（配方颗粒）。

同时结合针刺、艾灸治疗。

【二诊】　服用28剂后复诊，纳食可，失眠减轻，白斑无扩大，舌淡胖边苔薄，脉弦细。证型同前，中药去黄芩、栀子，加党参10g、夜交藤15g，加强健脾益气，养血安神之功。针刺穴位加入安眠穴、内关穴。其余治疗同前。

【三诊】　调治28天，白斑明显缩小，睡眠改善、经期怕冷缓解。处方同前，结合一周一次针灸治疗。

4个月后白斑基本消退约90%，加补骨脂6g直至复色。

【点评】　该患者既往学习压力大，思虑过多，忧思伤脾，脾失健运，则表现为纳呆，舌胖。脾主运化，脾失健运，气血生化乏源，表现为月经量少，经期怕冷，失眠；加之情志不遂，肝失疏泄，肝气郁结，郁而化火，故舌边尖红；加之气滞则血瘀，血行不畅则肌肤失养而患有白癜风。从气血津液分析证属气血失和为主，从脏腑分析，失眠、纳呆等症因肝郁脾虚所致。故而柴胡疏肝解郁，以顺肝性为君药；当归、白芍养肝血，柔肝体，帮助柴胡恢复肝正常的顺达之性，兼制柴胡疏泄太过；生黄芪、白术、茯苓益气健脾，促进气血生化；甘草配合茯苓、白术以益气健脾，配白芍以酸甘养阴，黄芩、栀子，助柴胡以疏肝气、解郁热；桃仁、红花、赤芍凉血活血；白蒺藜疏风散邪，百合清心除烦；合欢皮助柴胡疏肝理气。诸药相配，体现了肝脾同治，气血同调。一诊后，患者肝郁化火有所缓解，故见纳食可，失眠减轻，舌淡胖无边尖红；患者仍有失眠，为加强健脾益气，养血安神之功，加入党参、夜交藤。针刺穴位加入安眠穴、内关穴。

（李　楠　张丰川）

第二节　黧黑斑

　　黧黑斑是一种面部色素沉着性皮肤病，临床表现为面部淡褐色至深褐色的斑片，边界清楚，对称性分布，形态不规则，无自觉症状，日晒后加重，女性多见。《外科正宗·女人面生黧黑斑》指出："黧黑斑者，水亏不能制火，血弱不能华肉，以致火燥结成斑黑，色枯不泽，朝服肾气丸以滋化源，早晚以玉容丸洗面斑上，日久渐退。"中医文献中又有"面䵟""面尘"等病名，俗称"肝斑""妊娠斑""蝴蝶斑"。

　　本病相当于西医学的黄褐斑（chloasma）。

一、病因病机

　　本病的发生内因多与肝、脾、肾三脏功能失调有关，外因与光毒损伤皮肤脉络有关。核心病机与血瘀关系密切，故有"无瘀不成斑"的说法。

　　（1）肝郁气滞　情志不畅，肝郁气滞，郁而化热，熏蒸于面，灼伤阴血，损伤脉络，致使颜面气血失和，燥结瘀滞而生斑。

　　（2）肝肾亏虚　肝肾不足，水火不济，虚火上炎，燥结成斑；或肾阳亏虚，浊阴弥漫，水湿瘀阻成斑。

　　（3）脾虚血弱　饮食不节，忧思过度，损伤脾胃，气血生化无源，血虚不能上荣于面部，或者脾失健运，湿浊内生，熏蒸面部，湿瘀互结而致斑。

　　（4）光毒损络　光毒热邪，灼伤脉络，致皮肤络脉气血失和，瘀滞成斑。

　　西医学认为本病病因尚不清楚，有多种因素参与，目前认为遗传易感性、日光照射、性激素水平变化是本病三大主要致病因素，黑素合成增加、皮损处血管增生、炎症反应及皮肤屏障受损均参与了本病的发生。

二、临床诊断

（一）诊断

1. 临床表现

1）男女均可发病，以女性多见。如发生于孕妇，多开始于孕后2～5个月，分娩后逐渐消失，但也有不消退者。

2）对称发生于颜面，尤以两颊、额部、鼻、唇及颌等处多见。临床上根据皮损发生部位可分为面中部型、颊型及下颌型。

3）皮损为淡褐色至深褐色、淡黑色斑片，大小不等，形状各异，孤立散在或融合成片，边缘较明显，一般多呈蝴蝶状。

4）无自觉症状，病程呈慢性。

5）黄褐斑临床上可分为活动期和稳定期。活动期：近期有皮损面积扩大，颜色加深，皮损泛红，搔抓后皮损发红，玻片压诊大部分褪色。稳定期：近期皮损面积无扩大，颜色无加深，皮损无泛红，搔抓后皮损不发红，玻片压诊大部分不褪色。

2. 实验室检查

（1）皮肤组织病理检查　显示表皮中色素过度沉着，真皮中噬黑素细胞也有较多的色素，基底细胞层色素颗粒增多。

（2）皮肤镜检查　可见淡黄褐色均匀一致的斑片及深褐色斑片/点。

（二）鉴别诊断

1. 雀斑

雀斑发病年龄早，皮疹分散而不融合，斑点较小，有家族史。

2. 颧部褐青色样痣

颧部褐青色样痣多发于女性，发病年龄多在20～30岁，部分患者有家族史。表现为对称分布于双侧颧部及颞部的圆形、散在不融合灰青色斑点。

3. 黑变病

黑变病患者可有长期焦油、劣质化妆品等接触史或炎症性皮肤病病史，早期临床表现为红斑、脱屑等皮炎样改变，久之出现网状或弥漫性色素沉着，常呈灰色，伴毛细血管扩张，皮疹常累及面颈部，也可泛发。

三、辨 证 要 点

本病可以根据病情分为活动期和稳定期。活动期气血郁滞，热邪损络，以郁热为特点。外感光毒，毒损络脉；气郁化火，火燥结滞是主要表现。治疗上重在疏肝解郁、解毒宁络。慢性期主要因气血阴阳亏虚所致，因虚致瘀，血滞络脉，颜面失养，以虚瘀为特点，治疗上重在调和脾胃、益气活血、补肾祛斑。

四、治　　疗

（一）内治方案

1. 肝郁气滞证

【症状】　皮损斑色深褐，若肝郁气滞则面色发青，若肝郁化热则面色红赤；伴有情绪抑郁，或口苦咽干，胸胁胀满，女性经前乳房胀痛、月经不调；舌暗红，可见瘀斑瘀点，脉弦涩或弦数。

【治法】　疏肝解郁，活血祛斑。

【方药】　逍遥散加减。

【加减】　症见心烦急躁，易怒者可加用栀子、豆豉、炒川楝子等清热除烦；症见食欲不振，腹泻便溏者，可加白术、党参、砂仁等益气健脾。

2. 气血两虚证

【症状】 皮损斑色灰褐，状如蒙尘，面色萎黄；伴有疲乏无力，头晕，困倦嗜睡，月经色淡，量少；舌淡，色暗，脉细弱无力。

【治法】 益气补血，活血祛斑。

【方药】 归脾汤。

【加减】 伴心悸失眠者加入合欢皮、夜交藤、珍珠母；伴腹胀、纳呆、便溏者加入白术、苍术、砂仁。

3. 肾虚血瘀证

【症状】 斑色晦暗，面黑暗淡或面黑干焦；伴腰酸膝软，头晕耳鸣，月经不调；舌淡苔白腻或舌红少苔，脉沉涩或沉细。

【治法】 补益肾气，活血祛斑。

【方药】 六味地黄丸加减。

【加减】 伴五心烦热、盗汗者加用青蒿、鳖甲、地骨皮等；伴四肢发冷、畏寒、口淡不渴者加用肉桂、巴戟天、附子、仙茅、淫羊藿等。

4. 毒损络瘀证

【症状】 皮损以日光暴露部位为主，色暗淡；伴面色红赤、口干口渴、烦躁、失眠，女性月经量多、色红质稠；舌红绛，脉数有力。

【治法】 解毒宁络祛斑。

【方药】 青蒿鳖甲汤加减。

【加减】 伴皮肤发红者，加茜草、槐花、紫草、水牛角等；伴便秘、口渴重者加天花粉、芦根、知母、玄参等。

（二）外治方案

1. 中药外治

（1）中药湿敷 常选用珍珠粉、红景天、三七、玫瑰花、红花、白及等药物。

（2）中药足浴 常选附子、细辛、桂枝、当归、丹参、白芍等药物。

2. 针灸治疗

（1）针刺疗法 主穴：取局部皮损，中央直刺或围刺。配穴：毒损络瘀证取血海、风池、合谷清热凉血；肝郁气滞证取肝俞、期门、膻中疏肝理气；气血两虚证取足三里、脾俞、胃俞健脾胃补气血；肾虚血瘀证取肾俞、血海、膈俞补肾活血。

（2）放血疗法 局部色斑区域采用散刺放血法。若患者不耐疼痛，可选用大椎穴、膈俞穴刺络放血配合拔罐。

（3）艾灸 根据辨证取穴中补法的穴位，采用温针灸或温灸器做艾灸。

3. 按摩疗法

面部涂抹祛斑药物霜剂后，用双手沿面部经络循行路线按摩，促进局部皮肤血液循环。

五、预防调护

1）保持心情舒畅，情绪乐观，避免忧思恼怒。

2）注意劳逸结合，睡眠充足，避免劳损。

3）避免日光暴晒，慎用含香料和药物性化妆品，忌用刺激性药物及激素类药物。

4）多食含维生素C的蔬菜、水果，避免辛辣之品、烟酒。

案 例

黄某，女，39岁，2018年9月10日初诊。

患者10年前产后出现颜面色斑，经过激光美容等治疗，色斑仍反复，5年前生二胎后色斑加重，想通过中医调理治疗，故来就诊。刻下症见：失眠，乏力，倦怠，纳差，大便时干时稀，月经色暗，血块较多，经期伴腰酸，舌淡暗苔白，脉细弱。

【中医诊断】 黧黑斑。

【西医诊断】 黄褐斑。

【辨证】 气血两虚，颜面失养。

【治法】 补气养血，活血祛斑。

【处方】 茯神20g，白芷15g，党参20g，三七10g，桃仁10g，红花10g，当归15g，川芎10g，牡蛎30g，肉桂10g，黄芪30g，白扁豆20g，葛根15g，升麻15g。

每日1剂，早晚饭后半小时温水冲服（配方颗粒）。

同时结合针刺、放血、艾灸治疗。

【二诊】 服用14剂后复诊，倦怠、乏力减轻，仍有失眠，色斑减退不明显。证型同前，中药加强安神之功，加合欢花10g、煅龙骨30g。针刺穴位加入安眠穴、内关穴。其余治疗同前。

【三诊】 调治一个半月，色斑明显减退，睡眠改善、经期腰酸缓解。处方同前，结合一周一次针灸治疗。

两个半月色斑基本消退约90%。

【点评】 本病于产后出现，病程较长，久病必虚，因虚致瘀，故而治"瘀"当以补而通之。根据患者颜面出现色斑，伴失眠、乏力、倦怠、纳差，大便时干时稀，月经量少，色淡，经期伴腰酸，舌淡暗苔白，脉细弱等，从气血津液分析证属气血亏虚为主，从脏腑分析，失眠、纳差、经期伴腰酸等症因心、脾、肾三脏亏虚所致。故而以黄芪、党参、白扁豆、当归补益气血为主，佐以红花、三七、桃仁、川芎活血祛斑，牡蛎、茯神安神助眠、入心脾，肉桂补肾阳强腰膝，葛根、升麻引药上行、运脾除湿。一诊后，患者气血亏虚有所缓解，故见倦怠、乏力减轻，仍有失眠。为加强安神之功，加入合欢花、煅龙骨。针刺穴位加入安眠穴、内关穴。本证中黄芪、当归为常用药，黄芪行气活血，亦可补气生血，当归补血活血，两者相得益彰。

（张丰川 蔡玲玲）

第三节 黑 变 病

黑变病是发生在以面部为主的灰褐色色素沉着病。主要损害是成片的淡褐色至深褐色的斑片，好发于前额、耳后及颈部两侧，也可发生于前臂、手背、腋窝等部位，属于中医文献记载的"黧黑黯黯"范畴。在《医宗金鉴·外科心法》黧黑黯黯记载："此证一名黧黑斑，初起色如尘垢，日久黑似煤形，枯暗不泽，大小不一，小者如粟粒赤豆，大者似莲子、芡实，或长、或斜、或圆，与皮肤相平。"

本病目前中西医均称为黑变病（melanosis）。

一、病因病机

本病多因脾虚不能化生精微，气血亏虚，肌肤失养；或因肝肾阴亏，水亏不能制火，加之思虑抑郁，血弱不华于肤，以致燥结所致。

西医学认为本病多数患者有光敏性物质接触史（如某些工业用煤焦油及其衍生物、某些化妆品中的矿物油等），日光照射后可在暴露部位发生黑变病；还可能与维生素缺乏，营养不良，以及性腺、垂体、肾上腺皮质等内分泌功能紊乱有关。

二、临床诊断

（一）诊断

1. 临床表现

1）病程呈慢性，多累及成年人，女性较男性多见。好发于面部，常于颧颞部开始，并逐渐波及前额、颊、耳后和颈侧。

2）典型皮损为网状排列的色素沉着斑，灰紫色到紫褐色，境界不清。根据病情发展分为三期：①炎症期：局部出现充血性红斑，伴少量糠秕状脱屑，日晒后有轻度瘙痒。②色素沉着期：红斑消退，出现明显的斑状或网状色素沉着，覆盖细小鳞屑，似"粉尘"样外观，多伴有明显毛周角化及毛细血管扩张。③萎缩期：出现与色素沉着部位一致的轻度凹陷性萎缩。

3）自觉症状不明显。

2. 实验室检查

皮肤组织病理检查　表皮基底细胞液化变性，真皮浅层嗜黑素细胞增多，真皮血管周围有淋巴细胞、组织细胞及嗜黑素细胞浸润。

（二）鉴别诊断

1. 艾迪生病

艾迪生病（Addison disease）为均一性的皮肤色泽加深，尤其在皮肤黏膜交界处明显，常累及黏膜如牙龈等处，有肾上腺皮质功能降低的症状。

2. 血管萎缩性皮肤异色病

皮损为红褐色至青铜色网状色素斑，杂有淡白色点状萎缩和毛细血管扩张。

三、辨证要点

肾主水，水在体内的升清降浊靠肾阳温煦、蒸化和推动。若肾水上泛，或水衰火盛，浮于头面，可导致面部焦黑。肝藏血，主疏泄，若情志不畅，或暴怒伤肝，肝气郁滞，疏泄失常，气血悖逆，运行滞涩，不能上荣于面，则生黑褐色斑片。脾虚气弱，运化无力，气血不能上荣于面，可生褐色斑片。

四、治　疗

（一）内治方案

1. 肝郁气滞证

【症状】　黑色或黑褐色斑片，分布于前额、耳后、颜面、四肢等处；伴有胸胁满闷，烦躁易怒；舌红，苔薄白，脉弦滑。

【治法】　疏肝理气，活血消斑。

【方药】　逍遥散合血府逐瘀汤加减。

【加减】　伴口苦咽干者，加牡丹皮、栀子；月经不调者，加香附、益母草、泽兰。

2. 脾气亏虚证

【症状】　面部及四肢有褐色斑片；伴食少纳差，食后腹胀，全身无力，倦怠，便溏；舌质淡，舌边有齿痕，苔白，脉沉细。

【治法】　健脾益气，调和气血。

【方药】　人参归脾汤加减。

【加减】　伴月经量少、色淡者，加益母草；夜寐不安者，加磁石、夜交藤。

3. 肾气不足证

【症状】　黑色或黑褐色斑片，分布于前额、颈侧、手背、前臂、脐等处；伴眩晕耳鸣，失眠健忘，腰膝酸软，遗精早泄，五心烦热；舌红，苔少，脉细数。

【治法】　滋阴补肾，降火清斑。

【方药】　六味地黄丸加减。

【加减】　若见夜尿频数、小便清长、畏寒肢冷、形寒体倦、精力不足者，可加附子、肉桂。

（二）外治方案

1. 中药外治

中药湿敷或调糊状外擦　药用白芷、白蔹、白及、白附子、白术、茯苓、僵蚕、当归等。

2. 针灸治疗

（1）针刺疗法　肝郁气滞证取穴：三阴交、太冲、行间、肝俞；脾气亏虚证取穴：三阴交、中脘、足三里、脾俞；肾气不足证取穴：三阴交、太溪、照海、肾俞。

（2）耳穴疗法　穴位：肝、肾、脾、面。

五、预防调护

黑变病案例

1）避免日晒，春夏季节外出时应在面部外用遮光剂。

2）保持心情舒畅，避免熬夜。

（孔宇虹　张丰川）

思维导图

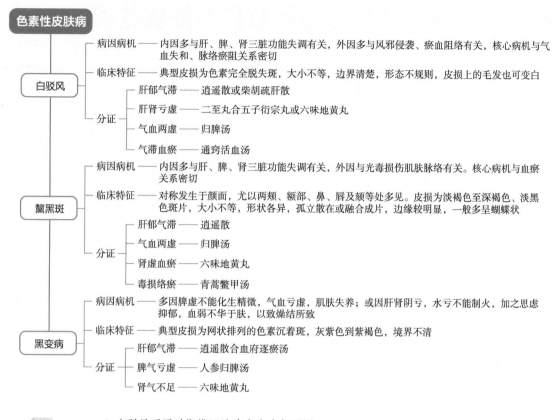

色素性皮肤病

白驳风
- 病因病机 —— 内因多与肝、脾、肾三脏功能失调有关，外因多与风邪侵袭、瘀血阻络有关，核心病机与气血失和、脉络瘀阻关系密切
- 临床特征 —— 典型皮损为色素完全脱失斑，大小不等，边界清楚，形态不规则，皮损上的毛发也可变白
- 分证
  - 肝郁气滞 —— 逍遥散或柴胡疏肝散
  - 肝肾亏虚 —— 二至丸合五子衍宗丸或六味地黄丸
  - 气血两虚 —— 归脾汤
  - 气滞血瘀 —— 通窍活血汤

黧黑斑
- 病因病机 —— 内因多与肝、脾、肾三脏功能失调有关，外因与光毒损伤肌肤脉络有关。核心病机与血瘀关系密切
- 临床特征 —— 对称发生于颜面，尤以两颊、额部、鼻、唇及颏等处多见。皮损为淡褐色至深褐色、淡黑色斑片，大小不等，形状各异，孤立散在或融合成片，边缘较明显，一般多呈蝴蝶状
- 分证
  - 肝郁气滞 —— 逍遥散
  - 气血两虚 —— 归脾汤
  - 肾虚血瘀 —— 六味地黄丸
  - 毒损络瘀 —— 青蒿鳖甲汤

黑变病
- 病因病机 —— 多因脾虚不能化生精微，气血亏虚，肌肤失养；或因肝肾阴亏，水亏不能制火，加之思虑抑郁，血弱不华于肤，以致燥结所致
- 临床特征 —— 典型皮损为网状排列的色素沉着斑，灰紫色到紫褐色，境界不清
- 分证
  - 肝郁气滞 —— 逍遥散合血府逐瘀汤
  - 脾气亏虚 —— 人参归脾汤
  - 肾气不足 —— 六味地黄丸

思考题

1. 白驳风不同时期辨证治疗上应有何不同？
2. 男女黧黑斑患者病因病机方面有何差异？
3. 黑变病不同时期的治疗要点是什么？

第二十一章 遗传、角化及代谢性皮肤病

第一节 蛇 皮 癣

蛇皮癣是一种遗传性、角化障碍性皮肤病，临床表现为皮肤干燥粗糙，伴有鱼鳞或蛇皮样褐黑色鳞屑，状如蛇皮，好发于四肢伸侧、躯干部，重者可波及全身，一般无自觉症状，幼年发病，持续终生，有家族遗传史，冬重夏轻。《诸病源候论》记载："蛇身者，谓人皮肤上如蛇皮而有鳞甲，世谓之蛇身也。"中医文献中又有"蛇体""蛇身""小儿鳞体"等病名。

本病相当于西医学的鱼鳞病（ichthyosis）。

一、病因病机

本病的发生以先天禀赋不足，肾精衰弱，精血不荣而致血虚风燥，或瘀血阻滞，肌肤失养为主要病机特点。

（1）血虚化燥　先天禀赋不足，肾精衰弱，肌肤失于濡养而致肌肤甲错。精血不能荣润，日久化燥生风而致本病。

（2）血瘀化燥　气血循行不畅，瘀滞经脉，新血不得生，以致肌肤血瘀化燥，失于润养，而呈鳞甲之状。

西医学认为本病的特征是缺乏透明角质颗粒的组成成分导致表皮中丝聚合蛋白减少。目前认为，这是与mRNA的不稳定性有关的转录后控制机制缺陷所导致的结果。

二、临床诊断

（一）诊断

1. 临床表现

1）幼年发病，可有家族史，冬重夏轻。

2）好发于四肢伸侧，尤以胫前最为明显，重者波及全身。

3）皮损为淡褐色至深褐色菱形或多角形鳞屑，鳞屑中央固着，周边微翘起，呈网状排列（如鱼鳞状）。皮肤干燥，常伴掌跖角化，易发生皲裂（图21-1）。

4）一般无自觉症状。

2. 实验室检查

1）皮肤组织病理检查显示为中度角化过度伴颗粒层变薄或缺如。角化过度可深入毛囊形成大

的角质性毛囊栓塞。真皮正常或血管周围有散在淋巴细胞浸润。汗腺与皮脂腺数量减少。

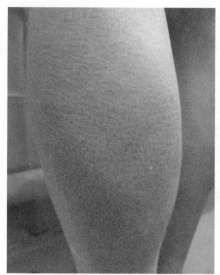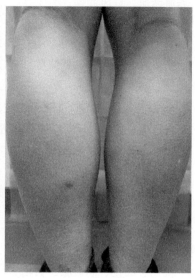

图21-1 鱼鳞病

2）电子显微镜下见透明角质颗粒异常，并伴有丝聚合蛋白缺乏。

（二）鉴别诊断

1. 先天性鱼鳞病样红皮症

皮损特点为对称分布的红斑，融合成片，逐渐扩大变厚，斑上有鱼鳞状鳞屑。毛发稀少，掌跖发红、角化肥厚。

2. 获得性鱼鳞病

获得性鱼鳞病发病较晚，可由淋巴瘤、多发性骨髓瘤、结节病、麻风等疾病引起，原发病治疗后皮损常得到改善。应注意检查诊断原发病。

3. 鳞状毛囊角化

鳞状毛囊角化以腰、臀部及腹外侧多发，可见中央固着，周围游离的小叶状鳞屑，鳞屑中央有黑点，与毛囊一致。

三、辨证要点

本病可以根据皮损特点，结合四诊情况进行辨证，一般分为虚证和瘀证。虚证为先天禀赋不足，肾精虚弱，精血不足，化燥生风，以血虚风燥为主要特点，治疗上重在养血活血、息风润燥。瘀证为气血循行不畅，经脉瘀阻，以血瘀化燥为主要特点，治疗上重在化瘀通络，息风润燥。

四、治 疗

（一）内治方案

1. 血虚风燥证

【症状】 皮肤干燥，状如蛇皮，上覆褐黑色鳞屑，其间有白色网状沟纹，肌肤甲错，皮肤干燥粗糙；多无自觉症状，或仅有轻度瘙痒，冬重夏轻；舌淡苔净，脉弦细。

【治法】 养血活血，息风润燥。

【方药】 养血润肤饮加减。

【加减】 伴血虚者加阿胶、桑椹；伴失眠者加酸枣仁、柏子仁；伴大便干燥者加火麻仁、肉苁蓉。

2. 血瘀化燥证

【症状】 皮肤弥漫角化，宛如鱼鳞、蛇皮，肌肤干燥粗糙，伸侧尤甚，掌跖皮肤粗糙或弥漫角化，严重时出现皲裂；伴两目暗黑；舌质紫暗，有瘀点或瘀斑，脉涩。

【治法】 化瘀通络，息风润燥。

【方药】 血府逐瘀汤或大黄蛰虫丸加减。

【加减】 肠燥便干者加何首乌、生地黄；血瘀兼血虚者加鸡血藤、当归。

（二）外治方案

1. 中药外治

（1）药浴 桃仁、红花、鸡血藤、黄精、白鲜皮、白及、荆芥水煎沐浴。

（2）油剂 外涂甘草油、蛋黄油等。

蛇皮癣案例

（3）膏剂 外涂润肌膏、当归膏；或杏仁、猪油等制成膏剂外涂。

2. 针灸治疗

（1）针刺疗法 主穴：血海、风池、肾俞；配穴：曲池、绝骨、阴陵泉。

（2）耳穴治疗 可选取交感、内分泌、肾上腺、肺、上肢、下肢。

五、预防调护

1）有条件者可经常温泉洗浴，浴后适当外涂护肤油脂，保持皮肤柔润，可减少鳞屑和瘙痒感。

2）避免风寒刺激皮肤，注意衣着保暖。

3）忌食辛辣刺激食物，多进食新鲜水果、蔬菜。

（孙雯雯　韩晓丽　鲍身涛）

第二节　黑棘皮病

黑棘皮病是一种少见的角化性皮肤病。以褶皱部皮肤色素沉着、粗糙、角化过度及天鹅绒状增生或疣状增生、对称分布为临床特征。本病可发生于任何年龄，男女均可发病，中年后发病者有可能合并内脏恶性肿瘤。临床上可分为良性、肥胖性、症状性、恶性、肢端、单侧性、药物性、混合性。在中医古代文献中，尚未见到与本病相应的记载，但根据辨证论治的原则可将本病归于肌肤甲错类。

本病中医病名目前采用西医学的黑棘皮病（acanthosis nigricans）。

一、病因病机

本病的发生多与肝、脾、肾三脏功能失调有关。主要由于先天禀赋不足，痰湿阻滞、气滞血瘀、气血亏虚等引起皮肤失于濡养，故发黑、干涩。

（1）**禀赋不足**　遗传缺陷、五脏虚弱、营养不良等因素，导致人体易受外邪侵袭，肝肾精血不足，肌肤失养。

（2）**寒湿痰凝**　饮食不节，脾胃失调，运化失常，生痰生湿，脾阳虚损，湿痰凝聚肌肤。

（3）**气滞血瘀**　情志不畅，忧郁思虑，烦劳过度，气血瘀滞，导致肌肤甲错。

（4）**气虚血燥**　久病失于调理，或病邪过盛，耗伤气血，或脾虚气弱，或瘀血内结，新血不生，气虚血燥，肌肤失养。

西医学认为本病病因及发病机制尚不十分明确，有多种原因。通常认为可能是刺激了表皮内的酪氨酸激酶生长因子受体信号通道。目前认为本病还与胰岛素、雄激素、肥胖、自身免疫等有关。

二、临床诊断

（一）诊断

1. 临床表现

皮疹初起为皮肤颜色加深呈灰棕色或灰黑色，表面干燥、粗糙，进而皮肤增厚，表面有许多细小乳头状隆起状似天鹅绒，触之柔软。随着病情进展，皮肤显著粗厚、皮纹增宽加深，表面有乳头状或疣样结节，并可出现大的疣样赘生物。好发部位是腋、颈、乳房下、脐窝、腹股沟、肛门和外生殖器、肘窝、腘窝等皮肤褶皱部位，掌跖亦常发生角化过度。有时也见于面部及肘、膝和指（趾）伸面。黏膜亦可受累，口腔、舌背和外阴黏膜可肥厚或呈乳头瘤样增生，颜色轻度加深。甲板改变有条状嵴突、增厚、变脆、白甲等。本病分八型，各型皮疹基本相同，唯严重程度和受侵范围有所不同。严重者几乎全身皮肤均可受累。

（1）**良性黑棘皮病**　为罕见的遗传性皮肤病，属常染色体显性遗传。发生于新生儿或幼儿，常有家族倾向。皮疹初起为单侧性，且较轻，四肢远端不受累。口腔黏膜见细小褶皱，类似天鹅绒状。病情进展缓慢，青春期后皮疹停止扩展，保持稳定或逐渐消退。

（2）**肥胖性黑棘皮病**　男女均可发生，多见于成年人（25～60岁），黑皮肤肥胖者好发。皮疹为小的色素斑，皮肤呈天鹅绒样增厚，常伴多发性皮赘。皮疹见于身体所有褶皱处，尤其是颈部、腋窝、腹股沟和臀缝等部位。大腿内上方和大阴唇可见不规则的色素斑。随着体重的下降，皮疹可逐渐消退，但颜色加深常持续存在。

（3）**症状性黑棘皮病**　本型为某些综合征的皮肤表现，在A型、B型综合征及其他综合征中出现黑棘皮样皮疹。

1）耐胰岛素A型综合征，简称A型综合征，患者的胰岛素受体或受体后途径有缺陷。多发生在有男性化体征或生长过快的年轻女性，也称为HAIR-AN综合征，即高雄激素血症（HA）、胰岛素抵抗（IR）和黑棘皮病（AN）。AN皮疹多呈弥漫性。有的患者可有多毛和多囊卵巢，也可有肢端肥大、阴蒂肥大和肌肉痉挛。其他综合征如RM综合征（肾上腺皮质增生和糖尿病）、假性肢端肥大综合征、矮妖精貌综合征等也可有本型的临床特征。

2）耐胰岛素B型综合征，简称B型综合征，患者体内有循环抗胰岛素受体的自身抗体。发生于患有自身免疫性疾病的老年女性。黑棘皮病表现轻重不一，可伴发系统性红斑狼疮、硬皮病、舍格伦综合征（Sjogren syndrome）、混合结缔组织病、白癜风、桥本甲状腺炎等。但多数仅有免疫方面的实验室检查结果异常，如白细胞减少、高滴度抗DNA抗体等。

此外，黑棘皮病伴发的其他综合征尚有Hirschowitz综合征、脂肪营养不良、肝豆状核变性、阿尔斯特伦综合征（Alstrom syndrome）等。有些自身免疫性疾病也可出现黑棘皮病皮疹如红斑狼疮、皮肌炎、硬皮病、肝硬化等。

（4）恶性黑棘皮病　多见于肤色较黑的人，好发于中老年人，无性别差异。伴发的内脏恶性肿瘤绝大多数是腺癌，其中以胃癌最多（45%～61%），其次为胰腺癌、肝胆管癌、结肠癌、直肠癌、子宫癌、卵巢癌、前列腺癌、食管癌、乳腺癌和肺癌。皮疹与恶性肿瘤关系密切，可先发或晚发于肿瘤，也可与肿瘤同时发生。

（5）肢端黑棘皮病　好发于肘、膝、指关节背面和手足背，皮疹为褐色天鹅绒样角化过度。一般全身健康状况良好。

（6）单侧性黑棘皮病　又称痣样黑棘皮病，可能是良性黑棘皮病的早期表现，为不规则常染色体显性遗传。常发生于出生时、儿童期或青春期，大多为持续单侧发疹，可逐渐扩大，经一段时间后可保持稳定或自然消退。

（7）药物性黑棘皮病　系药物引起。致病药物系统给药的有糖皮质激素、烟酸、雌激素（如己烯雌酚）、垂体浸出物、胰岛素、三嗪苯酰胺、甲睾酮、口服避孕药及夫西地酸等。局部外用夫西地酸可引起黑棘皮病皮疹。局部皮下注射胰岛素也可引起局限性黑棘皮病。

（8）混合性黑棘皮病　患者同时发生两型或以上的黑棘皮病皮疹，一般是先发生其他型黑棘皮病，后出现恶性黑棘皮病。

2. 实验室检查

组织病理示表皮轻度或中度角化过度及乳头瘤样增生，棘层肥厚轻度且不规则。

（二）鉴别诊断

1. 艾迪生病

皮肤、黏膜有色素沉着，而无乳头瘤样增殖，并有全身无力、血压过低及其他肾上腺皮质功能减退症状。

2. 毛囊角化病

初起时为毛囊性丘疹及痂皮，逐渐扩大和增多，成为增殖性损害。

3. 融合性网状乳头瘤病

融合性网状乳头瘤病青春期发病，损害好发于两乳房间、前胸部、两肩胛间，初为粗糙的黄棕色扁平丘疹，逐渐融合成网状斑片。部分表面呈乳头状，病程为慢性，无自愈倾向。

三、辨 证 要 点

本病主要是由于先天禀赋不足，肝肾亏虚；脾胃失调，寒湿痰凝；气血失和，气滞血瘀或气虚血燥，肌肤失养，发为本病。临床总的治疗法则是补益肝肾、温化寒湿、理气活血化瘀、补气养血润燥。在治疗前应寻找病因，积极治疗潜在的疾病，才能达到较好的治疗效果。

四、治 疗

（一）内治方案

1. 肝肾亏虚证

【症状】皮肤呈灰褐色或黑色，损害广泛而严重，或有较大的疣状赘生物形成，指、趾甲脆裂；伴面色萎黄，形体消瘦；舌质暗红，光亮无苔，脉细或细数。

【治法】 滋肾养肝，益气活血。

【方药】 六味地黄丸合当归补血汤加减。

【加减】 失眠多梦严重者，加合欢皮、酸枣仁宁心安神；口干欲饮，潮热者加玄参、地骨皮、青蒿滋阴清热。皮损赘生物较多者可加鳖甲、穿山甲滋肝养阴，软坚散结。

2.寒湿凝滞证

【症状】 患处皮肤颜色加深，或呈棕褐色，表面粗糙、增厚，或散在乳头瘤样丘疹，如绒毛状；伴畏寒肢冷，纳食差；舌质淡，苔白腻，脉沉迟。

【治法】 温化寒湿，活血化瘀。

【方药】 阳和汤加减。

【加减】 肥胖、嗜睡、湿重者加苍术、半夏；皮疹结节广泛者加贝母、夏枯草。

3.气滞血瘀证

【症状】 患处皮肤呈棕褐色或黑褐色，皮肤增厚、干燥，或有疣状突起，触之柔软；伴皮肤麻木、胸胁胀满、女性可出现月经有血块或痛经；舌质紫暗，有瘀点，脉细涩。

【治法】 疏肝理气，活血化瘀。

【方药】 复元活血汤加减。

【加减】 皮肤严重粗糙、增厚者加用三棱、莪术；皮肤麻木或瘙痒甚者加白蒺藜、珍珠母。

4.气虚血燥证

【症状】 周身肤色黧黑，皮肤粗糙、无光泽，毛发干枯脱落；伴头目眩晕，消瘦，倦怠乏力，男子阳痿，女子经量稀少或闭经；舌淡暗，苔薄白，脉沉细。

【治法】 补气养血润燥。

【方药】 归脾汤加减。

【加减】 皮肤严重增厚，乳头瘤样增生者，加用三棱、莪术；严重失眠者加用合欢皮、酸枣仁。

（二）外治方案

1.中药外治

（1）中药外洗

1）皮损广泛，损害以色素沉着、干燥为主者，可选用地骨皮、皂角刺、木贼草、款冬花、白僵蚕、白附子、郁李仁、当归、白及、干松等煎水外洗。

2）皮肤粗糙、增厚者，可选用石榴皮、地骨皮、杏仁、桃仁等煎水外洗。

（2）中药涂搽 皮损局限，损害以乳头瘤状或疣状增生为主者，可选用紫色消肿膏及稀释拔毒膏外敷；或取生半夏、白芥子等量研细末以香油调成糊状外涂。

2.针灸疗法

（1）针刺疗法 穴位：太冲、足三里、气海、三阴交、阴陵泉、肝俞、肾俞、命门。

（2）耳穴疗法 穴位：内分泌、交感、皮质下、肝、肾上腺。

（3）梅花针疗法 先自上而下叩刺督脉或任脉及其两侧穴位，上肢从肘部到指尖，下肢从腰部到趾端，或配合邻近有关部位，取穴叩刺。

五、预防调护

1）加强营养，多食富含维生素A、维生素E的食物和新鲜蔬菜、水果，避免应用致敏药物。

2）注意观察病情，对恶性型患者，应尽量做到早期诊断、早期治疗。

3）加强皮肤护理，避免使用刺激性过强的外用药，防止继发感染。

（宋　雪　张　晶　鲍身涛）

第三节　松　皮　癣

松皮癣是指淀粉样蛋白仅沉积于皮肤而不伴有内脏损害的遗传代谢性皮肤病。当沉积的淀粉样蛋白累及机体多个系统或器官时，称系统性淀粉样变病。皮肤淀粉样变性根据皮损部位有无原发皮肤病可分为原发性皮肤淀粉样变性和继发性皮肤淀粉样变性。原发性皮肤淀粉样变性有数十种亚型，临床以苔藓状、斑状淀粉样变及双相型淀粉样变最为常见。不同亚型的皮肤淀粉样变性，其临床表现也不尽相同。《医宗金鉴·外科心法要诀》指出："松皮癣，状如苍松之皮，红白斑点相连，时时作痒。"

本病相当于西医学皮肤淀粉样变性（amyloidosis cutis）。

一、病因病机

本病的发生多与肺、脾、肝、肾功能失调有关，病理因素有风、热、湿、痰、瘀、虚六端。其病机以风热湿蕴、阴血亏虚、瘀血阻络为主。

（1）风热湿蕴　肺卫失司，外感风热，加之脾虚生湿，湿热蕴结于内，内外搏结，风湿结聚，积聚于皮肤肌腠，客于肌肤凝滞而成。

（2）阴血亏虚　先天营血亏虚，血虚络阻，或因情志内伤，饮食不节，气滞、血瘀、痰湿内生，郁久化热，化燥伤阴，致使肌肤失养而致。

（3）瘀血阻络　日久郁而化热，炼液为痰，灼血成瘀，有形之邪停聚体表，以致肌肤失养。

西医学认为本病原因尚不清楚，可能与长期摩擦、遗传、EB病毒感染和环境因素等有关。其中，皮肤异色病样淀粉样变病属于常染色体隐性遗传。目前认为，淀粉样物质是由于灶性表皮损伤，角质细胞纤维变性，继之凋亡，纤维团块（胶样小体）脱入到真皮转变而来。

二、临床诊断

（一）诊断

1. 临床表现

本病好发于有色人种，如东南亚及南美洲人。根据临床特点可分为多种类型，以下两型最常见。

（1）苔藓状淀粉样变（lichen amyloidosis）　两性均可受累，但以中年男性多见。好发于双侧胫前，也可发生于臂外侧和腰背部。特征性皮损表现为半球形表面光滑发亮的丘疹。早期皮损为针尖样大小褐色斑点，后渐增大呈绿豆至黄豆大半球形、圆锥形或多角形丘疹；直径约2mm，质硬，正常皮色、淡红色或褐色，表面光滑发亮；皮损早期散在分布，后期密集成片但不融合；长期搔抓可使皮损处似疣状或苔藓样变，亦可见色素沉着或减退（图21-2）。小腿和上背部皮损可沿皮纹方向呈念珠状排列。自觉剧烈瘙痒。

（2）**斑状淀粉样变**（macular amyloidosis）　常对称发生于中年以上妇女的肩胛间区，也可累及躯干和四肢。皮损为褐色、灰色或蓝色色素沉着，由点状色素斑融合而成，呈网状或波纹状。一般无自觉症状或仅有轻度瘙痒。

以上两种皮损可同时存在或相互转化，两型并存时称为混合型或双相型皮肤淀粉样变性。

2. 实验室检查

1）刚果红试验阳性。

2）血沉加快，球蛋白异常，γ或β球蛋白升高。

3）组织病理检查可见真皮乳头处及真皮上部局灶性无定形淀粉样蛋白团块沉积；电镜检查发现淀粉样蛋白细丝为诊断本病的金标准。

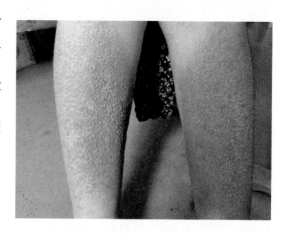

图21-2　皮肤淀粉样变性

（二）鉴别诊断

1. 慢性单纯性苔藓

慢性单纯性苔藓基本损害是多角形扁平丘疹，融合形成典型的苔藓样变，表面光滑，此病好发于颈项部、肘关节伸侧及尾骶部等摩擦部位，主观瘙痒呈阵发性加重。皮肤淀粉样变性好发于肩胛部、肩胛间和四肢伸侧，皮疹为深褐色斑疹或斑片，表面呈波纹状，有轻度脱屑。

2. 肥厚性扁平苔藓

肥厚性扁平苔藓为疣状增生和肥厚性斑块，周缘有散在性扁平丘疹，通常呈紫红色或棕红色，愈合后可有色素沉着或皮肤瘢痕。皮肤淀粉样变性的斑块是由1～3mm的丘疹融合形成网状或波纹状斑块，不会形成瘢痕。

3. 马疥（结节性痒疹）

结节性痒疹的皮肤损害为散在分布的红褐色豌豆大小的半球状坚实结节，表面粗糙，角化增厚，患者常有剧烈瘙痒。而皮肤淀粉样变性的结节一般无剧烈瘙痒感，并且除了结节，还有瘀点和毛细血管扩张。

4. 类脂质蛋白沉积症

类脂质蛋白沉积症系一种皮肤黏膜透明蛋白样物质沉积的常染色体遗传病，出生后不久起病，早期出现唇、舌、咽等处黄白色浸润甚至结节，外阴及尿道口可同时受累，面部尤其睑周出现黄褐色小结节，呈半透明状，肘膝部结节类似黄瘤。一般无全身症状。有时颅内有异常钙化灶，伴发癫痫。组织病理示真皮及管壁透明样蛋白物质沉积。

三、辨证要点

本病首辨病性虚实。病之初期，多以实证为主，皮损常为局限性；久病多以虚证为主，皮损常呈泛发趋势。实证则需再辨病邪性质，瘙痒剧烈，发无定处，属风；皮损干燥色红，伴口干便秘、舌红苔黄，属热；皮损有渗出倾向，伴腹胀便溏，舌淡胖有齿痕，属湿；久病皮损顽固、肥厚，多属痰；久病皮损色暗，伴瘀斑瘀点，属瘀。临床中常多种病理因素兼夹致病。根据主要病理因素的不同，分别施以祛风、清热、除湿、祛痰、活血等法。

四、治　疗

（一）内治方案

1. 风热湿蕴证

【症状】 小腿伸侧皮疹肥厚粗糙，干燥，密集成片而不融合，可见抓痕，少量渗液及结痂；自觉瘙痒或麻木，心烦燥热，瘙痒剧烈；舌质红，苔黄腻，脉浮数或濡数。

【治法】 祛风清热，除湿止痒。

【方药】 消风散合四妙丸加减。

【加减】 症见食欲不振、腹泻便溏者，可加白术、党参、砂仁等益气健脾；症见瘙痒甚者，可加生龙骨、生龙齿、生牡蛎、珍珠母以息风止痒。

2. 瘀血阻络证

【症状】 皮损颜色暗红，或有瘀斑瘀点；伴夜间瘙痒明显，眠差，口不渴，无汗；舌暗有瘀斑瘀点，脉弦涩。

【治法】 活血化瘀，安神止痒。

【方药】 大黄䗪虫丸加减。

【加减】 症见皮损坚厚者，可加三棱、莪术以破血软坚；症见心烦不寐者，可加黄连、首乌藤、酸枣仁以安神除烦；症见大便秘结者，可加酒大黄、芦荟以泻热通便。

3. 阴血亏虚证

【症状】 皮疹日久，肌肤甲错，干燥粗糙；可伴有灰白色细薄鳞屑，呈泛发倾向，瘙痒难忍，口干舌燥，便秘；舌质淡红，少苔或无苔，脉细数。

【治法】 养血润肤，滋阴止痒。

【方药】 大补阴丸合当归补血汤加减。

【加减】 症见心烦不寐者，可加栀子、淡豆豉、酸枣仁以宣发郁热；症见少气懒言、腹胀纳差者，可加党参、白术、当归以补气健脾。

（二）外治方案

1. 中药外治

1）皮疹初期，瘙痒剧烈，选用苍肤水剂（《张志礼皮肤病医案选萃》）熏洗；或用苦参酒涂擦。

2）皮疹肥厚坚硬，选用疯油膏（《中医外科学讲义》）外涂。

2. 针灸治疗

（1）针刺疗法　主穴：曲池、血海、大椎、足三里、合谷、三阴交。配穴：风热湿蕴证取风池、阴陵泉疏风清热利湿；瘀血阻络证取血海、膈俞活血化瘀；阴血亏虚证取阴陵泉、三阴交滋阴养血。

（2）梅花针疗法　皮疹粗糙肥厚者用梅花针在患处叩刺。

（3）火针疗法　适用于皮损肥厚坚硬者。

（4）刺络拔罐　适用于皮损肥厚坚硬者。

（5）滚针疗法　用滚刺筒反复推滚皮损局部，直到皮损处微红或轻度出血。

五、预防调护

1）慎食辛辣刺激之物，多食蔬菜、水果，戒烟限酒。
2）避免搔抓或热水烫洗，以免刺激皮损继发增厚或局部感染。
3）劳逸结合，保证充足睡眠。
4）调整心态，缓解紧张焦虑。

松皮癣案例

（李慧文 韩晓丽 鲍身涛）

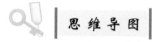 思维导图

遗传、角化及代谢性皮肤病

蛇皮癣
- 病因病机 —— 以先天禀赋不足，肾精衰弱，精血不荣而致血虚风燥，或瘀血阻滞，肌肤失养为主要病机特点
- 临床特征 —— 皮损为淡褐色至深褐色菱形或多角形鳞屑，鳞屑中央固着，周边微翘起，呈网状排列（如鱼鳞状）。皮肤干燥，常伴掌跖角化，易发生皲裂
- 分证
  - 血虚风燥 —— 养血润肤饮
  - 血瘀化燥 —— 血府逐瘀汤或大黄䗪虫丸

黑棘皮病
- 病因病机 —— 与肝、脾、肾三脏功能失调有关。主要由于先天禀赋不足，痰湿阻滞、气滞血瘀、气血亏虚等引起皮肤失于濡养，故发黑、干涩
- 临床特征 —— 初起为皮肤颜色加深呈灰棕色或灰黑色，表面干燥、粗糙，皮肤增厚，表面有许多细小乳头状隆起似天鹅绒，触之柔软。随着病情进展，皮肤显著粗厚、皮纹增宽加深，表面有乳头状或疣样结节，并可出现大的疣样赘生物
- 分证
  - 肝肾亏虚 —— 六味地黄丸合当归补血汤
  - 寒湿凝滞 —— 阳和汤
  - 气滞血瘀 —— 复元活血汤
  - 气虚血燥 —— 归脾汤

松皮癣
- 病因病机 —— 多与肺、脾、肝、肾功能失调有关，病理因素有风、热、湿、痰、瘀、虚六端。其病机以风热湿蕴、阴血亏虚、瘀血阻络为主
- 临床特征
  - 苔藓状淀粉样变：特征性皮损表现为半球形表面光滑发亮的丘疹。自觉剧烈瘙痒
  - 斑状淀粉样变：皮损为褐色、灰色或蓝色色素沉着，由点状色素斑融合而成，呈网状或波纹状。一般无自觉症状或仅有轻度瘙痒
- 分证
  - 风热湿蕴 —— 消风散合四妙丸
  - 瘀血阻络 —— 大黄䗪虫丸
  - 阴血亏虚 —— 大补阴丸合当归补血汤

思考题

1. 皮肤淀粉样变性和神经性皮炎如何鉴别诊断？
2. 如何辨证治疗蛇皮癣、黑棘皮病？
3. 如何辨证治疗松皮癣？

第二十二章 皮肤肿瘤

第一节 脂 瘤

脂瘤是皮脂腺中皮脂潴留郁积而形成的囊肿，因其溃破后有脂粉渣样物质溢出，故又名粉瘤。临床表现为皮下圆形结节，边界清楚，中央见粗大毛孔，可有黑点，内有粉渣样物。《外科启玄·粉瘤瘰疬》云："凡粉瘤大而必软，久久渐大，似乎有脓非脓，乃是粉浆于内。若不治之，日久大甚，亦被其累。"《外科证治全书·瘰疬》云："然每有愈而复发者，乃内有胬囊，化净膏贴，生肌自愈。"

本病相当于西医学的皮脂腺囊肿（sebaceous cyst）。

一、病因病机

本病总因痰湿凝滞于皮肤之间所致。继发感染者称"脂瘤染毒"。

（1）痰凝气结　情志内伤，肝气失于调达，气机郁滞，则津液不得正常输布，易于凝聚成痰，气滞痰凝，壅结皮肤，故易形成本病。

（2）痰湿化热　饮食失调，脾失健运，不能运化水湿，聚而生痰，阻滞于肌肤经络，发为本病。若蕴久化热，或搔抓染毒，则红肿热痛甚则酿脓溃破。

二、临床诊断

（一）诊断

1. 临床表现

1）可发生于任何年龄，以皮脂腺分泌旺盛的中青年人多见。

2）好发于头面、项背、臀等皮脂腺丰富部位。

3）皮损通常单发，亦可多发。表现为皮肤局部见圆形或椭圆形隆起性结节，边界清楚，与皮肤粘连，基底部推之可动，表面可见粗大毛孔并有黑色小点，囊内为皮脂与表皮角化物堆积的粉渣样物，一般无明显自觉症状。用力挤之可见溢出，且有臭味。染毒后可见局部红肿，逐渐化脓，破溃，脓液夹有粉渣样物。

2. 实验室检查

一般无特异性，并发感染者可有外周血白细胞总数升高。

（二）鉴别诊断

1. 多发性脂囊瘤

多发性脂囊瘤往往有家族史。多见于儿童和青年人，好发于躯干及四肢近端，尤其是胸骨区。多发性大小不一的囊性结节，呈皮色、淡蓝或淡黄色，表面光滑，质柔软或坚硬。穿刺时可排出油样或乳酪样液体。

2. 痈

局部光软无头，红肿疼痛。结块范围多在6～9cm，发病迅速，易肿、易脓、易溃、易敛，患处平时无结块。应与粉瘤染毒鉴别。

三、辨 证 要 点

多发或染毒者，可内外合治。手术完整切除，是最根本的治疗方法。此外，火针治疗也具有较好的效果。

四、治 疗

（一）内治方案

1. 痰凝气结证

【症状】 高于皮面的肤色结节或囊肿，质软无明显压痛，破后有干酪样物，气味臭秽，常发于头面颈部；伴体形肥胖，胸闷腹胀；舌质淡红，苔腻，脉弦滑。

【治法】 行气化痰，软坚散结。

【方药】 二陈汤合海藻玉壶汤加减。

【加减】 结节、囊肿数目较多者，加牡蛎、玄参、皂角刺消肿散结、软坚化痰。

2. 痰湿化热证

【症状】 皮肤素有结节或囊肿，突然红肿、灼热、疼痛，化脓破溃，脓出夹有豆渣样分泌物；可伴发热、口干不欲饮、大便黏滞不爽；舌质红，苔黄腻，脉滑数或洪数。

【治法】 清热化湿，和营解毒。

【方药】 五味消毒饮合二陈汤加减。

【加减】 脓出不畅者，可加皂角刺、天花粉透脓托毒。

（二）外治方案

1. 中药外治

如染毒出现局部红肿者，用金黄膏或玉露膏外敷。已成脓者，宜"十"字形切开引流，以七三丹纱条填塞腔内，待囊壁腐蚀脱落后，再掺生肌散生肌收口。

2. 针灸疗法

火针疗法　取阿是穴（囊肿局部）围刺，然后将囊内分泌物排尽。

五、预防调护

1）平时保持皮肤清洁，避免搔抓、挤压已存在的粉瘤。

2）注意饮食清淡，多食新鲜蔬菜、水果，少食辛辣炙煿、肥甘厚味之品。

（陈明岭　曾宪玉）

第二节　癌　疮

癌疮是一种发生于皮肤基底细胞层的恶性肿瘤。临床表现早期可见边缘呈珍珠样隆起的圆形斑片，常有扩张的毛细血管，也可表现为淡红色珍珠样丘疹或苔藓样斑块，表面稍有角化或浅表糜烂、结痂、溃疡。分化较好，生长缓慢，有局部破坏性，但极少转移。其诱因与日光、电离辐射、紫外线、放射线等有关，多见于老年人，好发于颜面等暴露部位。

本病相当于西医学的基底细胞癌（basal cell carcinoma，BCC）。

一、病因病机

本病总由内外因相合，致气滞、血瘀、痰凝而发。内因喜怒忧思，情志内伤，肝气郁结，脾失健运，痰浊内生，结于肌肤；外因风、湿、热、毒邪侵袭，以致无形之气郁与有形之痰浊相互交凝，结滞肌腠，湿热相蕴，日久化毒，毒蚀肌肤而致病。病邪日久耗伤精血，进一步损及元气，造成气血两虚，无力推动血行，无力运化水湿，痰凝湿聚而致病。

二、临床诊断

（一）诊断

1. 临床表现

本病多见于老年人，好发于曝光部位，特别是颜面部。皮损常单发，亦有散发或多发。可伴发光化性角化病、黑子及毛细血管扩张。临床上可分为以下五型。

（1）结节型　损害常为单个，初起为蜡样光泽的小结节，质硬，表面常见扩张的毛细血管，缓慢增大可融合成斑块，中央常形成糜烂或溃疡，易出血。典型皮损为缓慢扩大的溃疡，周边绕以珍珠样隆起的边缘，溃疡可向周边或深部侵蚀性生长，严重者危及生命。

（2）色素型　损害与结节型相似，不同之处在于皮损有深黑色或褐色色素沉着，色素分布不均匀，深浅不一，易误诊为恶性黑素瘤。

（3）硬斑病型　罕见，常单发于头面部。皮损发展缓慢，为扁平或轻度凹陷的黄白色蜡样硬化斑块，常无溃疡、结痂，边缘常不清楚，似局限性硬皮病。

（4）表浅型　常发生于躯干部。皮损为一个或数个红斑鳞屑性斑片，轻度浸润，境界清楚，生长缓慢，边缘可见堤状隆起。皮损表面可见糜烂、溃疡和结痂，愈后遗留光滑萎缩性瘢痕（图22-1）。

（5）纤维上皮瘤型　好发于背部。为一个或数个高起的结节，触之中等硬度，表面光滑，类似纤维瘤。

以上各型以结节型最多见，其次为色素型。皮损生长缓慢，一般局限于皮下组织，除个别病例外，一般不发生转移。

2. 实验室检查

组织病理变化为不典型基底细胞增生形成的实性肿瘤，HE染色瘤细胞呈卵圆形或长形，胞质较少，细胞间变和有丝分裂相少见，肿瘤周边细胞呈栅栏状排列，有不同程度的黏液性基质。

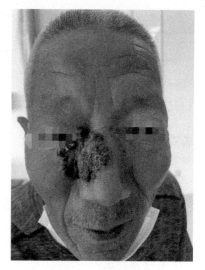

图22-1　基底细胞癌

（二）鉴别诊断

1. 翻花疮

结节型癌疮应与翻花疮鉴别，翻花疮发病部位多在手足或颜面皮肤黏膜交界处，表现为质硬、浸润性、边缘外翻的溃疡。而癌疮主要发生在曝光部位，病情发展缓慢，临床表现以丘疹、结节损害为主。行组织病理学检查可鉴别。

2. 脚疽

色素型癌疮应注意与脚疽（恶性黑色素瘤）和色素痣鉴别，临床上皮损表现类似时，主要依靠组织病理学检查进行诊断和鉴别诊断。

3. 角化棘皮瘤

角化棘皮瘤与结节型癌疮相似，但角化棘皮瘤常为红色半球状结节，中央有角栓，在数日内生长迅速，并可自行消退。

三、辨证要点

本病一旦诊断明确，建议采用手术切除。中医药作为本病的辅助治疗手段，在改善症状、提高患者的生存质量等方面有较好疗效。

四、治　　疗

（一）内治方案

1. 湿热毒蕴，痰瘀互结证

【症状】皮疹初发，结节较小，或表面轻度溃疡，周围绕以红晕；伴口干或口苦，轻微痒痛；舌质红，苔白腻，脉滑数。

【治法】　清热解毒，活血祛瘀，化痰软坚。

【方药】　化坚二陈汤加减。

【加减】　肢端肿胀疼痛者，加桑枝、威灵仙祛风除湿通络；溃疡疼痛明显者，加延胡索、乳香、没药化瘀止痛。

2. 正虚邪恋，痰浊瘀阻证

【症状】　病程日久，疮面溃烂不收，脓水淋漓不尽，旧的皮损边缘又新起珍珠样斑块或丘疹；舌质淡红，苔薄白，脉濡细。

【治法】　益气扶正，化痰散结，祛腐生肌。

【方药】　托里消毒散合二陈汤加减。

【加减】　大便溏泄者，加干姜、木香、砂仁温中散寒、健脾止泻。

（二）外治方案

1. 手术疗法

本病首选手术切除或切除后植皮，建议采用Mohs外科切除术。

2. 物理疗法

不能手术的患者可应用光动力疗法、放射疗法、冷冻、激光、电烧灼等治疗。

3. 药物治疗

中药可选用藤黄软膏、五虎丹、三品一条枪、蟾酥膏外用，腐蚀癌组织，促使脱落，有利于新肉生长；西药可选用氟尿嘧啶软膏、维A酸软膏、咪喹莫特霜等局部外涂治疗。

五、预 防 调 护

1）防止过度日光暴晒。对各种慢性皮肤病应积极治疗，以防止癌变。

2）保持心情愉悦，饮食宜清淡，富有营养。

（陈明岭　曾宪玉）

第三节　蕈样恶疮

蕈样恶疮是T淋巴细胞特别是T辅助细胞亚群起源的一种原发性皮肤T细胞淋巴瘤。临床表现为早期皮肤上出现肥厚性片状红斑丘疹，中晚期出现斑块、结节和肿物。皮损主要见于躯干部，临床上可分为红斑期、斑块期及肿瘤期。本病呈慢性进行性经过，可累及淋巴结和内脏。多发于老年患者，男性患病率高于女性。遗传、感染和环境因素可能与本病发生发展有关。

本病相当于西医学皮肤蕈样肉芽肿（granuloma fungoides）。

一、病 因 病 机

本病内因禀赋不耐、情志内伤、脾运失健，以致气血阴阳失衡，外因风湿热毒外侵，内外合邪，致湿热瘀毒蕴结于肌肤而成。

（1）湿热毒盛　先天禀赋不足，阴阳平衡失调，风湿热毒邪外袭，导致气血运行受阻，蕴结皮肤发为红斑、斑块。

（2）痰瘀蕴结　后天饮食生活不节，肝脾失调，或湿热毒蕴日久，脾失健运，致血瘀痰凝，痰瘀互结于皮下发为结节、肿块。

（3）气血亏虚　病久耗伤气血，气血失和，不能荣养肌肤，气血亏虚而成。

二、临床诊断

（一）诊断

1. 临床表现

典型的皮肤蕈样肉芽肿可分为红斑期、斑块期和肿瘤期，各期表现可重叠（图22-2）。

（1）红斑期　好发于躯干部，有不同程度的红色斑片，伴或不伴鳞屑。皮损无特异性，可表现为湿疹样或银屑病样或模仿皮肤癣菌感染，持久不消退，逐渐增厚。多伴有剧烈顽固性瘙痒。

（2）斑块期　可由红斑期发展而来或直接在正常皮肤上发生。皮损呈形态不规则、边界清楚、略高起的浸润性斑块，颜色暗红至紫色，可自行消退，亦可融合形成大的斑块，边缘呈环状、弓形或匐行性，颜面受累时皮肤褶皱加深形成"狮面"。

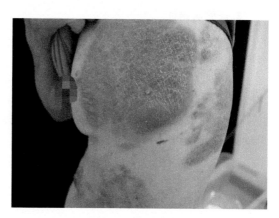

图22-2　蕈样肉芽肿

（3）肿瘤期　皮损呈褐红色隆起性结节，大小、形状各异。易早期破溃，形成深在性卵圆形溃疡，基底被覆坏死性灰白色物质，溃疡边缘卷曲；继发感染可伴疼痛及恶臭。患者常在数年内死亡。除皮肤外，淋巴结最常受累，其他依次为脾、肺、肝、骨髓、肾、舌、会厌、心脏、胰腺和甲状腺，内脏受累往往在尸检时才能发现。

2. 实验室检查

对多数患者组织病理检查有诊断价值，表现为表皮内亲表皮现象及Pautrier微脓肿。

（二）鉴别诊断

红斑期由于临床表现、组织病理改变无特异性，故难以做出明确诊断，因此对临床上怀疑为本病的患者，应密切观察，即时活检。斑块期与肿瘤期，根据临床表现，结合组织病理改变易于做出诊断。

三、辨证要点

本病以西医治疗为主，中医治疗为辅。中医治疗要重视辨证与辨病结合，重视保护脾胃之气，维持脾胃正常运化，注意益气养阴，调理气机，使攻邪而不伤正，在扶正的基础上祛毒攻邪。

四、治　疗

（一）内治方案

1. 湿热毒盛证

【症状】　皮损为红斑、丘疹、斑片、苔藓样或鱼鳞样斑块，表面光泽，皮肤瘙痒；伴口干或口腻，便干或溏；舌质红，苔黄腻，脉滑数。

【治法】　清热化湿，解毒祛斑。

【方药】　黄连解毒汤合龙胆泻肝汤加减。

【加减】　瘙痒剧烈者，加白鲜皮、地肤子祛风止痒；心烦口渴者，加生石膏、知母清热除烦。

2. 痰瘀蕴结证

【症状】　皮肤暗红斑、硬结，瘙痒剧烈；伴口渴不欲饮，腹胀纳呆，便溏；舌暗红胖大，或有瘀点、瘀斑，苔薄白或腻，脉涩。

【治法】　祛湿化痰，活血散结。

【方药】　二陈汤合桂枝茯苓丸加减。

【加减】　急躁易怒、失眠多梦者，加生龙骨、磁石镇心安神。

3. 气血亏虚证

【症状】　病程日久，皮肤肿瘤向表皮隆起，甚至如蕈样，有时破溃，多处肿大；伴神疲乏力，气短懒言，面色淡白或萎黄，头晕目眩，唇甲色淡，心悸失眠；舌质淡，苔少，脉细弱。

【治法】　补益气血，解毒散结。

【方药】　托里消毒散加减。

【加减】　心悸失眠者，加百合、酸枣仁养心安神；毛发干枯者，加黄精、桑椹益肾填精。

（二）外治方案

可选用荆芥、苦参、蛇床子、黄柏、黄连、紫草、赤芍、大黄、地肤子等煎水外洗，以清热凉血，祛风止痒。

（三）西医治疗

红斑期和无淋巴结肿大的斑块期，未发现异常循环T淋巴细胞者，可选择补骨脂素光化学疗法（PUVA）或窄谱紫外线B（UVB）照射。

五、预防调护

1）避免过度日光暴晒。

2）注意局部皮肤清洁护理，避免搔抓、摩擦，以防感染。

3）饮食宜清淡，忌食辛辣刺激性食物。

（陈明岭　曾宪玉）

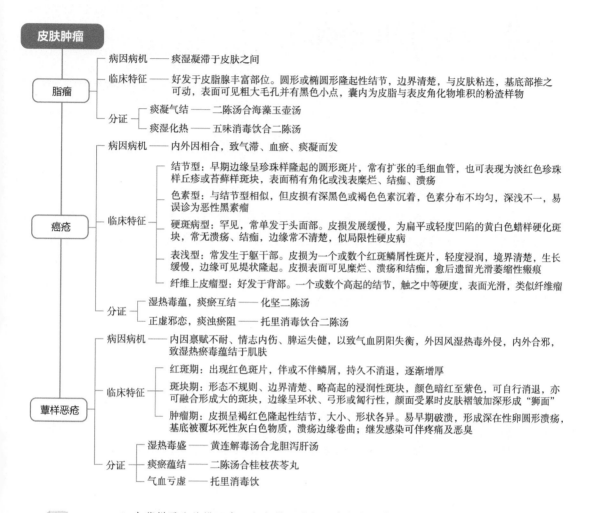

思维导图

皮肤肿瘤

脂瘤
- 病因病机 —— 痰湿凝滞于皮肤之间
- 临床特征 —— 好发于皮脂腺丰富部位。圆形或椭圆形隆起性结节，边界清楚，与皮肤粘连，基底部推之可动，表面可见粗大毛孔并有黑色小点，囊内为皮脂与表皮角化物堆积的粉渣样物
- 分证
  - 痰凝气结 —— 二陈汤合海藻玉壶汤
  - 痰湿化热 —— 五味消毒饮合二陈汤

癌疮
- 病因病机 —— 内外因相合，致气滞、血瘀、痰凝而发
- 临床特征
  - 结节型：早期边缘呈珍珠样隆起的圆形斑片，常有扩张的毛细血管，也可表现为淡红色珍珠样丘疹或苔藓样斑块，表面稍有角化或浅表糜烂、结痂、溃疡
  - 色素型：与结节型相似，但皮损有深黑色或褐色色素沉着，色素分布不均匀，深浅不一，易误诊为恶性黑素瘤
  - 硬斑病型：罕见，常单发于头面部。皮损发展缓慢，为扁平或轻度凹陷的黄白色蜡样硬化斑块，常无溃疡、结痂，边缘常不清楚，似局限性硬皮病
  - 表浅型：常发生于躯干部。皮损为一个或数个红斑鳞屑性斑片，轻度浸润，境界清楚，生长缓慢，边缘可见堤状隆起。皮损表面可见糜烂、溃疡和结痂，愈后遗留光滑萎缩性瘢痕
  - 纤维上皮瘤型：好发于背部。一个或数个高起的结节，触之中等硬度，表面光滑，类似纤维瘤
- 分证
  - 湿热毒蕴，痰瘀互结 —— 化坚二陈汤
  - 正虚邪恋，痰浊瘀阻 —— 托里消毒饮合二陈汤

蕈样恶疮
- 病因病机 —— 内因禀赋不耐、情志内伤、脾运失健，以致气血阴阳失衡，外因风湿热毒外侵，内外合邪，致湿热瘀毒蕴结于肌肤
- 临床特征
  - 红斑期：出现红色斑片，伴或不伴鳞屑，持久不消退，逐渐增厚
  - 斑块期：形态不规则、边界清楚、略高起的浸润性斑块，颜色暗红至紫色，可自行消退，亦可融合形成大的斑块，边缘呈环状、弓形或匐行性，颜面受累时皮肤褶皱加深形成"狮面"
  - 肿瘤期：皮损呈褐红色隆起性结节，大小、形状各异。易早期破溃，形成深在性卵圆形溃疡，基底被覆坏死性灰白色物质，溃疡边缘卷曲；继发感染可伴疼痛及恶臭
- 分证
  - 湿热毒盛 —— 黄连解毒汤合龙胆泻肝汤
  - 痰瘀蕴结 —— 二陈汤合桂枝茯苓丸
  - 气血亏虚 —— 托里消毒饮

思考题

1. 在蕈样恶疮的辨证中，如何辨证分析邪实与本虚在不同的病程中的临床表现及对应的治疗？
2. 简述粉瘤的临床表现。
3. 简述癌疮的临床分型。
4. 简述蕈样恶疮的临床表现。

第二十三章　性传播疾病

第一节　霉　疮

霉疮是由梅毒螺旋体所引起的一种全身性、慢性性传播疾病。属于中医学"杨梅疮""疳疮""花柳病"等范畴。《霉疮秘录》指出："独见霉疮一证……古未言及，究其根源，始于午会之末，起自岭南之地，至使蔓延通国，流祸甚广。"李时珍也说："杨梅疮，古方不载，亦无病者，近时起于岭南，传及四方。"男女均可发病，早期主要表现为皮肤黏膜损害，晚期可造成骨骼及眼部、心血管、中枢神经系统等多器官组织的病变。

本病相当于西医学的梅毒（syphilis）。

一、病因病机

霉疮毒气侵犯人体，循经入血，血毒蕴盛，外溢肌肤，或滞留筋骨，或内犯脏腑，以致病情缠绵。霉疮毒气侵入人体的途径有精化染毒，即直接染毒，由于不洁性交，阴器直接感受霉疮毒气；气化染毒，即间接染毒，由于接触霉疮患者，或同厕、同寝、共食等感染霉疮毒气；胎中染毒，系母患霉疮，遗毒于胎儿所致。

1）由精化染毒，经阴部直入肝经，致肝经湿热结聚，热盛肉腐，阴部生疳疮。

2）由精化染毒或气化染毒，霉疮毒气蕴滞血脉，外溢肌肤，故周身起杨梅疮、杨梅疹。

3）霉疮毒气经久不去，夹瘀夹痰流注经脉、筋骨，致关节、骨骼疼痛；霉疮毒气郁滞，气血失和，肉腐成脓，则出现树胶肿样损害，腐臭不堪。

4）霉疮毒气经久不去，内犯于心，则心气不足；或内侵肝肾，耗伤肝肾之阴，出现脊髓痨。

西医学认为本病的病原体为梅毒螺旋体（treponema pallidum，TP），亦称苍白密螺旋体。梅毒螺旋体在体外不易生存，煮沸、干燥、肥皂水以及一般的消毒剂如升汞、苯酚、酒精等很容易将其杀死。

二、临床诊断

（一）诊断

1. 临床表现

（1）一期梅毒　主要症状为硬下疳和梅毒性横痃。

1）硬下疳：一般是感染梅毒螺旋体后2～4周后出现。大多数发生在生殖器部位，男性患者多见于阴茎头、冠状沟、包皮及系带；女性患者多在大小阴唇、子宫颈等处。此外，也可见于阴囊、肛门周围；个别人发生于口唇、舌、指、乳房等部位。

硬下疳仅见于60%的患者，数目通常为1个，少数为多发。初为无自觉症状的小红斑，以后变为隆起之硬结，最后破溃、糜烂，形成溃疡。溃疡的特点是圆形或椭圆形，直径1～2cm，境界清楚，基底光滑，呈肉样红色，有浆性分泌物，触之硬如软骨，无自觉症状，也无压痛。分泌物中含大量梅毒螺旋体，传染性极强。

硬下疳即使不予以治疗，经3～8周，可以自然消退，经过治疗一般1～2周消退，仅留一个浅表的瘢痕或遗留轻微的色素沉着。

2）梅毒性横痃：又称"无痛横痃"。下疳出现后1～2周，距离下疳最近处的淋巴结肿大，指头大小，质硬，不粘连、不溃破，无痛，穿刺有梅毒螺旋体，可持续数月之久。

（2）二期梅毒　在感染后7～10周，或硬下疳出现后6～8周发病。此时梅毒螺旋体经血液循环播散至全身，可侵犯皮肤、黏膜、淋巴系统，有时可侵犯骨骼、眼及神经系统，传染性强。

1）前驱症状：有流感样综合征，表现为头痛、低热、全身不适、关节酸痛、食欲不振等。

2）二期梅毒疹：共同特点是分布广泛、对称，无自觉症状，破坏性小。可表现为斑疹（玫瑰疹）、丘疹、毛囊性丘疹、苔藓样疹、脓疱疹、蛎壳样疹等。掌跖梅毒疹表现为圆形或椭圆形铜红色斑疹，境界清楚，有领圈样脱屑，具有特征性。

3）扁平湿疣：好发于外阴、肛周、趾间、乳房下等易摩擦浸渍部位。由表面湿润的扁平丘疹融合而成，有少量渗液，表面有灰白色薄膜，含大量梅毒螺旋体，传染性强。

4）二期黏膜损害：约1/3的患者可出现黏膜损害，多见于口腔、咽部黏膜，初为暗红斑，圆形，境界清楚，其后表面糜烂，上覆灰白色分泌物，伴扁桃体肥大，如波及喉头、声带可出现声音嘶哑。

5）梅毒性脱发：又称"虫蚀样脱发"。主要侵犯后枕部，为指甲大小脱发斑，呈虫蚀状，可以再生新发。

6）骨与关节损害：可出现骨膜炎、骨炎、关节炎、骨髓炎等损害。多发生于长骨，骨膜肥厚，有压痛，夜间较重。大关节肿胀，疼痛夜重日轻，X线检查主要是赘生性改变。

（3）三期梅毒　一般发生于感染后3～7年，可侵犯心血管及中枢神经系统等重要器官，发生越晚，病损越少，破坏性越大；梅毒血清阳性率降低，甚至转阴，传染性较小。

1）三期梅毒疹：主要为结节性梅毒疹和梅毒树胶样肿。

结节性梅毒疹：皮下结节，大小为0.5cm，隆起皮面，呈铜红色，可形成溃疡；部分结节融合成斑块，中心部消退，边缘续生新疹，而呈环状、蛇形或卫星状，愈后留有浅瘢痕。

梅毒树胶样肿：发生时间较迟，破坏性最强。全身各处均可发生，但以头部、下肢胫前、臀部等处多见。初起为皮下硬结，逐渐扩大，中心液化坏死，形成溃疡，境界清楚，边缘锐利，分泌黏稠脓汁，状如树胶，故名树胶样肿。愈后遗留萎缩性瘢痕。

2）三期黏膜损害：表现为坏死、溃疡，引起吞咽困难及发音障碍，鼻骨破坏，形成"马鞍鼻"。

3）三期骨梅毒：主要表现为骨膜炎，其次为骨树胶肿性骨炎。

4）心血管系统梅毒：主要有梅毒性单纯性主动脉炎、主动脉瓣关闭不全与主动脉瘤等。预后不良。

5）神经系统梅毒：可引起脑膜梅毒、脑膜血管梅毒、脑实质梅毒、树胶肿性神经梅毒等。

（4）潜伏梅毒　又称"隐性梅毒"。梅毒感染后，无临床症状或症状消失，梅毒血清反应阳性，称为潜伏梅毒。一旦机体抵抗力降低，可出现梅毒症状。

（5）胎传梅毒　又称"先天梅毒"。由梅毒螺旋体经胎盘传染给胎儿引起。胎传梅毒儿的母亲一定是梅毒患者。特点是不发生硬下疳，相当于后天二期梅毒，常有严重的内脏损害。

1）早期胎传梅毒：几乎所有患儿在3个月内出现临床症状，症状类似获得性二期梅毒。口周皲裂，愈后遗留放射状瘢痕，具有特征性。小儿患者伴发育不良。20%～50%的患儿淋巴结肿大。

2）晚期胎传梅毒：发生于2岁以后，最常发生于7～15岁，最主要的症状为间质性角膜炎、神经性耳聋与哈钦森氏齿，合称"哈钦森三联征"。

2. 实验室检查

（1）组织及体液中梅毒螺旋体的检查　用暗视野显微镜检查病损内的梅毒螺旋体，对早期梅毒的诊断很重要，往往在一期、二期梅毒皮肤或黏膜渗出性损害可查到梅毒螺旋体。

（2）梅毒血清学检测

1）非梅毒螺旋体抗原血清试验：性病研究实验室玻片试验（VDRL）、血清不加热的反应素玻片试验（USR）、快速血浆反应素环状卡片试验（RPR）可用作临床筛选，并可作定量试验用于疗效观察。

2）梅毒螺旋体抗原血清试验：包括荧光螺旋体抗体吸收试验（FTA-ABS）、梅毒螺旋体血凝试验（TPHA）、梅毒螺旋体颗粒凝集试验（TPPA）、梅毒螺旋体制动试验（TPI）等。这类试验特异性高，主要用于诊断试验。

3）梅毒螺旋体IgM抗体检测：特异性IgM类抗体（TP-IgM）检测，可作为梅毒治愈的判定方法。

4）组织病理检查：二期梅毒疹组织学改变以真皮浅层及深层血管周围淋巴细胞、浆细胞浸润，以及血管扩张、管壁增厚、内皮细胞肿胀为特点。

5）脑脊液检查：神经梅毒脑脊液白细胞计数及总蛋白量增加，梅毒血清反应阳性，胶体金试验阳性。

（二）鉴别诊断

1. 硬下疳与软下疳

软下疳的病原菌为Ducreyi链杆菌；潜伏期短，发病急；炎症明显，基底柔软，溃疡较深，表面有脓性分泌物；疼痛剧烈；常多发；梅毒血清反应阴性。

2. 梅毒玫瑰疹与风热疮（玫瑰糠疹）

玫瑰糠疹皮损为椭圆形，红色或紫红色斑，其长轴与皮纹平行，皮损多分布于肢体近端，附有糠状鳞屑，常可见较大母斑和大小不一的子斑；自觉瘙痒；淋巴结无肿大；梅毒血清反应阴性。

3. 梅毒扁平湿疣与尖锐湿疣

尖锐湿疣疣状赘生物呈菜花状或乳头状隆起，呈淡红色，醋酸白试验阳性，梅毒血清反应阴性。

4. 梅毒树胶肿与瘰疬性皮肤结核鉴别

瘰疬性皮肤结核主要侵犯颈部、腋部淋巴结及周围皮肤，可形成溃疡及瘘管，结核菌素试验阳性。梅毒血清反应阳性。

三、辨证要点

本病病因是霉疮毒气侵犯人体，循经入血，或外溢肌肤，或滞留筋骨，或内犯脏腑；在辨证时注意区分湿、热、毒、瘀之邪和五脏亏虚之不同而确定相应治疗原则与方法。早期宜攻邪，晚期五脏亏虚宜扶正为主，祛邪为辅。

四、治　疗

（一）内治方案

1. 肝经湿热证

【症状】　多见于一期梅毒，皮疹为疳疮，色红质硬，溃烂而润，或伴有横痃；兼见胸胁胀痛，心烦易怒，口苦纳呆，尿短赤，大便秘结；舌质红，苔黄腻，脉滑数。

【治法】　清热利湿，解毒驱梅。

【方药】　龙胆泻肝汤加减。

【加减】　局部溃烂、色红肿胀者加土茯苓、金银花、牡丹皮、虎杖等解毒消肿；横痃肿胀者，重用土茯苓加强解毒作用；大便秘结者加生大黄。

2. 血热毒蕴证

【症状】　多见于二期梅毒，周身起杨梅疮、杨梅疹，形态各异，疹色暗红或古铜色，而无痛痒；兼见全身不适，口舌生疮，咽干而红，便干溲赤；舌质红，苔黄，脉数。

【治法】　清热解毒，凉血散瘀。

【方药】　清营汤加减。

【加减】　口舌生疮，便干溲赤者加土茯苓、黄连、黄芩、栀子、大青叶等加强清热泻火解毒之力；伴关节、骨骼疼痛夜甚，行走不便者，加五虎汤（《霉疮秘录》）以活血解毒、通络止痛。

3. 痰瘀毒结证

【症状】　患梅毒数年，头部或下肢出现树胶肿样损害，边缘整齐，腐臭不堪；舌紫暗，苔腻，脉弦滑。

【治法】　化痰散结，解毒活血。

【方药】　海藻玉壶汤合血府逐瘀汤加减。

【加减】　结节较大者，加全蝎、蜈蚣等解毒活血通络，并加夏枯草软坚散结。

4. 心气不足证

【症状】　多见于心血管梅毒，心悸怔忡，健忘失眠，头晕目眩，面色无华，神疲气短，自汗盗汗；舌淡暗，苔少，脉细滑或结代。

【治法】　补气养心，化瘀解毒。

【方药】　炙甘草汤加减。

【加减】　加土茯苓解毒驱梅；气虚血瘀明显，舌唇紫绀者，加三七、丹参、山楂等。

5. 肝肾亏损证

【症状】　见于晚期脊髓痨，患霉疮数十年，逐渐两足瘫痪或痿弱不行，肌肤麻木或虫行作痒，筋骨串痛，腰膝酸软，小便困难；舌淡嫩，苔水滑，脉沉细。

【治法】　温补肝肾，填髓息风。

【方药】　地黄饮子加减。

【加减】　肝风内动者，加钩藤、白僵蚕；痰湿阻滞者，加半夏、陈皮、竹茹。

（二）外治方案

（1）疳疮　选用珍珠散或碧玉散外敷患处。

（2）横痃、杨梅结毒　未溃时，选用金黄膏；破溃时先用四黄膏；脓尽后再用生肌散外敷患处。

（3）杨梅疹、杨梅疮　可用蛇床子、金银花藤、大青叶、川椒、紫花地丁、白鲜皮，煎汤外洗。

（三）西医治疗

目前临床上治疗梅毒以西药为主，比如苄星青霉素、四环素、红霉素、多西环素等。一旦确诊为梅毒，应及早实施驱梅疗法，并要足量，连续，足疗程，规则用药。

注意：心血管梅毒和神经性梅毒，不用苄星青霉素，而是用水剂青霉素；治疗心血管梅毒、神经性梅毒为避免吉海反应，青霉素注射前应口服泼尼松，每次10mg，每日2次，连续3天。妊娠梅毒禁服四环素、多西环素。

五、预防调护

1）强化精神文明建设，净化社会风气，禁止嫖娼卖淫，加强性病防治。

2）早诊断，早治疗，坚持查出必治，治必彻底的原则，并建立随访追踪制度。

3）做好孕妇胎前检查，对梅毒患者要避孕或及早治疗，必要时终止妊娠。

4）夫妇双方共同治疗。

（孙占学）

第二节　花柳毒淋

花柳毒淋是由淋病奈瑟球菌（简称淋球菌）所引起的泌尿生殖系感染的性传播疾病。属于中医学"淋证""淋浊""毒淋""花柳毒淋"等范畴。近代中医多将淋病称为"花柳毒淋"。《医学衷中参西录·医方》曰："毒淋汤，治花柳毒淋，疼痛异常，或兼白浊，或兼溺血。"其特点是：以尿道刺痛、尿道口排出脓性分泌物为主症。主要通过性交传染，极少数也可通过污染的衣物等间接传染。

本病相当于西医学的淋病（gonorrhoea）。

一、病因病机

中医学认为本病病因病机乃因性交或间接接触秽浊毒邪乘虚侵袭阴器，腐蚀尿道，血败成脓而成本病。

1）湿热秽浊毒邪由前阴窍口入侵，阻滞于尿道、精室、膀胱等，局部气血运行不畅，秽浊毒邪熏蒸，腐蚀尿道，精败肉腐成脓。

2）湿热秽浊毒邪，瘀结于内，日久伤肾，由实转虚，导致肾虚阴亏，形成虚证或虚实夹杂之证。

西医学认为淋病的病原体是革兰阴性双球菌——淋病奈瑟球菌（Neisseria gonorrhoeae）。淋球菌十分娇嫩，不耐寒热，一般消毒剂即可将其杀死。淋病主要通过性接触传染，也可以通过污染的衣裤、被褥、寝具、毛巾、浴盆、马桶圈和手等间接传染。新生儿淋菌性结膜炎多在通过母体产道时受传染。

二、临床诊断

（一）诊断

1. 临床表现

有不洁性交或间接接触传染史。潜伏期一般为2～10天，平均3～5天。

（1）男性淋病

1）急性尿道炎：初发为前尿道炎，以后可发展成后尿道炎。可伴有发热、不适等全身症状。

前尿道炎：尿道口红肿、痒痛，继之尿道口溢出黄色脓液，常封住尿道口呈"糊口"现象，排尿困难，尿痛，可并发阴茎头炎，腹股沟淋巴结肿大。

后尿道炎：多由前尿道炎未经规范治疗发展而来，主要表现为尿频、尿急、尿痛、终末血尿、会阴部钝痛、压迫感。

2）慢性尿道炎：多因治疗不规范、不彻底引起。表现为尿道炎症状反复出现，或持续2个月以上，患者临床症状较轻，可合并有前列腺炎、精囊炎、附睾炎等。

（2）女性淋病　女性患者一般症状轻微，约80%症状轻微或无症状。

1）淋菌性宫颈炎：阴道脓性分泌物增多，宫颈口红肿糜烂，自宫颈流出脓性分泌物。

2）淋菌性尿道炎：症状较轻，可有尿频、尿急、尿痛等症状，尿道口红肿及见脓性分泌物。

3）淋菌性前庭大腺炎：单侧前庭大腺红肿、疼痛。

4）并发症：上行感染可引起淋菌性盆腔炎，是淋球菌感染最重要的并发症，可继发输卵管卵巢脓肿、腹膜炎，出现下腹痛、脓性白带增多、附件增厚，还可出现全身症状，继发异位妊娠、不孕。

（3）儿童淋病

1）幼女外阴阴道炎：多由间接感染所致，表现为急性外阴阴道炎及淋菌性阴道炎。

2）新生儿淋菌性眼结膜炎：主要由产道感染引起，多在出生后4～21天发病，多为双侧；表现为结膜充血水肿，大量脓性分泌物，严重时可出现角膜溃疡甚至引起角膜穿孔，导致失明。通过血行，全身播散，有较严重的全身症状。

（4）播散性淋球菌感染　较少见。有1%～3%的淋病患者淋球菌入侵血液后出现全身症状。

1）淋菌性关节炎：是淋菌性菌血症的合并症之一。在菌血症阶段可以是多发性关节炎，在菌血症后可为局限性大关节炎，可导致骨质破坏，引起纤维化、骨关节强直。关节腔液检查有淋菌存在。

2）淋菌性败血症：多为女性，常在月经期和妊娠期发生。可有间歇性发热、寒战和关节疼痛。在四肢远端及关节附近常出现皮疹，可有红斑、水疱、脓疱等损害，周围有红晕。可伴有脑膜炎、心内膜炎和心包炎等严重疾患。

（5）其他部位淋病　主要有淋菌性咽炎和淋菌性直肠炎，主要见于口交或男性同性恋者。

2. 实验室检查

1）分泌物涂片作革兰染色镜检，在多形核白细胞内找到革兰染色阴性双球菌，可做出初步诊断。在未经治疗的男性急性尿道炎患者阳性率可达95%，女性急性宫颈炎宫颈分泌物检出率可达50%～60%。

2）分泌物培养可确诊。淋球菌培养对症状很轻或无症状的女性和男性都是敏感的，是目前世界卫生组织推荐的过筛淋病患者的主要方法，也可以测定药物敏感情况。

（二）鉴别诊断

1. 淋浊（非淋菌性尿道炎）

非淋菌性尿道炎患者有冶游史。其潜伏期长，多为7～21天；尿道分泌物少而稀薄，尿痛及排尿困难轻或无，无全身症状；分泌物涂片无细胞内革兰阴性双球菌，实验室检查衣原体或支原体为阳性。

2.念珠菌性阴道炎

外阴、阴道剧烈瘙痒，白带增多，呈白色凝乳样或豆腐渣样，略有臭味，小阴唇肿胀肥厚，阴道黏膜充血水肿、糜烂，表面有白色假膜。取白膜镜检可见成群卵形孢子及假菌丝。

三、辨 证 要 点

本病根据病情分为急性期和慢性期，秽浊毒邪侵袭为其病因，日久耗伤阴精，导致阴虚毒恋，病情缠绵。故辨证先分病之急慢，急性期予以清热利湿解毒之法，攻邪为主；慢性期予以滋阴降火佐以利湿祛浊之法，扶正祛邪。

四、治 　 疗

（一）内治方案

1.湿热毒蕴证（急性淋病）

【症状】 尿道口红肿、溢脓，尿频，尿急，尿痛，淋漓不止，严重者尿道黏膜水肿，腹股沟淋巴结红肿疼痛，女性宫颈充血、触痛，并有脓性分泌物，可有前庭大腺红肿热痛等；可伴有心烦口苦，大便干燥，发热；舌红，苔黄腻，脉滑数。

【治法】 清热利湿，解毒化浊。

【方药】 龙胆泻肝汤加减。

【加减】 酌加土茯苓、红藤、萆薢、淡竹叶、灯心草等；热毒入络者，合清营汤加减。

2.阴虚毒恋证（慢性淋病）

【症状】 小便短涩，淋漓不尽，女性带下多，或尿道口见少许黏液，疲劳或酒后易复发；伴腰膝酸软，五心烦热，食少纳差；舌红，苔少，脉细数。

【治法】 滋阴降火，利湿祛浊。

【方药】 知柏地黄丸加减。

【加减】 酌加土茯苓、萆薢等；小便涩痛者，加淡竹叶、木通、甘草梢。

（二）外治方案

中药外洗 金银花、大黄、千里光、野菊花、苦参、黄柏、土茯苓等煎水外用。

（三）西医治疗

抗生素肌内注射或口服，比如头孢曲松、头孢噻肟或大观霉素等肌内注射；或环丙沙星、氧氟沙星等口服。注意：孕妇禁用氟喹诺酮类和四环素类药物，可用头孢曲松或大观霉素肌内注射。

五、预防调护

1）杜绝不洁性交，提倡性交时使用避孕套。

2）及时规范治疗，并同时治疗性伴侣。

3）患病期间暂停性行为，并注意个人卫生。

4）忌烟酒、辛辣刺激性食物。

（孙占学）

第三节　淋　　浊

　　淋浊是指由淋球菌以外的其他病原体所致的泌尿生殖道炎症。主要通过性接触传染。本病属于中医学"淋浊""溺浊""白浊""阴痒""带下"等范畴。本病古书无明确记载，类似的描述有《医学入门·白浊》："萆薢分清饮……治真元不足，下焦虚寒，小便白浊，频数无度。"《类证治裁》："浊在便者，色白如泔，乃湿热内蕴，由过食肥甘辛热炙煿所致。"男女均可发病，本病主要特点是尿道不适、尿道口轻度红肿、有稀薄分泌物或黏性分泌物封口现象。

　　本病相当于西医学的非淋菌性尿道炎（nongonococcal urethritis），又称非淋菌性泌尿生殖道炎。

一、病 因 病 机

　　本病多因纵欲好色，房事不洁，感受污秽之邪而发病。

　　1）污秽之邪趁机入侵，蕴而化热，湿热下注，导致膀胱功能失调，三焦水道通调不利。

　　2）久病不愈，患者情志不畅，肝郁气滞；或久病伤及脾肾，致脾肾亏虚。

　　西医学认为本病的病原体主要是沙眼衣原体，另有10%～20%由阴道毛滴虫、单纯疱疹病毒、类杆菌等微生物引起。但本病不包括由结核杆菌、金黄色葡萄球菌、肺炎球菌、变形杆菌、铜绿假单胞菌等引起的尿道炎，这些细菌偶尔也可以引起尿道炎，但一般不经过性接触传播，故不归为性病。成人患者主要通过性接触传播，新生儿患者则由母亲产道分娩时感染。

二、临 床 诊 断

（一）诊断

1.临床表现

　　患者多有不洁性接触史，潜伏期为1～3周。男性主要表现为尿道炎，女性则为泌尿生殖道炎。

（1）男性非淋菌性尿道炎

　　1）尿道瘙痒、不适，少数出现尿频或尿痛，尿道口轻度红肿，分泌物稀薄，呈黏液性或黏液脓性，量少，晨起时见痂膜封口（糊口）。部分患者无症状。10%～20%的患者同时有淋球菌双重感染。

　　2）合并症：常见合并附睾炎、前列腺炎、直肠炎、Reiter综合征（尿道-眼-滑膜综合征）等。

　　Reiter综合征已经证实与沙眼衣原体感染有关，常在尿道炎1～4周后发生，是特异性体质对衣原体等微生物发生的特异性反应。出现关节炎、结膜炎和尿道炎三联征。

（2）女性非淋菌性阴（尿）道炎

　　1）宫颈炎：主要感染宫颈上皮，表现为阴道充血，白带增多，子宫颈水肿或糜烂等症状，此外还可出现外阴瘙痒，小腹不适等症状。如出现尿道内感染，则可有尿道炎症状。少数患者可有咽部感染，与口-生殖器接触有关。约60%的女性患者为无症状感染。

2）并发症：主要并发症为盆腔炎、输卵管炎，表现为下腹痛、性交痛、阴道异常出血、阴道分泌物异常；亦可并发前庭大腺炎、子宫内膜炎，甚至引起异位妊娠、流产、宫内死胎、不孕等。

（3）新生儿感染　新生儿经产道感染衣原体发生新生儿结膜炎，损害视力；还可出现新生儿肺炎。

2. 实验室检查

（1）对病原体的检查　免疫荧光抗体法用于检查支原体、衣原体抗体；酶标法用于检查支原体、衣原体抗原；培养法是明确病原体是否存在的一个重要指标，可直接检出支原体和衣原体，但可能出现假阳（阴）性。

（2）药敏试验　用于选择敏感抗生素。

（二）鉴别诊断

淋菌性尿道炎

淋菌性尿道炎的潜伏期短，尿道或宫颈分泌物多，脓液呈黄色或黄绿色，尿道刺激症状明显，尿频、尿急、尿痛等；分泌物的涂片作革兰染色镜检，在多形核白细胞内找到革兰染色阴性双球菌。

三、辨 证 要 点

感受污秽之邪为本病发病之因，早期夹湿夹热，膀胱气化不利，为邪实，治疗以攻邪为主，久病不愈，肝郁气滞，或脾肾亏虚则攻补兼施。

四、治　疗

（一）内治方案

1. 湿热下注证

【症状】　尿道外口或宫颈口微红肿，分泌物色黄稀薄而少，小便短赤，灼热刺痒；伴口苦便干，口中黏腻，大便稀或黏滞不爽；舌质红，苔黄腻，脉数。

【治法】　清利湿热，分清泌浊。

【方药】　草薢分清饮加减。

【加减】　分泌物明显者，加土茯苓、败酱草、白花蛇舌草；尿道刺痛明显者，加泽兰、马鞭草；大便干燥者，加生大黄。

2. 肝郁气滞证

【症状】　小便涩痛，排尿不畅，小腹或胸胁胀满，隐痛不适；伴情志抑郁，或心烦善怒，口苦；舌质红，苔薄，脉弦。

【治法】　疏肝解郁，理气通淋。

【方药】　丹栀逍遥散加减。

【加减】　急躁易怒者，加郁金、香附；心烦不得眠者，加灯心草、酸枣仁、合欢皮；排尿不畅明显者，加水蛭、琥珀粉、淡竹叶等。

3. 脾肾亏虚证

【症状】　久病缠绵，小便淋漓不尽，分泌物清稀，遇劳则发；伴神疲纳呆，面色无华，形寒肢冷，舌质淡，边有齿痕，苔白，脉沉细无力。

【治法】　健脾温肾，利湿化浊。

【方药】　金匮肾气丸加减。

【加减】　小腹冷胀不适者，加小茴香、乌药；腰膝酸软者，加杜仲、狗脊。

（二）外治方案

（1）中药外洗　可用重楼、贯众、败酱草、蒲公英、野菊花、黄柏、马齿苋等水煎外洗。

（2）中成药外洗　可用皮肤康洗液或复方黄柏溶液冲洗。

（三）西医治疗

（1）四环素类　多西环素、米诺环素口服。

（2）大环内酯类　阿奇霉素、红霉素、罗红霉素、克拉霉素口服。

（3）喹诺酮类　氧氟沙星口服。

五、预防调护

1）加强精神文明建设，净化社会风气，禁止嫖娼卖淫。

2）外出时便前便后洗手，注意寝具卫生。

3）夫妇双方同时治疗。

4）忌烟酒及辛辣刺激之品。

5）及时、足量、规则用药，以防病情迁延，发生并发症，增加治疗难度。

（孙占学）

第四节　阴部热疮

阴部热疮是常见性传播疾病。本病的特点是外生殖器皮肤黏膜处出现群集水疱、糜烂、疼痛。《医宗金鉴·外科心法要诀》曰："疳疮……痛而多痒，溃而不深，形如剥皮烂杏者，名瘙疳……治当疏利肝肾邪火，以八正散、清肝导赤汤主之。"中医文献中又有"阴疮""疳疮"。

本病相当于西医学的生殖器疱疹（genital herpes，GH）。

一、病因病机

本病总由生活不节，触染湿热毒邪而发。

由于不洁性交，触染湿热毒邪，乘机入侵阴器，邪正交争，搏结肌肤而发；房事过度，耗伤肾阴，或由于湿热久蕴，耗气伤阴，造成阴虚邪恋，病情反复缠绵。

西医学认为本病的病原体为单纯疱疹病毒（herpes simplex virus，HSV），是一种较大的、被有包膜的、形态学复杂的DNA病毒，对热和干燥比较敏感，在50℃湿热环境或90℃干燥环境30分钟就可灭活，对紫外线、碘剂敏感，但对乙醇不敏感。90%的生殖器疱疹由HSV-Ⅱ引起，此型易出现临床复发，难以治愈；10%的生殖器疱疹由HSV-Ⅰ引起，此型不易复发，易于治疗。研究发现，HSV-Ⅱ感染与宫颈癌的发生有密切关系。

二、临床诊断

（一）诊断

1. 临床表现

（1）原发性生殖器疱疹

1）常有不洁性交史。潜伏期2～20天，平均为3～5天。既往无HSV感染史，血清中无HSV抗体。

2）生殖器部位可见针头大小红丘疹、小水疱、糜烂、溃疡。

3）自觉疼痛或瘙痒。

4）常伴有全身症状，如发热、头痛、乏力、腰酸及腹股沟淋巴结炎。

5）一般2～3周损害结痂、愈合。

（2）复发性生殖器疱疹

1）常见的复发因素有感染、皮肤创伤、月经、日晒、寒冷、饮酒、疲劳等。

2）大多数有前驱症状。发作前有臀部、大腿和髋部刺痛，或局部皮肤烧灼感、轻微的麻木和刺痒；少数患者只感到前驱症状而没有皮损的发生。

3）一般于原发部位发生，也可见于臀部、大腿，皮损与原发性生殖器疱疹相似，症状较轻，愈合快，多在1周内消失。

4）因屡屡复发，患者心理负担过重，可出现全身不适症状。

（3）其他感染

1）亚临床感染：无临床症状的HSV感染者，是生殖器疱疹的主要传染源。

2）妊娠期感染：可造成流产、早产、死胎，产道分娩可引起新生儿感染。

2. 实验室检查

1）细胞学检查（tzanck涂片）寻找多核巨细胞和包涵体。

2）HSV-Ⅱ抗体检测阳性。HSV-Ⅱ-IgM阳性是目前正在发病，HSV-Ⅱ-IgG阳性是既往感染生殖器疱疹病毒。

（二）鉴别诊断

1. 硬下疳

无痛性溃疡与无痛性腹股沟淋巴结肿大有时与生殖器疱疹的溃疡和淋巴结肿大易混淆，但硬下疳溃疡基底较硬；梅毒螺梅体血清反应阳性。

2. 软下疳

溃疡较深，疼痛，未经治疗不会自行消退；可穿破；溃疡分泌物量较多，呈灰黄色或脓样，可检查到杜克雷嗜血杆菌。淋巴结肿大疼痛。

3. 漆疮（接触性皮炎）

接触性皮炎有接触过敏史，无不洁性交史，在接触部位发生红肿、丘疹、丘疱疹、水疱，甚至大疱和糜烂，去除病因，处理得当，1～2周可痊愈，不接触致敏物不发作。

三、辨证要点

本病病因是触染湿热毒邪侵犯阴器而发（原发），日久不愈，耗气伤阴，导致正虚邪恋（复发）。在辨证时分清原发与复发，治疗原发者以攻邪为主，治疗复发者扶正祛邪兼顾。

四、治 疗

（一）内治方案

1. 肝经湿热证

【症状】 生殖器部位出现红斑、群集小疱、糜烂或溃疡，甚至出现脓疱，灼热，瘙痒或刺痛，或腹股沟淋巴结肿痛；伴口干口苦，小便黄，大便秘结；舌质红，苔黄腻，脉弦数。

【治法】 清热利湿，化浊解毒。

【方药】 龙胆泻肝汤加减。

【加减】 酌加大青叶、板蓝根、马齿苋等；大便秘结者加生大黄。

2. 阴虚邪恋证

【症状】 外生殖器反复出现潮红、水疱、糜烂、溃疡、灼痛，遇劳复发或加重；伴神疲乏力，腰膝酸软，心烦口干，五心烦热，失眠多梦；舌质红，苔少或薄腻，脉弦细数。

【治法】 滋阴降火，解毒除湿。

【方药】 知柏地黄丸加减。

【加减】 若见水疱、糜烂、溃疡酌加土茯苓、板蓝根、大青叶等加强清热解毒之力；神疲乏力明显者，加生黄芪、太子参；失眠多梦者，加酸枣仁、合欢皮。

（二）外治方案

1）皮疹未破者，可用青黛散加麻油调涂患处。

2）皮疹糜烂、溃疡者，用马齿苋、地榆、苦参、野菊花水煎湿敷或外洗。

（三）西医治疗

抗病毒治疗：口服阿昔洛韦、伐昔洛韦或泛昔洛韦等。外用阿昔洛韦软膏或喷昔洛韦乳膏。

五、预防调护

1）树立正确的性观念、性道德，洁身自好，预防感染。

2）感染静止期性交时使用避孕套，感染活动期禁止性交。

3）早期妊娠妇女患生殖器疱疹应终止妊娠，晚期妊娠妇女感染宜做剖宫产。

4）患者应注意局部清洁卫生。

5）保持心情舒畅，注意预防感冒、着凉、劳累，禁酒，少食辛辣刺激性饮食，以减少复发。

6）积极治疗其他疾病，加强营养，增强体质，提高机体抗病能力。

7）注意性伴侣的观察，最好同时进行治疗。

（孙占学）

第五节 疣 瘊

疣瘊是皮肤黏膜良性赘生物，多由性传播。中医学又称之为"疣疮""瘊瘊"。本病的特点是发于外阴及肛周皮肤黏膜交界处的疣状赘生物，是一种高发的性传播疾病。本病男女均可罹患，主要发生在性活跃的人群。有一定的自限性，部分病例治愈后复发，少数有癌变的可能。

本病相当于西医学的尖锐湿疣（condyloma acuminatum），又名生殖器疣或性病疣。

一、病 因 病 机

本病主要为性接触，感受秽浊之毒，酿生湿热，湿热毒邪结聚于皮肤黏膜而生赘生物。湿毒缠绵难去，易于耗伤正气，致脾虚毒蕴而反复发作。

西医学认为本病系由人乳头瘤病毒（HPV）感染所致。HPV为DNA病毒，具有高度的宿主性和组织特异性，人是唯一的宿主。目前已经发现有90个亚型，不同的亚型感染出现不同的皮肤表现。尖锐湿疣主要的感染型为6、11、16、18、26、30、31、32等，其中致癌性最大的是16、18型。主要由性接触传播，性伴侣之间传染率可达到60%，单次性接触的传染率达到25%～26%。此外，病毒可以通过污染物传播及母婴传播。

二、临 床 诊 断

（一）诊断

1. 临床表现

1）有不洁性交或间接接触史。潜伏期1～8个月，平均3个月。

2）常见的发病部位是男性的冠状沟、尿道口、阴茎根部、肛周；女性的阴道口、大小阴唇、宫颈等；偶见于口腔、女性乳房等处。

3）皮损初起单发后常多发，为粉红色、肉色、灰褐色丘疹，增大融合呈乳头状、鸡冠状、菜花状高起的赘生物，少数呈乳头瘤样增殖的巨大型。疣体表面易糜烂、出血及继发感染。

4）无不适，或有刺痒、异物感、压迫感或疼痛。

5）女性可伴有白带增多。

2. 实验室检查

（1）醋酸实验　用5%醋酸液涂抹皮损处，5分钟后出现均匀一致的白色改变。对于肉眼看不到疣体的感染部位，即亚临床感染，醋酸白试验阳性是最简便的诊断方法。

（2）组织病理检查　颗粒层和棘细胞层上部出现空泡化细胞为特征性改变。

（3）细胞学检查　用阴道或宫颈疣组织涂片，做巴氏染色，可见到两种细胞，即空泡化细胞及角化不良细胞同时存在，对尖锐湿疣有诊断价值。

（4）PCR　对HPV目的DNA进行体外扩增是目前检出HPV感染最敏感的方法，又可以做特异性分析，方法简便快速。

（二）鉴别诊断

1. 扁平湿疣（二期梅毒）

扁平湿疣是二期梅毒的特征性损害，好发于肛周、外阴等皱褶多汗部位。初为表面湿润的扁平丘疹，扩大或融合成扁平斑块，基地宽广，无蒂，表面可有糜烂、渗液。检查暗视野显微镜可见大量梅毒螺旋体，RPR和TPPA（TPHA）试验阳性。

2. 假性湿疣

假性湿疣又称前庭乳头瘤病，又称绒毛状小阴唇。发生于女性，原因不明，可能是一种生理变异。典型损害为 1～2mm 大小淡红色或黏膜色丘疹，表面光滑，密集但不融合，对称分布于小阴唇内侧、前庭和阴道口后方，呈绒毛状或鱼卵状外观；无自觉症状，醋酸白试验阴性。

3. 珍珠样阴茎丘疹

珍珠样阴茎丘疹是一种生理变异。发生在男性，皮损为肉色、白色或红色半透明小丘疹，沿冠状沟不规则排列 1～3 行。因丘疹形似珍珠而得名。无自觉症状，醋酸白试验阴性。

4. 鲍恩样丘疹病

皮损为发生于男女外阴部成群扁平棕红色或褐色小丘疹，组织病理为原位癌样表现。

三、辨 证 要 点

本病因秽浊之毒外侵，酿生湿热，湿热毒聚而发赘疣为其标；久病不愈伤脾，导致脾虚为其本。治疗宜祛湿解毒不伤正，健脾益气兼祛邪。

四、治 疗

（一）内治方案

1. 湿毒下注证

【症状】 外生殖器或肛门等处出现疣状赘生物，颜色灰褐或淡红，质地柔软，表面秽浊潮湿，触之易出血，恶臭；伴小便色黄或不畅，舌苔黄腻，脉滑或弦数。

【治法】 利湿化浊，清热解毒。

【方药】 萆薢化毒汤加减。

【加减】 皮损鲜红，广泛者，加马齿苋、板蓝根、大青叶、木贼；瘙痒重者加地肤子、白鲜皮等。

2. 脾虚毒蕴证

【症状】 外生殖器或肛门等处反复出现疣状赘生物，屡治不愈；体弱肢倦，食少纳差，声低懒言，大便溏，小便清长；舌质淡胖，苔白，脉细弱。

【治法】 益气健脾，化湿解毒。

【方药】 参苓白术散加减。

【加减】 赘生物反复出现，加板蓝根、大青叶、土茯苓、木贼；皮损干燥粗糙者，加红花、桃仁、浙贝母；气短懒言，神疲乏力者，加生黄芪、当归。

（二）外治方案

（1）熏洗法 龙胆草、虎杖、大黄、香附、枯矾、皂矾、莪术、侧柏叶、薏苡仁等煎水，先熏后洗。

（2）点药法 疣体较小者，可用五妙水仙膏，或鸦胆子捣烂点涂疣体。使用时应注意保护周围正常皮肤。

（三）西医治疗

尖锐湿疣的治疗原则是尽可能去掉可见的疣体并减少其复发。

（1）**西药内服或注射** 可选用阿昔洛韦、利巴韦林、聚肌苷酸-聚胞苷酸、干扰素等抗病毒药物和免疫增强剂。

（2）**西药外涂** 根据病情选用5%足叶草毒素酊、5%氟尿嘧啶、50%三氯醋酸或5%酞丁胺搽剂等疣体表面涂敷。注意保护正常皮肤黏膜。

（3）**激光、冷冻、电灼疗法** 注意不要过度治疗，避免损害正常皮肤黏膜和瘢痕形成，预防感染。尽可能祛除可见的疣体。

（4）**手术切除** 疣体较大者，可选用手术切除。

五、预防调护

1）保持清洁卫生，特别是外生殖器部位的洁净干燥。

2）禁止嫖娼卖淫，力戒多性伴侣生活。

3）外出注意寝具卫生。

4）夫妇双方应同时治疗。

（孙占学）

第六节 艾 滋 病

艾滋病（AIDS）全称为获得性免疫缺陷综合征（acquired immunodeficiency syndrome），是由人类免疫缺陷病毒（human immunodeficiency virus，HIV）感染所致的传染病。20世纪80年代初才被人们认识。本病的主要特点是淋巴结肿大，慢性腹泻，发热，各种条件致病性感染，继发恶性肿瘤。本病传播迅速，病死率高，目前尚缺乏有效的治疗方法，因此成为全球性的热点问题。

本病与中医学"瘟疫""虚劳"有相似之处，但亦有区别。艾滋病虽然是一种传染病，其传染媒介只有血液和精液，重要的传播途径是交媾不洁、输血、针头不洁、母乳传播，这和一般"瘟疫"通过呼吸道、消化道传播不同。艾滋病患者常伴有元气亏损，精气不足的表现如纳少、乏力、盗汗、腹泻、消瘦等，这些症状与"虚劳"症状相似，但艾滋病又与单纯脏腑亏损而致的虚劳有区别。首先，中医学所谓虚劳属内伤劳损，而与艾滋病的"疫毒"入侵不同；其次，在治疗方面艾滋病也不能完全沿用"损者益之""劳者温之"的补益虚劳方法，而应扶正祛邪，标本兼顾。

一、病因病机

按照中医理论，长期性生活紊乱者，必然使正气受损，肝肾不足，气血亏虚；复感瘟邪淫毒，"邪之所凑，其气必虚"，正虚无力抗邪，内外合因，严重损害全身脏腑功能，造成恶性循环，阴阳离决。

（1）**肺肾两虚** 肺为娇脏，易受外邪，风热毒邪耗灼肺金，则肺阴亏虚，日久损及于肾；加之房劳过度，淫欲无度，耗伤肾阴，则肺肾之阴愈亏。

（2）**脾胃虚弱**　脾胃为后天之本、气血生化之源，瘟邪淫毒损伤正气，致气血无以生化，脾胃失运，胃失受纳和腐熟水谷，则常发生腹泻、纳呆诸症。

（3）**脾肾两亏**　脾为后天之本，肾为先天之本。瘟邪淫毒伤人日久，常可造成脾肾之气受损，气血阴阳俱虚，则病势愈重，危及生命。

（4）**气虚血瘀**　瘟邪淫毒损伤肺、脾、肾诸脏，首先损伤各脏之气，出现气虚血瘀的症状表现。瘀血阻滞，又反过来影响气血生化，出现气虚与血瘀的恶性循环。各脏腑之气亏损，滋生痰、湿、寒、热等邪，与瘀血相搏，则渐生肿瘤。

（5）**窍闭痰蒙**　疾病后期，各脏腑功能失调，气血阴阳亏损，各种病理产物（如痰浊、瘀血、邪热）聚积，正不胜邪，邪盛正衰，痰热瘀毒内陷心包，蒙闭清窍，则出现本虚标实之危重情况。

西医学认为艾滋病的病原体HIV是反转录病毒。HIV对热敏感，56℃ 30分钟即可灭活；许多化学物质都可以使HIV迅速灭活，如乙醚、丙酮及所有的对乙型肝炎病毒有效的消毒剂对HIV也都有良好的灭活作用。HIV对紫外线不敏感。

HIV进入人体后主要在辅助性T淋巴细胞内进行繁殖，此外还能感染B淋巴细胞、巨噬细胞、朗格汉斯细胞等。HIV在繁殖过程中，不断杀伤宿主细胞，特别是CD4+T淋巴细胞数量显著减少，造成机体细胞免疫功能缺陷而发病。

传播途径：①性接触传播：包括同性及异性之间的性接触。②血液传播：包括输入污染了HIV的血液或血液制品；静脉药物依赖者共用受HIV污染的、未消毒的针头及注射器；共用其他医疗器械或生活用具（如与感染者共用牙刷、剃刀）；也可能经破损处传染，但罕见。③母婴传播：也称围生期传播，即感染了HIV的母亲在产前、分娩过程中及产后不久传染给胎儿或婴儿。

艾滋病的高危人群包括同性恋者、性乱者和有多个性伴侣者、静脉药物依赖者、接受输血及血液制品者、血友病患者、父母是艾滋病患者的儿童。最近认为性病患者，特别是有生殖器溃疡者（如梅毒、软下疳、生殖器疱疹）也应列为HIV感染的高危人群。

二、临床诊断

（一）诊断

1. 临床表现

本病潜伏期长短不一，从艾滋病病毒感染到发展为艾滋病的时间，从数月至17年，平均10年。其间经过一个渐进性过程，即急性HIV感染期、无症状HIV感染期、艾滋病前期、艾滋病期。

（1）**急性HIV感染期**　在感染HIV后6天至6周，53%～93%的患者出现急性症状。如流感样综合征表现，常出现发热、淋巴结肿大、咽痛、皮疹、肌痛；或出现关节痛、腹泻、头痛、恶心和呕吐，也可出现肝脾肿大、神经症状。不经治疗可以自行消退。

出现症状后2～4周，HIV抗体可以出现阳性。从感染到出现HIV抗体（+）的时间称为"窗口期"。

（2）**无症状HIV感染期**　随着急性感染症状的消退，人体进入了一个相对稳定的时期，即HIV阳性的无症状期，也就是艾滋病的潜伏期。这一时期少数患者可以出现持续性全身淋巴结病，出现两个或两个以上腹股沟以外部位的淋巴结肿大，其直径大于1cm，至少持续3个月。此阶段感染者体内的CD4+T淋巴细胞进行性减少。

（3）**艾滋病前期**　即出现艾滋病相关综合征，表现为发热、腹泻、盗汗、乏力等，间断或持续3个月以上；两个以上的非腹股沟部位的淋巴结肿大，持续时间5～6个月；体重下降10%以上；

伴有非致命性真菌、病毒及细菌等条件性感染。

（4）艾滋病期　当不常见的条件致病性感染或罕见的恶性肿瘤出现，并且提示与细胞免疫缺损有关时，可诊断为艾滋病。

1）条件致病性感染：艾滋病始终伴有条件致病性感染，以混合性感染为多，且难以控制，成为90%的患者的死亡原因。有关病原包括原虫类（肺孢子菌肺炎、鼠弓形虫感染、隐孢子虫病、蓝氏贾第鞭毛虫感染等）；病毒类（巨细胞病毒感染、单纯疱疹病毒感染、水痘-带状疱疹病毒感染、JC病毒引起的进行性多灶性脑白质病、EB病毒所致的原发性单核细胞增多症及其他病毒感染）；真菌类（白念珠菌感染、隐球菌感染、组织胞浆菌病、毛霉菌病、曲霉菌病）；细菌类（非结核分枝杆菌感染、奴卡氏菌感染、结核杆菌感染、铜绿假单胞菌感染、伤寒杆菌感染）；蠕虫类（类圆线虫感染）。

2）卡波西肉瘤（kaposi sarcoma）：25%~40%的患者并发这种肿瘤，是艾滋病的标记性肿瘤。表现为皮肤有青红色或紫色的斑块结节。一般经18~36个月死亡。除此以外，非霍奇金淋巴瘤也是艾滋病患者常见的肿瘤。

（5）艾滋病的皮肤表现　艾滋病患者常有较严重的皮疹发生。

1）病毒性疱疹：由于患者的免疫功能低下，往往出现较严重的疱疹病毒感染，如播散性单纯疱疹和带状疱疹。

2）病毒疣：可以出现较严重的尖锐湿疣、泛发型寻常疣等。

3）口腔毛状黏膜白斑：口腔有稍微隆起的白膜，表面毛状，可检出EB病毒、HSV、HPV等。

4）口腔白念珠菌病：舌面及口腔出现白斑，基底红，严重感染食管，化验检查白念珠菌阳性。

5）泛发型脂溢性皮炎、毛囊炎，检查马拉色菌常为阳性。

6）非感染性皮肤黏膜损害：皮损呈多形性，可类似于鱼鳞病、毛发红糠疹、银屑病、特应性皮炎、结节性痒疹等。

2. 实验室检查

（1）病毒及抗体检查　病毒检查包括病毒分离培养、病毒载量检验、病毒核酸及反转录酶检测。检测HIV抗体是最常用的方法，初筛试验包括酶联免疫吸附试验（ELISA）、免疫荧光法（IF）及放射免疫试验；确诊试验包括蛋白质印迹法（WB）及放射免疫沉淀试验，特异性较强。

（2）免疫缺陷的检查　循环淋巴细胞显著下降，$CD4^+T$淋巴细胞减少，$CD4^+/CD8^+T$淋巴细胞＜0.1，T淋巴细胞功能下降，迟发型皮肤试验转阴等。

3. 诊断标准

诊断要点：依据病史及实验室检查，尤其是HIV抗体阳性，结合细胞免疫缺陷，可以做出诊断。

（二）鉴别诊断

1. 免疫缺陷

除艾滋病外，还有其他免疫缺陷病，如原发性免疫缺陷病、继发性免疫缺陷病。其中皮质激素、化疗、放疗或严重的蛋白质-能量营养不良可引起继发性免疫缺陷病。

2. 血液病

由于艾滋病患者有发热，肝脾肿大、淋巴结肿大，个别患者白细胞降低，淋巴细胞减少，因此需要与血液病鉴别。

3. 传染性单核细胞增多症

艾滋病的急性HIV感染期的表现与传染性单核细胞增多症相似，应注意鉴别。

4. 中枢神经系统疾病

近期发现艾滋病患者表现为中枢神经系统的症状比较多，如感染、痴呆等，应注意与其他原因引起的中枢神经系统疾病相鉴别。

当艾滋病的高危人群出现以上病证时，应立即进行HIV抗体或病毒抗原检测，进行鉴别诊断。

三、辨证要点

艾滋病总因外感瘟毒淫邪，内在正气受损，内外合因而发。病机为邪盛正衰，本虚标实。初期邪气内伏，正气未伤，常多有外感症状，治疗当顾护正气，调整阴阳，使人体处于一种相对的平衡状态，以延长潜伏期，阻止发病；随着疾病发展，病邪由浅入深，病位由外而内，正邪交争，正气不足，多表现为倦怠乏力、低热盗汗等轻微症状或无明显症状，治疗当扶正祛邪，特别注意扶正；日久正气衰败，邪气壅盛，毒热、血瘀、痰湿凝聚，五脏虚损，出现各种机会性感染和肿瘤，气血津液耗尽，阴阳离决而亡，治疗当急则治其标，缓则治其本，清除病理产物的同时顾护正气，祛邪而不伤正。

四、治 疗

（一）内治方案

1. 肺肾阴虚证

【症状】 多见于以呼吸系统症状为主的艾滋病早、中期患者。尤以卡氏肺炎-肺孢子虫肺炎、肺结核较多见。症见发热，咳嗽，无痰或少量黏痰，或痰中带血，气短胸痛，动则喘促，全身乏力，消瘦，口干咽痛，盗汗，周身可出现淡红色皮疹，伴轻度瘙痒。舌红苔少，脉沉细小数。

【治法】 滋补肺肾，佐以解毒化痰。

【方药】 百合固金汤合贝母瓜蒌散加减。

【加减】 干咳少痰者，酌加百部、款冬花；合并面部、头部脂溢性皮炎样损害者，酌加苦参、白鲜皮、侧柏叶。

2. 脾胃虚弱证

【症状】 多见于以消化系统症状为主者。症见腹泻久治不愈，大便呈稀水状，少数夹有脓血和黏液，里急后重不明显，可有腹痛；并见发热，消瘦，全身乏力，食欲不振，恶心呕吐，吞咽困难，腹胀肠鸣，口腔内鹅口疮；舌淡有齿痕，苔白腻，脉濡细。

【治法】 扶正祛邪，培补脾胃。

【方药】 补中益气汤或真人养脏汤或参苓白术散加减。

【加减】 伴有腹痛者，可加高良姜、香附；胃脘胀满者，可加枳壳、大腹皮。

3. 脾肾亏虚证

【症状】 多见于晚期患者，预后较差。症见发热或低热，形体极度消瘦，神情倦怠，心悸气短，头晕目眩，腰膝酸痛，四肢厥逆，食欲不振，恶心，呃逆频作，腹泻剧烈，五更泄泻，毛发枯槁，面色黄白；舌淡或体胖，苔白，脉沉细无力。

【治法】 温补脾肾，益气回阳。

【方药】 肾气丸或四神丸或右归丸加减。

【加减】　大便溏泻者，加芡实、白术。

4. 气虚血瘀证

【症状】　以卡波西肉瘤多见，或见于其他恶性肿瘤。症见四肢、躯干部出现多发性肿瘤，瘤色紫暗，易于出血，淋巴结肿大；周身乏力，气短懒言，面色黄白，饮食不香，舌暗淡，脉沉细无力。

【治法】　补气化瘀，活血清热。

【方药】　补阳还五汤加西黄丸。

【加减】　疼痛较重者，可加五灵脂；气虚明显者，可加人参、党参。

5. 窍闭痰蒙证

【症状】　多见于中枢神经系统病证晚期垂危者。症见发热头痛，恶心呕吐，神志不清；或神昏谵语，项强惊厥，四肢抽搐；或伴癫痫或呈痴呆状；舌苔黄腻，脉细数或滑。

【治法】　急则治其标，以清热化痰开窍为主；缓则治其本，窍开后则大补气血阴阳。

【方药】　方用安宫牛黄丸开窍豁痰，生脉饮补气养阴。

（二）外治方案

1）艾滋病合并脂溢性皮炎，可用三黄洗剂、颠倒散洗剂外涂。

2）艾滋病合并带状疱疹，可用青黛散水调涂患处。

3）艾滋病有多发性疣者，可用木贼草、露蜂房、马齿苋、香附等水煎熏洗。

4）艾滋病有肿瘤者，可用阳和解凝膏、蜂房膏外敷，每日1次。

（三）西医治疗

本病目前还没有特效药物，也没有疫苗预防接种。临床上可分别针对艾滋病病毒和条件致病菌，以及提高免疫功能进行治疗。

抗HIV的药物齐多夫定（AZT）及叠氮去氧胸苷（ZDU）为胸腺核苷的变型，经临床试用似能延长艾滋病患者的生命，实验研究证实能抑制反转录酶，阻断HIV的复制，但不能杀灭病毒，且价格昂贵。

五、预防调护

1）防止被可能污染的器械刺伤或割破皮肤，避免开放性皮肤伤口与污染性材料接触。

2）使用一次性针头或针管，禁止静脉药物依赖。

3）能不输血时尽量不输血，接受输血时对供血者应严格检查，血液制品要经过严格检查。

4）提倡健康安全性行为，杜绝性滥交。

5）患艾滋病的妇女或处于艾滋病感染高危状态的妇女应避免妊娠。

6）对艾滋病患者的护理可以发挥中医气功、食疗的优势，注意顾护脾胃，使患者正胜邪却、以延长患者的生命。

（伦文辉　蔡玲玲）

思维导图

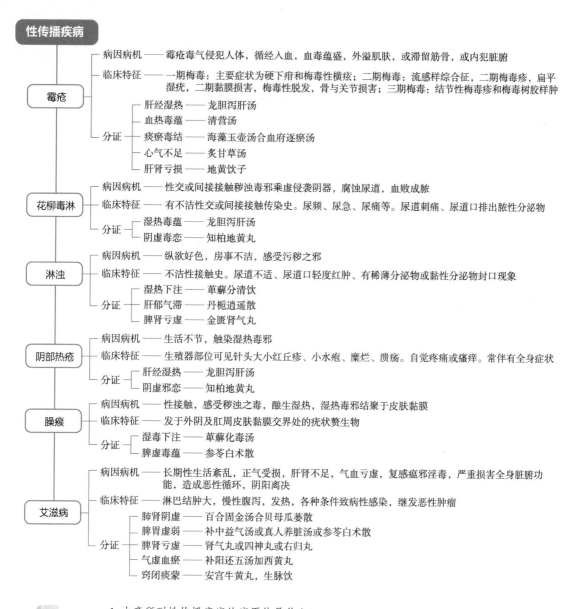

性传播疾病

- **霉疮**
  - 病因病机 —— 霉疮毒气侵犯人体，循经入血，血毒蕴盛，外溢肌肤，或滞留筋骨，或内犯脏腑
  - 临床特征 —— 一期梅毒：主要症状为硬下疳和梅毒性横痃；二期梅毒：流感样综合征，二期梅毒疹，扁平湿疣，二期黏膜损害，梅毒性脱发，骨与关节损害；三期梅毒：结节性梅毒疹和梅毒树胶样肿
  - 分证
    - 肝经湿热 —— 龙胆泻肝汤
    - 血热毒蕴 —— 清营汤
    - 痰瘀毒结 —— 海藻玉壶汤合血府逐瘀汤
    - 心气不足 —— 炙甘草汤
    - 肝肾亏损 —— 地黄饮子
- **花柳毒淋**
  - 病因病机 —— 性交或间接接触秽浊毒邪乘虚侵袭阴器，腐蚀尿道，血败成脓
  - 临床特征 —— 有不洁性交或间接接触传染史。尿频、尿急、尿痛等。尿道刺痛、尿道口排出脓性分泌物
  - 分证
    - 湿热毒蕴 —— 龙胆泻肝汤
    - 阴虚毒恋 —— 知柏地黄丸
- **淋浊**
  - 病因病机 —— 纵欲好色，房事不洁，感受污秽之邪
  - 临床特征 —— 不洁性接触史。尿道不适、尿道口轻度红肿、有稀薄分泌物或黏性分泌物封口现象
  - 分证
    - 湿热下注 —— 萆薢分清饮
    - 肝郁气滞 —— 丹栀逍遥散
    - 脾肾亏虚 —— 金匮肾气丸
- **阴部热疮**
  - 病因病机 —— 生活不节，触染湿热毒邪
  - 临床特征 —— 生殖器部位可见针头大小红丘疹、小水疱、糜烂、溃疡。自觉疼痛或瘙痒。常伴有全身症状
  - 分证
    - 肝经湿热 —— 龙胆泻肝汤
    - 阴虚邪恋 —— 知柏地黄丸
- **臊瘊**
  - 病因病机 —— 性接触，感受秽浊之毒，酿生湿热，湿热毒邪结聚于皮肤黏膜
  - 临床特征 —— 发于外阴及肛周皮肤黏膜交界处的疣状赘生物
  - 分证
    - 湿毒下注 —— 萆薢化毒汤
    - 脾虚毒蕴 —— 参苓白术散
- **艾滋病**
  - 病因病机 —— 长期性生活紊乱，正气受损，肝肾不足，气血亏虚，复感瘟邪淫毒，严重损害全身脏腑功能，造成恶性循环，阴阳离决
  - 临床特征 —— 淋巴结肿大，慢性腹泻，发热，各种条件致病性感染，继发恶性肿瘤
  - 分证
    - 肺肾阴虚 —— 百合固金汤合贝母瓜蒌散
    - 脾胃虚弱 —— 补中益气汤或真人养脏汤或参苓白术散
    - 脾肾亏虚 —— 肾气丸或四神丸或右归丸
    - 气虚血瘀 —— 补阳还五汤加西黄丸
    - 窍闭痰蒙 —— 安宫牛黄丸，生脉饮

思考题

1. 本章所列性传播疾病的病原体是什么？

2. 请列出本章所列性传播疾病中医及相应西医病名。

3. 请问一、二期梅毒的临床表现有哪些？梅毒的实验室检查有哪些？

4. 淋菌性尿道炎中医如何辨证论治与西医如何治疗？

5. 如何辨证治疗淋浊？

6. 阴部热疮需与哪些疾病进行鉴别诊断？

7. 臊瘊，艾滋病如何辨证论治？

主要参考文献

秦万章. 2002. 从宏观调控到微观研究是皮肤科中西医结合的必由之路[J]. 中国中西医结合皮肤性病学杂志，（1）: 2-4.

瞿幸. 2009. 中医皮肤性病学[M]. 北京: 中国中医药出版社.

阙华发. 2017. 中医外科临床思维备要[J]. 上海中医药杂志，51（9）: 15-18.

沈自尹. 1986. 微观辨证和辨证微观化[J]. 中医杂志，（2）: 55-57.

孙秋宁，刘洁. 2015. 协和皮肤镜图谱[M]. 北京: 人民卫生出版社.

王萍. 2008. 皮肤病中医辨证论治[J]. 中国中西医结合皮肤性病学杂志，（3）: 185-187.

张合恩. 2007. 试论皮肤病的卫气营血辨证[C]//中华中医药学会皮肤科分会第四次学术年会；全国中医、中西医结合皮肤病诊疗新进展高级研修班论文集. 中华中医药学会皮肤科分会第四次学术年会: 60-64.

张琪，杨刚，谭城. 2017. 皮肤病微观辨证初探[J]. 中国皮肤性病学杂志，31（6）: 671-672.

张学军. 2013. 皮肤性病学[M]. 第8版. 北京: 人民卫生出版社.

张学军，涂平. 2015. 皮肤性病学[M]. 北京: 人民卫生出版社.

赵辨. 2017. 中国临床皮肤病学[M]. 第2版. 南京: 江苏凤凰科学技术出版社.

附　录

一、内　服　方　剂

二　画

二至丸（《证治准绳》）：女贞子、墨旱莲

二陈汤（《太平惠民和剂局方》）：陈皮、半夏、茯苓、炙甘草

二妙丸（《医学纲目》）：苍术、黄柏

十滴水（中成药）：樟脑、干姜、大黄、小茴香、肉桂、辣椒、桉油，辅料为酒精

七宝美髯丹（《本草纲目》）：赤白何首乌、赤白茯苓、牛膝、当归、枸杞子、菟丝子、补骨脂

人参败毒散（《太平惠民和剂局方》）：人参、桔梗、柴胡、前胡、川芎、枳壳、羌活、独活、茯苓、薄荷、生姜、甘草

人参养荣汤（《太平惠民和剂局方》）：白芍、当归、陈皮、黄芪、桂心、人参、白术、炙甘草、熟地黄、五味子、茯苓、远志、大枣、生姜

八正散（《太平惠民和剂局方》）：炒车前子、瞿麦、萹蓄、滑石、栀子、炙甘草、木通、熟大黄

八珍汤（《正体类要》）：人参、白术、茯苓、甘草、当归、白芍、熟地黄、川芎

三　画

三心导赤饮（《徐宜厚皮肤病临床经验辑要》）：栀子心、莲子心、连翘心、灯心草、生地黄、淡竹叶、生甘草、车前子、车前草、蝉蜕、赤小豆、枯芩

三豆饮（《世医得效方》）：黑豆、绿豆、赤小豆、甘草

三妙丸（《医学正传》）：苍术、黄柏、川牛膝

三黄片（中成药）：大黄、黄芩浸膏、盐酸小檗碱

大补阴丸（《丹溪心法》）：黄柏、知母、熟地

黄、龟板

大青龙汤（《伤寒论》）：麻黄、生石膏、杏仁、桂枝、生姜、大枣、炙甘草

大败毒胶囊（中成药）：大黄、蒲公英、陈皮、木鳖子、白芷、天花粉、金银花、黄柏、乳香、当归、赤芍、甘草、蛇蜕、干蟾、蜈蚣、全蝎、芒硝

大柴胡汤（《伤寒论》）：柴胡、黄芩、大黄、枳实、半夏、白芍、大枣、生姜

大黄䗪虫丸（《金匮要略》）：大黄、黄芩、甘草、桃仁、杏仁、芍药、干地黄、干漆、虻虫、水蛭、蛴螬、䗪虫

万灵丹（《济阳纲目》）：茅术、全蝎、石斛、明天麻、当归、炙甘草、川芎、羌活、荆芥、防风、麻黄、北细辛、川乌、草乌、何首乌、明雄黄

小柴胡汤（《伤寒论》）：柴胡、半夏、人参、甘草、黄芩、生姜、大枣

四　画

天麻钩藤饮（《杂病证治新义》）：天麻、钩藤、石决明、山栀、黄芩、川牛膝、杜仲、益母草、桑寄生、夜交藤、朱茯神

木防己汤（《吴鞠通医案》）：木防己、石膏、桂枝、人参

五子衍宗丸（《摄生众妙方》）：甘州枸杞子、菟丝子、辽五味子、覆盆子、车前子

五苓散（《伤寒论》）：白术、泽泻、猪苓、茯苓、桂枝

五味消毒饮（《医宗金鉴》）：金银花、野菊花、紫花地丁、紫背天葵、蒲公英

五神汤（《外科真诠》）：茯苓、金银花、牛膝、车前子、紫花地丁

贝母瓜蒌散（《医学心悟》）：贝母、瓜蒌、花粉、茯苓、橘红、桔梗

牛蒡解肌汤（《疡科心得集》）：牛蒡子、薄荷、荆芥、连翘、山栀、丹皮、石斛、玄参、夏枯草

化坚二陈汤（《医宗金鉴》）：陈皮、姜半夏、茯苓、炒僵蚕、黄连片、甘草、荷叶

化斑解毒汤（《医宗金鉴》）：升麻、石膏、连翘、牛蒡子、人中黄、黄连、知母、玄参

丹参酮胶囊（中成药）：丹参乙醇提取物

丹栀逍遥散（《方剂学》）：柴胡、白芍、当归、白术、茯苓、炙甘草、生姜、薄荷、丹皮、栀子

乌头桂枝汤（《金匮要略》）：制川乌、桂枝、白芍、甘草、生姜、大枣

乌蛇止痒丸（中成药）：乌梢蛇、防风、蛇床子、苦参、关黄柏、苍术、红参须、牡丹皮、蛇胆汁、人工牛黄、当归

乌蛇驱风汤（《朱仁康临床经验集》）：乌蛇、蝉蜕、荆芥、防风、羌活、白芷、黄连、黄芩、金银花、连翘、甘草

六一散（《伤寒直格》）：滑石、甘草

六味地黄丸（《小儿药证直诀》）：熟地黄、山萸肉、干山药、牡丹皮、茯苓、泽泻

五　画

玉屏风颗粒（中成药）：黄芪、防风、白术

甘草泻心汤（《伤寒论》）：黄芩、黄连、半夏、大枣、甘草、干姜

甘露消毒丹（《温热经纬》）：滑石、茵陈、木通、石菖蒲、白豆蔻、藿香、薄荷、黄芩、连翘、射干、贝母

左归丸（《景岳全书》）：大熟地黄、山药、枸杞、山萸黄、川牛膝、菟丝子、鹿角胶、龟板胶

右归丸（《景岳全书》）：熟地黄、制附子、肉桂、山药、山萸黄、菟丝子、鹿角胶、枸杞子、当归、杜仲

龙胆泻肝汤（《医方集解》）：龙胆草、栀子、黄芩、木通、泽泻、车前子、柴胡、甘草、当归、生地

平肝舒络丸（中成药）：柴胡、青皮、陈皮、佛手、乌药、香附等

平胃散（《简要济众方》）：苍术、厚朴、陈皮、甘草

归脾丸（《医学六要》）：党参、白术、炙黄芪、炙甘草、当归、茯苓、远志、酸枣仁、龙眼肉、大枣

四君子汤（《太平惠民和剂局方》）：人参、茯苓、白术、炙甘草

四妙丸（《成方便读》）：苍术、牛膝、黄柏、薏苡仁

四妙勇安汤（《验方新编》）：玄参、当归、金银花、甘草

四物汤（《太平惠民和剂局方》）：熟地黄、当归身、白芍、川芎

四物消风散（《医宗金鉴·外科心法》）：当归、川芎、赤芍、生地黄、荆芥、防风、白鲜皮、蝉蜕、独活、柴胡、薄荷、大枣

四逆加人参汤（《伤寒论》）：附子、干姜、人参、炙甘草

四逆散（《伤寒论》）：柴胡、白芍、枳实、炙甘草

四神丸（《内科摘要》）：肉豆蔻、五味子、补骨脂、吴茱萸

四藤煎（《赵炳南临床经验集》）：天仙藤、鸡血藤、钩藤、夜交藤

生脉饮（《备急千金要方》）：人参、麦冬、五味子

白驳丸（中成药）：炒蒺藜、防风、首乌藤、鸡血藤、当归、红花、赤芍、盐补骨脂、黑豆、陈皮

白虎汤（《伤寒论》）：生石膏、知母、粳米、炙甘草

皮敏消胶囊（中成药）：苦参、苍术、防风、荆芥、蒺藜、白鲜皮、蛇床子、苍耳子、蜈蚣、青黛、蒲公英、紫花地丁、黄芩、黄柏、黄连、蝉蜕、地黄、牡丹皮、西河柳、紫草、地骨皮

六　画

芍药甘草汤（《伤寒论》）：芍药、甘草

地黄饮子（《圣济总录》）：熟干地黄、巴戟天、山萸黄、石斛、肉苁蓉、附子、五味子、官桂、白茯苓、麦门冬、菖蒲、远志

托里消毒散（《医宗金鉴》）：人参、川芎、当归、白芍、白术、金银花、茯苓、白芷、皂角刺、甘草、桔梗、黄芪

西黄丸（中成药）：体外培育牛黄、人工麝香、醋乳香、醋没药

百合固金汤（《慎斋遗书》）：百合、生地黄、熟地黄、麦冬、玄参、当归、白芍、贝母、桔梗、生甘草

贞芪扶正胶囊（中成药）：黄芪、女贞子

当归四逆汤（《伤寒论》）：当归、桂枝、白芍、细辛、炙甘草、通草、大枣

当归饮子（《外科正宗》）：当归、川芎、白芍、生地黄、防风、白蒺藜、荆芥、何首乌、黄芪、甘草

当归补血汤（《兰室秘藏》）：黄芪、当归

当归苦参丸（中成药）：当归、苦参

血府逐瘀汤（《医林改错》）：当归、生地黄、桃仁、红花、枳壳、赤芍、柴胡、甘草、桔梗、川芎、牛膝

血府逐瘀胶囊（中成药）：桃仁、红花、赤芍、川芎、枳壳、柴胡、桔梗、当归、地黄、牛膝、甘草

全虫方（《赵炳南临床经验集》）：全虫、皂角刺、威灵仙、刺蒺藜、白鲜皮、苦参、黄柏、炒槐花

多皮饮（《赵炳南临床经验集》）：赤苓皮、冬瓜皮、扁豆皮、大腹皮、五加皮、干姜皮、丹皮、地骨皮、桑白皮、白鲜皮、川槿皮

安宫牛黄丸（《温病条辨》）：牛黄、郁金、犀角、黄连、黄芩、栀子、朱砂、雄黄、梅片、麝香、珍珠、金箔衣

导赤散（《小儿药证直诀》）：木通、生地黄、生甘草、竹叶

阳和汤（《外科全生集》）：熟地黄、白芥子、炮姜炭、麻黄、甘草、肉桂、鹿角胶

防己黄芪汤（《金匮要略》）：防己、黄芪、白术、甘草

防风通圣散（《宣明论方》）：防风、大黄、芒硝、荆芥、麻黄、栀子、芍药、连翘、甘草、桔梗、川芎、当归、石膏、滑石、薄荷、黄芩、白术

七　画

苍耳丸（《圣惠》）：苍耳子、苦参、白蒺藜、蝉蜕

克银丸（中成药）：土茯苓、白鲜皮、北豆根、拳参

连翘败毒丸（中成药）：连翘、黄连、当归、甘草、柴胡、黄柏、金银花、防风、苦参、荆芥穗、黄芩、麻黄、紫花地丁、白芷、薄荷、天花粉、赤芍、羌活、大黄

疗癣卡西甫丸（中成药）：黄连、欧菝葜根、白芝麻、菝葜。辅料为冰糖

羌活胜湿汤（《脾胃论》）：羌活、独活、藁本、防风、甘草、蔓荆子、川芎

良附丸（《良方集腋》）：高良姜、香附

补中益气汤（《东垣十书》）：黄芪、人参、炙甘草、当归身、橘皮、升麻、柴胡、白术

补阳还五汤（《医林改错》）：生黄芪、当归尾、川芎、赤芍、桃仁、红花、地龙

补肝汤（《医宗金鉴》）：当归、川芎、白芍、熟地黄、酸枣仁、炙甘草、木瓜

局方牛黄清心丸（《太平惠民和剂局方》）：牛黄、当归、川芎、甘草、山药、黄芩

八　画

青蒿鳖甲汤（《温病条辨》）：鳖甲、青蒿、丹皮、生地黄、知母

苦参大造丸（《丹溪心法附余》）：何首乌、枸杞子、牛蒡子、白芷、皂角刺、禹余粮、荆芥、苦参、蔓荆子、蛇床子、防风

苦参汤（《疡科心得集》）：苦参、蛇床子、白芷、金银花、野菊花、黄柏、地肤子、大菖蒲

苓桂术甘汤（《金匮要略》）：茯苓、桂枝、白术、甘草

枇杷清肺饮（《医宗金鉴》）：人参、枇杷叶、甘草、黄连、桑白皮、黄柏

板蓝根冲剂（中成药）：北板蓝根

肾气丸（附桂八味丸）（《金匮要略》）：干地黄、山药、山茱萸、泽泻、茯苓、丹皮、桂枝、附子

知柏八味丸（《小儿药证直诀》）、知柏地黄丸（《金匮要略》）：熟地黄、山茱萸、干山药、泽泻、茯苓、黄柏、丹皮、知母

肤痒颗粒（中成药）：苍耳子、地肤子、川芎、红花、白英。辅料为糊精、甜菊素

炙甘草汤（《伤寒论》）：生地黄、炙甘草、人参、大枣、阿胶、麦冬、麻仁、桂枝、生姜

实脾饮（《重订严氏济生方》）：附子、干姜、茯苓、白术、木瓜、厚朴、木香、槟榔、草果、甘草、生姜、大枣

局方牛黄清心丸（《太平惠民和剂局方》）：牛黄、当归、川芎、甘草、山药、黄芩

参附汤（《正体类要》）：炮附子、人参

参苓白术散（《太平惠民和剂局方》）：党参、茯苓、白术、山药、炙甘草、扁豆、莲子肉、薏苡仁、桔梗、砂仁

九　画

毒淋汤（《医学衷中参西录》）：金银花、海金沙、石韦、牛蒡子、甘草梢、生杭芍、三七、鸦胆子

荆防败毒散（《摄生众妙方》）：羌活、独活、柴胡、前胡、枳壳、茯苓、荆芥、防风、桔梗、川芎、甘草

荆芩汤：荆芥、黄芩、生地、丹皮、紫草、赤芍

茵陈蒿汤（《伤寒论》）：茵陈蒿、栀子、大黄

胡麻散（《全国中药成药处方集》）：薄荷叶、胡麻子、甘菊花、白蒺藜、威灵仙、苦参、白芷、荆齐穗、川芎、防风、黄芩、牛蒡子

点舌丸：西红花、红花、蟾酥、血竭、人工牛黄、熊胆、珍珠、乳香、沉香、人工麝香、雄黄、朱砂等

胃苓汤（《丹溪心法》）：苍术、厚朴、陈皮、甘草、茯苓、白术、泽泻、猪苓、桂枝、生姜、大枣

复元活血汤（《医学发明》）：大黄、柴胡、桃仁、当归、天花粉、红花、甘草、穿山甲

复方青黛胶囊：马齿苋、土茯苓、白鲜皮、白芷、青黛、紫草、丹参、蒲公英、贯众、粉草薢、乌梅、五味子、山楂、建曲

复方马齿苋合剂（《朱仁康临床经验集》）：马齿苋、蜂房、大青叶、生苡仁

独活寄生汤（《备急千金要方》）：独活、桑寄生、杜仲、牛膝、细辛、秦艽、茯苓、肉桂心、防风、川芎、人参、甘草、当归、芍药、干地黄

养血润肤饮（《外科证治全书》）：当归、熟地黄、生地黄、黄芪、天冬、麦冬、升麻、黄芩、桃仁、红花、天花粉

养血解毒汤（《赵炳南临床经验集》）：鸡血藤、当归、土茯苓、生地黄、山药、威灵仙、蜂房

首乌丸（牛皮癣引言部分引用药）（《仙授理伤续断秘方》）：何首乌、牵牛子、牛膝、薄荷、川乌、青木香、皂角

活血散瘀汤（《赵炳南临床经验集》）：苏木、草红花、桃仁、木香、陈皮、三棱、莪术、鬼箭羽、赤芍、白芍

祛疣活血汤（《中西医结合皮肤性病学》第二版）：丹参、红花、桃仁、赤芍、紫草、郁金、穿山甲、透骨草、板蓝根、牛膝、生牡蛎、蛤壳（先煎）

神应养真丹（《三因极一病证方论》）：熟地黄、川芎、白芍、当归、羌活、天麻、木瓜、菟丝子

除湿胃苓汤（《医宗金鉴》）：防风、苍术、白术、赤茯苓、陈皮、厚朴、猪苓、山栀、木通、泽泻、滑石、甘草、薄桂

十　画

真人养脏汤（《太平惠民和剂局方》）：人参、当归、白术、肉豆蔻、肉桂、甘草、白芍、木香、诃子、罂粟壳

真武汤（《伤寒论》）：附子、茯苓、白术、生姜、白芍

桂枝汤（《伤寒论》）：桂枝、白芍、炙甘草、生姜、大枣

桂枝茯苓丸（《金匮要略》）：桂枝、茯苓、牡丹、桃仁、芍药

桃红四物汤（《太平惠民和剂局方》）：地黄、当归、芍药、川芎、桃仁、红花

柴苓汤（《丹溪心法附余》）：柴胡、半夏、黄芩、人参、甘草、白术、猪苓、茯苓、泽泻、桂心

柴胡疏肝散（《医学统旨》）：陈皮、柴胡、川芎、香附、枳壳、芍药、甘草

柴胡鳖甲汤（《圣济总录》）：柴胡、鳖甲、赤茯苓、黄芩、知母、桑白皮、甘草

逍遥散（《太平惠民和剂局方》）：柴胡、白芍、当归、白术、茯苓、炙甘草、生姜、薄荷

逍遥颗粒（中成药）：柴胡、当归、白芍、白术、茯苓、炙甘草、薄荷

凉血五花汤（《赵炳南临床经验集》）：凌霄花、玫瑰花、红花、鸡冠花、野菊花

凉血五根汤（《赵炳南临床经验集》）：紫草根、茜草根、白茅根、瓜蒌根、板蓝根

凉血四物汤（《医宗金鉴》）：当归、生地黄、川芎、赤芍、黄芩、赤茯苓、陈皮、红花、生姜、五灵脂、甘草

凉血消风散（《朱仁康临床经验集》）：生地黄、当归、荆芥、蝉蜕、苦参、白蒺藜、知母、生石膏、生甘草

凉血解毒汤（《中西医结合皮肤病学》）：广角粉、生地黄、玄参、麦冬、牡丹皮、白芍、银花、黄芩、栀子、白鲜皮、土茯苓

益胃汤（《温病条辨》）：生地黄、麦冬、北沙参、玉竹、冰糖

消风止痒颗粒（中成药）：防风、蝉蜕、苍术、地黄、地骨皮、当归、荆芥、亚麻子、石膏、甘草、木通

消风散（《外科正宗》）：当归、生地、防风、蝉蜕、知母、苦参、胡麻、荆芥、苍术、牛蒡子、石膏、甘草、木通

消疣饮（《经验良方》）：生苡仁、苍术、扁豆、板蓝根、紫草、露蜂房、重楼、白鲜皮、白蒺藜

消银胶囊（中成药）：地黄、牡丹皮、赤芍、当归、苦参、金银花、玄参、牛蒡子、蝉蜕、白鲜皮、防风、大青叶、红花

消银颗粒（中成药）：地黄、丹皮、赤芍、当归、苦参、银花、玄参、牛蒡子、蝉蜕、白鲜皮、大青叶、红花、防风

消瘰丸（《医学衷中参西录》）：煅牡蛎、生黄芪、三棱、莪术、血竭、乳香、没药、龙胆草、玄参、浙贝母

海藻玉壶汤（《外科正宗》）：海藻、昆布、贝母、半夏、青皮、陈皮、当归、川芎、连翘、甘草

润燥止痒胶囊（中成药）：何首乌、制何首乌、生地黄、桑叶、苦参、红活麻

通窍活血汤（《医林改错》）：赤芍、川芎、桃仁、红花、老葱、生姜、大枣、麝香、黄酒

桑菊饮（《温病条辨》）：桑叶、菊花、桔梗、连翘、北杏、薄荷、芦根

十 一 画

黄芪补血汤（《辨证录》）：黄芪、当归、肉桂

黄芪桂枝五物汤（《金匮要略》）：黄芪、桂枝、芍药、生姜、大枣

黄连解毒汤（《外台秘要》）：黄连、黄芩、黄柏、栀子

萆薢化毒汤（《疡科心得集》）：萆薢、归尾、丹皮、牛膝、防己、木瓜、薏苡仁、秦艽

萆薢分清饮（《医学心悟》）：川萆薢、菖蒲、黄柏、茯苓、丹皮、泽泻、滑石、通草

萆薢渗湿汤（《疡科心得集》）：萆薢、薏苡仁、黄柏、茯苓、丹皮、泽泻、滑石、通草

培土清心方（《特应性皮炎中西医结合治疗》）：太子参、白术、山药、薏苡仁、淡竹叶、灯心草、连翘、珍珠粉、甘草

银翘散（《温病条辨》）：连翘、银花、牛蒡子、桔梗、薄荷、鲜竹叶、荆芥、淡豆豉、生甘草、鲜芦根

银翘解毒汤（《中医皮肤病学简编》）：银花、公英、白菊花、连翘、贝母、生地、赤芍、丹皮、木通、栀子、大黄、紫花地丁

麻杏石甘汤（《伤寒论》）：麻黄、杏仁、甘草、石膏

麻黄汤（《伤寒论》）：麻黄、桂枝、杏仁、甘草

麻黄附子细辛汤（《伤寒论》）：麻黄、附子、细辛

麻黄桂枝各半汤（《伤寒论》）：桂枝、芍药、生姜、甘草、麻黄、大枣、杏仁

清肝导赤汤（《验方新编》）：萹蓄、大黄、瞿麦、滑石、甘草梢、灯心草

清胃散（《兰室秘藏》）：黄连、升麻、生地黄、丹皮、当归

清热解毒汤（《赵炳南临床经验集》）：蒲公英、野菊花、大青叶、紫花地丁、重楼、天花粉、赤芍

清营汤（《温病条辨》）：犀角、生地黄、玄参、竹叶心、银花、连翘、黄连、丹参、麦冬

清暑汤（《外科全生集》）：连翘、天花粉、赤芍、甘草、滑石、车前草、银花、泽泻、淡竹叶

清脾除湿饮（《医宗金鉴》）：生白术、苍术、赤茯苓、泽泻、茵陈、黄芩、栀子、连翘、生地黄、麦冬、竹叶、灯心草、枳壳、玄明粉、生甘草

清瘟败毒饮（《疫疹一得》）：生石膏、生地黄、犀角、黄连、栀子、桔梗、黄芩、知母、玄参、连翘、甘草、丹皮、鲜竹叶

清燥救肺汤（《医门法律》）：桑叶、石膏、甘草、人参、胡麻仁、阿胶、麦冬、杏仁、枇杷叶

十 二 画

越婢汤（《金匮要略》）：麻黄、石膏、生姜、甘草、大枣

紫雪丹（《太平惠民和剂局方》）：石膏、寒水石、磁石、滑石、犀角、羚羊角、木香、沉香、玄参、升麻、甘草、丁香、朴硝、硝石、麝香、朱

砂等

普济消毒饮（《东垣十书》）：牛蒡子、黄芩、黄连、甘草、桔梗、板蓝根、马勃、连翘、玄参、升麻、柴胡、陈皮、僵蚕、薄荷

湿毒清胶囊（中成药）：地黄、当归、丹参、蝉蜕、苦参、白鲜皮、甘草、黄芩、土茯苓

温经通络汤（《赵炳南临床经验集》）：鸡血藤、海风藤、全丝瓜、鬼见愁、鬼箭羽、路路通、桂枝、蕲艾、全当归、赤白芍

温清饮（《万病回春》）：当归、白芍、熟地黄、川芎、黄连、黄芩、黄柏、栀子

滋阴除湿汤（《外科正宗》）：川芎、当归、白芍、熟地黄、柴胡、黄芩、陈皮、知母、贝母、泽泻、地骨皮、生姜、甘草

犀角地黄汤（《备急千金要方》）：犀角（或用10倍量水牛角代替）、生地黄、丹皮、赤芍

犀角散（《备急千金要方》）：犀角、黄连、升麻、山栀、茵陈

十三画及以上

藿朴夏苓汤（《医原》）：藿香、川朴、姜半夏、赤苓、杏仁、生薏苡仁、白蔻仁、猪苓、淡香豉、泽泻、通草

藿香正气丸：广藿香、紫苏叶、白芷、白术、陈皮、半夏、厚朴、茯苓、桔梗、甘草、大腹皮、大枣、生姜

增液汤（《温病条辨》）：玄参、麦冬、生地黄

镇肝熄风汤（《医学衷中参西录》）：怀牛膝、生赭石、生龙骨、生牡蛎、生龟板、生杭芍、玄参、天冬、川楝子、生麦芽、茵陈、甘草

解毒养阴汤（《赵炳南临床经验集》）：西洋参、南沙参、北沙参、耳环石斛、黑元参、佛手参、生黄芪、干生地黄、紫丹参、银花、蒲公英、天冬、麦冬、玉竹

解毒凉血汤（《赵炳南临床经验集》）：犀角、生地炭、银花炭、莲子心、白茅根、天花粉、紫花地丁、生栀子仁、重楼、生甘草、川黄连、生石膏

二、外用方剂

二　画

二矾汤（《外科正宗》）：明矾、皂矾、孩儿茶、侧柏叶

二矾散（《济阳纲目》）：雄黄、郁金、白矾、胆矾

七三丹（《外伤科学》）：熟石膏、升丹

七白膏（《御药院方》）：白芷、白蔹、白术、白附子、白及、白茯苓、细辛、鸡子白

八二丹（《外伤科学》）：熟石膏8份、升丹2份

三　画

三油膏（《医宗金鉴》）：牛油、柏油、香油、银朱、官粉、麝香（研细）、黄蜡

三品一条枪（《外科正宗》）：明矾、白砒、雄黄、乳香

三黄洗剂（《中医外科学》）：大黄、黄柏、黄芩、苦参

土大黄膏（《外科正宗》）：硫黄、生矾、点红川椒、土大黄根汁

土槿皮酊（经验方）：土槿皮、80%酒精

大枫子油（《中华人民共和国卫生部药品标准中药成方制剂》）：大枫子油、硼酸、冰片

千金散（《中医外科学》）：煅白砒、制乳香、制没药、轻粉、飞朱砂、赤石脂、炒五倍子、煅雄黄、醋制蛇含石

马齿苋洗剂（《中医皮肤病学简编》）：马齿苋、苍术、苦参、细辛、陈皮、蜂房、蛇床子、白芷

四　画

五妙水仙膏（市售）：黄柏、紫草、五倍子、碳酸钠、生石灰

五虎丹（《中医皮肤病学简编》）：水银、白矾、青矾、牙硝、食盐

水银膏（《刘涓子鬼遗方》）：水银、胡粉、松脂、猪肝

月白珍珠散（《医宗金鉴》）：蚌壳、珠粉、青黛、飞中白、制甘石、冰片

六一散（《中国药典》）：滑石粉、甘草

六神丸（《中国药典》）：珍珠粉、牛黄、麝香、雄黄、冰片、蟾酥

五　画

玉露散（《药奁启秘》）：芙蓉叶，研成极细末

玉露膏（《当代皮肤科临床家丛书——艾儒棣》）：芙蓉叶

甘草油（《赵炳南临床经验集》）：甘草、香油

甘霖洗剂（市售）：甘草、苦参、土荆皮、白鲜皮、薄荷脑、冰片。辅料为乙醇、聚山梨酯80、甘油、苯甲酸钠和纯化水

龙骨散（《赵炳南临床经验集》）：龙骨、牡蛎、海螵蛸、黄柏、雄黄、滑石粉

龙珠软膏（市售）：人工麝香、硼砂、炉甘石（煅）、硇砂、冰片、人工牛黄、珍珠（制）、琥珀。辅料：黄凡士林、羊毛脂、液状石蜡

四黄软膏（《朱仁康临床经验集》）：黄连、黄芩、土大黄、黄柏、芙蓉叶、泽兰叶

四黄膏（《朱仁康临床经验集》）：黄连、黄芩、土大黄、黄柏、芙蓉叶、泽兰叶

生肌玉红膏（《外科正宗》）：白芷、甘草、当归、血竭、轻粉、虫白蜡、紫草、麻油

生肌散（《外科正宗》）：石膏、轻粉、赤石脂、黄丹（飞）、龙骨、血竭、乳香、樟脑

白芷膏（《刘涓子鬼遗方》）：白芷、蔓荆子、附子、防风、川芎、甘草、细辛、黄芩、当归、蜀椒、大黄、马鬐膏

外用应急软膏（市售）：黄芩、白芍、丹参、补骨脂、人参、党参、银花、茯苓、益母草、鱼腥草、鸭跖草、辛夷、甘草、青蒿、樟脑

皮肤康洗液（市售）：银花、蒲公英、马齿苋、土茯苓、大黄、赤芍、蛇床子等

六　画

西瓜霜（《全国中草药汇编》）：未成熟的西瓜皮、皮硝

百部酒（酊）（《赵炳南临床经验集》）：百部、75%酒精

当归膏（《中医皮肤病学简编》）：当归、香油、黄蜡

冲和膏（《外科正宗》）：紫荆皮（炒）、独活、赤芍、白芷、菖蒲

冰石散（《中医皮肤病学简编》）：煅石膏、冰片

冰黄肤乐软膏（市售）：大黄、姜黄、硫黄、黄芩、甘草、冰片、薄荷脑

冰硼散（《外科正宗》）：冰片、硼砂、朱砂、玄明粉

阳和解凝膏（《中国药典》）：鲜牛蒡草、鲜凤仙透骨草、生川乌、桂枝、大黄、当归、生草乌、生附子、地龙、僵蚕、赤芍、白芷、白蔹、白及、川芎、续断、防风、荆芥、五灵脂、木香、香橼、陈皮、肉桂、乳香、没药、苏合香、麝香等

如意金黄散（《中国药典》）：姜黄、大黄、黄柏、苍术、厚朴、陈皮、甘草、生天南星、白芷、天花粉

红灵酒（《中医外科学讲义》）：生当归、红花、花椒、肉桂、樟脑、细辛、干姜、95%乙醇

红油膏（《中医外科学讲义》）：凡士林、九一丹、东丹

七　画

芩柏洗剂/芩柏软膏（赵炳南经验方）：黄芩、关黄柏

苍肤水剂（《张志礼皮肤病医案选萃》）：苍耳子、地肤子、土槿皮、蛇床子、苦参、百部、枯矾

龟版散（《北京市中药成方选集》）：煅龟版、黄连、红粉、冰片

辛花酊（北京中医药大学东直门医院）：细辛、红花、75%乙醇

补骨脂酊（《赵炳南临床经验集》）：补骨脂、75%乙醇

八　画

青白散（《朱仁康临床经验集》）：青黛、海螵蛸、煅石膏、冰片

青鹏软膏（市售）：棘豆、亚大黄、铁棒锤、诃子（去核）、毛诃子、余甘子、安息香、宽筋藤、人工麝香。

青黛散（《中医外科学讲义》）：青黛、石膏、滑石、黄柏

青黛散（油）（《经验方》）：青黛、石膏、滑石、黄柏等

青黛膏（《普济方》）：天麻、白附子、蝎梢、麝香、花蛇肉（酒炙）天竺黄、青黛、朱砂

拔毒生肌散（《救伤秘旨》）：制甘石、寒水石、月石、乳香、没药（去油）、大黄、蓖麻子（去油）、麝香、梅冰、红升丹

金黄散（膏）（《医宗金鉴》）：大黄、黄柏、姜

黄、白芷、南星、陈皮、苍术、厚朴、甘草、天花粉、黄丹等

肤痔清软膏（市售）：金果榄、土大黄、苦参、黄柏、野菊花、紫花地丁、朱砂根、雪胆、重楼、黄药子、姜黄、地榆、冰片、苦丁茶、薄荷脑

炉甘石洗剂（市售）：炉甘石、氧化锌、甘油

九 画

珍珠散（市售）：石决明（煅）、龙骨（煅）、白石脂（煅）、石膏（煅）、珍珠、人工麝香、冰片

香柏波（《经验方》）：香附、生侧柏叶、苦参、薄荷

复方黄柏液（洗剂）（市售）：连翘、黄柏、金银花、蒲公英、蜈蚣

疯油膏（《中医外科学讲义》）：轻粉、东丹、飞辰砂

除湿止痒软膏（市售）：蛇床子、黄连、黄柏、白鲜皮、苦参、虎杖、紫花地丁、萹蓄、茵陈、苍术、花椒、冰片等

十 画

珠黄散（《医级》）：珍珠、牛黄

海艾汤（《外科正宗》）：海艾、菊花、薄荷、防风、藁木、藿香、甘松、蔓荆子、荆芥穗

润肌膏（《外科正宗》）：麻油、当归、紫草、黄蜡

十 一 画

青蛤散（油）（《外科大成》）：蛤壳（煅）、青黛、石膏（煅）、轻粉、黄柏

黄连粉（《金匮要略语译》）：黄连

黄连膏（《医宗金鉴》）：黄连、当归、黄柏、生地黄、姜黄、麻油、黄蜡等

黄柏溶液（《中医皮肤性病学：临床版》）：黄柏、硼砂

脚气散（《外台》）：牛膝、硇砂、细辛、丹参、白术、郁李仁

十 二 画

紫色消肿膏（《赵炳南临床经验集》）：紫草、升麻、贯众、赤芍、紫荆皮、当归、防风、白芷、草

红花、羌活、荆芥穗、荆芥、儿茶、神曲

紫金锭（《外科正宗》）：山慈菇、五倍子、千金子霜、红芽大戟、朱砂、雄黄、麝香

紫草膏（《中国药典》）：紫草、当归、防风、地黄、白芷、乳香、没药、植物油、蜂蜡

黑豆馏油软膏（《外伤科学》）：黑豆馏油、羊毛脂、凡士林

鹅掌风浸泡方（《中医外科学》）：大枫子肉、花椒、皂荚、土槿皮、地骨皮、藿香、明矾、鲜凤仙花、米醋等

普连膏（又名芩柏软膏）（《赵炳南临床经验集》）：黄柏面、黄芩面

湿润烧伤膏（市售）：黄连、黄柏、黄芩、地龙、罂粟壳

十 三 画

蜂房膏（《太平圣惠方》）：露蜂房、蛇蜕皮、玄参、黄芪、杏仁、乱发、黄丹等

锡类散（《金匮翼》）：西牛黄、冰片、珍珠、人指甲、象牙屑、青黛、壁钱

痱子粉（《赵炳南临床经验集》）：冰片、薄荷冰、甘石粉、滑石粉、黄柏

十 四 画

碧玉散（市售）：滑石、甘草、青黛

辣椒酊（市售）：辣椒

十五画及以上

醋泡方（《朱仁康临床经验集》）：荆芥、防风、红花、地骨皮、皂角刺、大枫子、明矾

颠倒散（《医宗金鉴》）：硫黄、生大黄各等份

颠倒散洗剂（《中医外科学》）：硫黄、生大黄、石灰水

藤黄软膏（经验方）：生藤黄粉、白蜡、麻油

藿香浸剂（《外伤科学》）：藿香、黄精、大黄、皂矾、醋

蟾酥膏（《奇效良方》）：蟾酥、腻粉

癣湿药水（《中国药典》）：土荆皮、蛇床子、大风子仁、百部、防风、当归、凤仙透骨草、侧柏叶、吴茱萸、花椒、蝉蜕、斑蝥

三、中西医病名对照表

西医病名	中医病名	西医病名	中医病名
病毒性皮肤病		**瘙痒性神经功能障碍性皮肤病**	
单纯疱疹	热疮	皮肤瘙痒症	风瘙痒
带状疱疹	蛇串疮	神经性皮炎	牛皮癣
疣	疣	结节性痒疹	马疥
传染性软疣	鼠乳	**血管性皮肤病**	
风疹	风痧	过敏性紫癜	葡萄疫
细菌性皮肤病		结节性红斑	瓜藤缠
脓疱疮	黄水疮	白塞病	狐惑病
丹毒	丹毒／流火	色素性紫癜性皮肤病	血疳
真菌性皮肤病		青斑样血管病	白色萎缩
白癣	白秃疮	**结缔组织病及大疱性皮肤病**	
手癣	鹅掌风	红斑狼疮	红蝴蝶疮
足癣	脚湿气	硬皮病	皮痹
甲癣	灰指甲	皮肌炎	肌痹
体癣	圆癣	干燥综合征	燥毒
股癣	阴癣	天疱疮（类天疱疮）	火赤疮
花斑癣	紫白癜风	**皮肤附属器疾病**	
动物源性皮肤病		痤疮	粉刺
疥疮	干疥／湿疥	脂溢性皮炎	面游风／白屑风
虫咬皮炎	虫咬伤	玫瑰痤疮	酒渣鼻
虱病	虱疮	斑秃	油风
蜂蜇伤	蜂蜇创	雄激素性秃发（脂溢性脱发）	发蛀脱发
物理性皮肤病		**色素性皮肤病**	
日光性皮炎	日晒疮	白癜风	白驳风
痱子	痱疮	黄褐斑	黧黑斑
夏季皮炎	暑热疮	黑变病	黑变病
压疮	褥疮	**遗传、角化及代谢性皮肤病**	
冻疮	冻风	鱼鳞病	蛇皮癣
鸡眼	鸡眼／肉刺	黑棘皮病	黑棘皮病
手足皲裂	皲裂疮	皮肤淀粉样变性	松皮癣
过敏性皮肤病		**皮肤肿瘤**	
荨麻疹	瘾疹	皮脂腺囊肿	粉瘤／脂瘤
湿疹	湿疮	基底细胞癌	癌疮
汗疱疹	汗疱湿疮	皮肤蕈样肉芽肿	蕈样恶疮
特应性皮炎	四弯风	**性传播疾病**	
接触性皮炎	漆疮	梅毒	霉疮
药物性皮炎（药疹）	药毒	淋病	花柳毒淋
红斑丘疹鳞屑性皮肤病		非淋菌性尿道炎	淋浊
银屑病	白疕	生殖器疱疹	阴部热疮
玫瑰糠疹	风热疮	尖锐湿疣	臊瘊
毛发红糠疹	狐尿刺		
扁平苔藓	紫癜风		
多形红斑	猫眼疮		
白色糠疹（单纯糠疹）	吹花癣		

四、皮肤病专业术语汉英对照

A

艾迪生病 Addison disease

B

拔毛癖 trichotillomania

白癜风 vitiligo

白塞病 Behcet disease

白色糠疹 pityriasis alba

白癣 tinea alba

斑秃 alopecia areata

斑状淀粉样变 macular amyloidosis

鲍恩样丘疹病 Bowenoid papulosis，BP

贝赫切特综合征 Behcet syndrome

扁平湿疣 condyloma latum

扁平苔藓 lichen planus

扁平疣 verruca plana

变应性接触性皮炎 allergic contact dermatitis，ACD

变应性皮肤血管炎 allergic cutaneous vasculitis

剥脱性角质松解症 exfoliative keratolysis

C

虫咬皮炎 insect bite dermatitis

传染性软疣 molluscum contagiosum

传染性软疣病毒 molluscum contagiosum virus，MCV

痤疮 acne vulgaris

重叠综合征 overlap syndrome

D

大疱性类天疱疮 bullous pemphigoid

带状疱疹 herpes zoster

丹毒 erysipelas

单纯糠疹 pityriasis simplex

单纯疱疹 herpes simplex

单纯型大疱性表皮松解症 epidermolysis bullosa simplex

冻疮 pernio，chilblain

多形红斑 erythema multiforme

多形性日光疹 pleomorphic solar rash

E

恶性黑素瘤 malignant melanoma

二期梅毒 secondary syphilis

F

非淋菌性尿道炎 non-gonococcal urethritis

痱子 miliaria

风疹 rubella

蜂窝织炎 cellulitis

副银屑病 parapsoriasis

G

干燥综合征 Sjögren syndrome，SS

股癣 tinea cruris

固定性药疹 fixed drug eruption

关节病性银屑病 psoriasis arthropathica

过敏性紫癜 anaphylactoid purpura

H

汗管瘤 syringoma

汗孔角化病 porokeratosis

汗疱疹 pompholyx

褐青色痣 fuscocaeruleus

黑变病 melanosis

黑棘皮病 acanthosis nigricans

红斑狼疮 lupus erythematosus

红斑型天疱疮 pemphigus erythematosus

红皮病性银屑病 erythrodermic psoriasis

红色粟粒疹 miliaria rubra

红癣 erythrasma

花斑癣 pityriasis versicolor

坏疽性脓皮病 gangrenous pyoderma

黄褐斑 melasma，chloasma

黄癣 favus

获得性免疫缺陷综合征 acquired immunodeficiency syndrome

获得性鱼鳞病 acquired ichthyosis

J

鸡眼 clavus

基底细胞癌 basal cell carcinoma，BCC

急性点滴状副银屑病 acute guttate parapsoriasis

急性淋巴管炎 acute lymphangitis

急性苔藓痘疮样糠疹 pityriasis lichenoides et varioliformis acuta

急性荨麻疹 acute urticaria

甲沟炎 paronychia

甲真菌病 onychomycosis

假性湿疣 pseudo condyloma

尖锐湿疣 condyloma acuminatum

间擦疹 intertrigo

疖 furuncle

接触性皮炎 contact dermatitis，CD
接触性荨麻疹 contact urticaria
结节性红斑 erythema nodosum
结节性痒疹 prurigo nodularis
疥疮 scabies
进行性色素性紫癜性皮炎 progressive pigmented purpuric dermatosis
晶形粟粒疹 miliaria crystallina
酒渣鼻 rosacea
瘙痒症 pruritus

K

卡波西肉瘤 Kaposi sarcoma
口腔念珠菌病 oral candidosis

L

老年瘙痒症 pruritus senilis
类丹毒 erysipeloid
类天疱疮 pemphigoid
类脂质蛋白沉积症 lipoid proteinosis
类脂质渐进性坏死 annular atrophic plaques
离心性环状红斑 erythema annulare centrifugum
臁疮 ecthyma
淋巴瘤样丘疹病 lymphomatoid papulosis
淋病 gonorrhea
淋病奈瑟球菌 Neisseria gonorrhoeae
鳞状毛囊角化病 squamous follicular keratosis
鳞状细胞癌 squamous cell carcinoma
落叶型天疱疮 pemphigus foliaceus

M

麻风 leprosy
麻疹 measles
马拉色菌毛囊炎 malassezia folliculitis
慢性单纯性苔藓 lichen simplex chronicus
慢性光化性皮炎 chronic actinic dermatitis
慢性荨麻疹 chronic urticaria
毛发红糠疹 pityriasis rubra pilaris
毛囊角化病 Darier disease，keratosis follicularis
毛细血管扩张性环状紫癜 purpura annularis telangiectodes
玫瑰糠疹 pityriasis rosea
梅毒 syphilis
梅毒螺旋体 treponema pallidum，TP
梅毒性脱发 alopecia syphilitica
面部播散性粟粒状狼疮 lupus miliaris disseminatus faciei

N

念珠菌性阴道炎 monilial vaginitis
脓疱疮 impetigo
脓疱性粟粒疹 miliaria pustulosa
脓疱性银屑病 pustular psoriasis
女阴瘙痒症 pruritus vulvae

P

盘状红斑狼疮 discoid lupus erythematosus，DLE
疱疹样皮炎 dermatitis herpetiformis
皮肤淀粉样变性 amyloidosis cutis
皮肤瘙痒症 cutaneous pruritus
皮肤蕈样肉芽肿 granuloma fungoides
皮肌炎 dermatomyositis
皮脂腺囊肿 sebaceous cyst
贫血痣 nevus anemicus
普秃 alopecia universalis

Q

潜伏梅毒 latent syphilis
青斑样血管病 livedoid vasculopathy
丘疹坏死性结核疹 papulonecrotic tuberculid
丘疹性荨麻疹 papular urticaria
全秃 alopecia totalis

R

人类免疫缺陷病毒 human immunodeficiency virus，HIV
人类乳头瘤病毒 human papilloma virus，HPV
日光性皮炎 solar dermatitis
融合性网状乳头瘤病 confluent and reticulate papillomatosis
软下疳 chancroid

S

三期梅毒 tertiary syphilis
色素性紫癜性皮肤病 pigmented purpuric dermatosis
色素性紫癜性苔藓样皮炎 pigmented purpuric lichenoid dermatosis
深部粟粒疹 miliaria profunda
深脓疱疮 ecthyma
神经性皮炎 neurodermatitis
生殖器疱疹 genital herpes
虱病 pediculosis
湿疹 eczema
手癣 tinea manus，tinea manuum
手足皲裂 rhagadia manus and pedalis
手足口病 hand-foot-mouth disease

水痘　varicella
水痘 - 带状疱疹病毒　varicella-zoster virus，VZV
丝状疣　filiform wart

T

毛囊炎性脱发　folliculitis decalvans
胎传梅毒　congenital syphilis
苔藓状淀粉样变　lichen amyloidosis
特应性皮炎　atopic dermatitis，AD
体癣　tinea corporis
天疱疮　pemphigus
头皮糠疹　pityriasis capitis

W

晚期胎传梅毒　late congenital syphilis
物理性荨麻疹　physical urticaria

X

系统性红斑狼疮　systemic lupus erythematosus，SLE
夏季皮炎　dermatitis aestivale
先天性鱼鳞病样红皮症　congenital ichthyosiform erythroderma
镶嵌疣　mosaic wart
性传播疾病　sexually transmitted disease
雄激素性秃发　androgenetic alopecia，AGA
休止期脱发　telogen effluvium
癣菌疹　dermatophytid
血管萎缩性皮肤异色病　poikiloderma vasculare atrophicans
血管炎　vasculitis
寻常痤疮　acne vulgaris
寻常狼疮　lupus vulgaris
寻常型天疱疮　pemphigus vulgaris
寻常性银屑病　psoriasis vulgaris

寻常性鱼鳞病　ichthyosis vulgaris
寻常疣　verruca vulgaris
荨麻疹　urticaria
荨麻疹性血管炎　urticarial vasculitis
荨麻疹综合征　urticaria syndrome

Y

压力性溃疡　pressure ulcer
痒疹　prurigo
药物性皮炎　dermatitis medicamentosa
药疹　drug eruption
一期梅毒　primary syphilis
银屑病　psoriasis
硬化萎缩性苔藓　lichen sclerosus et atrophicus
硬结性红斑　erythema induratum
硬皮病　scleroderma
硬下疳　chancre
疣　verruca，wart
淤积性皮炎　stasis dermatitis
鱼鳞病　ichthyosis

Z

早期胎传梅毒　early congenital syphilis
增生型天疱疮　pemphigus vegetans
掌跖角化病　palmoplantar keratoderma，PPK
掌跖脓疱病　palmoplantar pustulosis
珍珠样阴茎丘疹　pearly penile papules
脂膜炎　panniculitis
脂溢性皮炎　seborrheic dermatitis
跖疣　verruca plantaris
指状疣　digitate wart
足癣　tinea pedis